Carl-Auer

Für meine Tochter Hélène und meine Enkelkinder Aude, Pierre und François.

Für meine AusbildungskandidatInnen, PatientInnen und StudentInnen mit herzlichem Dank, dass ich von ihnen so viel lernen durfte über das Weitergeben, Lernen und Wiederholen von Generation zu Generation.

Oh, meine Ahnen!

Anne Ancelin Schützenberger

Wie das Leben unserer Vorfahren in uns wiederkehrt

Aus dem Französischen übersetzt von Hanna Neufang
unter Mitarbeit von Dr. Albrecht Mahr

Elfte Auflage, 2025

Reihengestaltung: Uwe Göbel
Satz: Verlagsservice Hegele, Heiligkreuzsteinach
Printed in Germany
Druck und Bindung: CPI books GmbH, Leck

MIX
Papier | Fördert gute Waldnutzung
FSC® C083411
www.fsc.org

CPI klimaneutral
Mehr Bäume.Weniger CO_2

Elfte Auflage, 2025
ISBN 978-3-8497-0237-3 (Printausgabe)
ISBN 978-3-8497-8541-3 (ePub)

Die Originalausgabe dieses Buches erschien unter dem Titel „Aïe, mes aïeux!“

Bibliografische Information der Deutschen Nationalbibliothek:
Die Deutsche Nationalbibliothek verzeichnet diese Publikation in der Deutschen Nationalbibliografie; detaillierte bibliografische Daten sind im Internet über http://dnb.d-nb.de abrufbar.

Informationen zu unserem gesamten Programm, unseren Autoren und zum Verlag finden Sie unter: **https://www.carl-auer.de/**.
Dort können Sie auch unseren Newsletter abonnieren.

Carl-Auer Verlag GmbH
Vangerowstraße 14 • 69115 Heidelberg
Tel. +49 6221 6438-0 • Fax +49 6221 6438-22
info@carl-auer.de

Inhaltsverzeichnis

Vorwort

Das in diesem Buch zusammengefasste Lebenswerk der Autorin eröffnet unserem Verständnis von persönlichen Leiden und Krankheiten, Familien, ethnischen Gruppen und dem Schicksal von Nationen ganz neue Dimensionen und überraschende Lösungsmöglichkeiten.

Unsere Vorfahren und Ahnen – das erscheint uns oft als vergangen, verstaubt oder gar lästig. So heißt denn auch der Originaltitel des Buches, Bestseller in Frankreich: „Aïe, mes aïeux!“, wörtlich: „Oh je, meine Ahnen!“, ein familiärer Ausdruck für „Gott oh Gott!“, „Kinder, Kinder!“. Doch Anne Ancelin Schützenberger öffnet uns auf höchst spannende Weise die Augen für die Tatsache, dass wir gebunden und verstrickt sind in Ereignisse, die oft viele Generationen zurückliegen. Schwere seelische und körperliche Belastungen, Unfälle, Scheitern in Liebes- und Arbeitsbeziehungen, all das kann aus einer unbewussten Verbindung mit unseren Vorfahren herrühren, deren Leben und Schicksal in uns weiterwirkt. Und das Buch lehrt uns, wie wir diese Kräfte bewusst machen und dazu nutzen können, ein erfüllteres Leben zu gestalten. An einer Fülle überzeugender Beispiele aus Praxis, Kulturgeschichte und Politik sind die Befunde für den Leser gut nachvollziehbar.

Anne Ancelin Schützenberger ist Psychoanalytikerin, Psychodrama-Therapeutin und Familientherapeutin der Schule von Ivan Boszormenyi-Nagy. In ihrer langjährigen Lehr- und Forschungstätigkeit als Psychologie-Professorin an den Universitäten von Nizza und Paris fand sie, dass weit zurückliegende und vor allem traumatische Ereignisse im familiären Unbewussten unter Umständen über mehrere Jahrhunderte weitergegeben werden, um sich an „Jahrestagen“, d. h. zu bestimmten Zeiten und Anlässen, in unklaren Symptomen oder in schweren Krankheiten bei Nachfahren zu manifestieren – so als sei das Trauma in einem zeitlosen Raum aufbewahrt und immer „sprungbereit" geblieben. In mehreren Schritten, mitunter über viele Generationen sinkt ein ungelöstes Trauma (Tod, Verlust, Schuld) immer tiefer ins Familien-Unbewusste. Es wird vom zunächst „Nicht-Gesagten zum Geheimnis, dann zum Nicht-mehr-Gewussten und schließlich zum Nicht-mehr-Denkbaren", sprich: zu einem immer wiederkehrenden Symptom, das sich als seelische und körperliche Not, als ein namenloser Nachhall von weit Zurückliegendem aufdrängt und in der Gegenwart weder erinnert noch vergessen werden kann.

Das Genosoziogramm

Um solchen Zusammenhängen auf die Spur zu kommen, benutzt A. Schützenberger die von ihr entwickelte Form des „Genosoziogramms", ein sehr detailliert ausgearbeiteter und weit zurückreichender Familien-Stammbaum. Auf großen Papierbögen werden alle nahen und entfernteren Angehörigen mit Geburts- und Todestagen und den Daten wichtiger Lebensereignisse notiert wie Heirat, Scheidung, Adoption, Krankheiten, Unfälle, Krieg oder Vertreibung. Vermerkt werden Umzüge, Ausbildungen, Berufe, Erfolge und Scheitern, Begünstigte und Benachteiligte bei Erbschaften oder Schenkungen. Mit Farben, Symbolen und Stichworten wird verdeutlicht, wer mit wem unter einem Dach gelebt hat, zu wessen Vor- oder Nachteil wer gekommen oder gegangen ist, wer welche besonderen Interessen oder politischen Bindungen hatte und in welche sozialen und größeren geschichtlichen Ereignisse die Familie zu den verschiedenen Zeiten eingebunden war.

Dabei forscht der Klient oft intensiv bei Standesämtern nach, bei kirchlichen Behörden, in Zeitungs- und Gemeindearchiven, in Geschichtsbüchern oder in genealogischen Dateien (z. B. im Internet), um Informationslücken zu füllen.

Das Jahrestag-Syndrom

Mit einiger Übung kann das Genosoziogramm dann wie eine Familien-Partitur gelesen werden, in der Wiederholungen schwerer Schicksale, Loyalitäten zu unbetrauerten Familienmitgliedern oder Identifikationen mit Benachteiligten ins Auge springen oder vermutet werden können. Wegweisend dabei ist vor allem die Übereinstimmung von Daten: Das Trauma erzwingt seine spätere Wiederholung häufig zum gleichen Datum, an dem es selbst ursprünglich eintrat. Erkrankungen, Unfälle oder Selbstmordversuche treten oft zu exakt dem gleichen Zeitpunkt – Monat, Tag, manchmal sogar Uhrzeit – auf, wie sie vor vielen Jahren und Generationen bei einem Vorfahren geschehen sind. Diesen Sachverhalt nennt die Autorin das „Jahrestag-Syndrom".

Vorsorge für Perioden systemischer Anfälligkeit

A. Schützenberger bezeichnet jene Daten und Zeiten, die uns mit besonderen Schicksalen von Vorfahren verbinden, „Perioden der Anfälligkeit" (périodes de fragilisation), Phasen, in denen wir unter Umständen gefährdet sind aus dem unbewussten Bedürfnis heraus, uns den Leiden der betreffenden Vorfahren anzugleichen. Die Symptome von Anfälligkeitsperioden reichen von diffusem Unwohlsein über Erkrankungen bis hin zu Unfällen und Suizidalität.

Die Autorin empfiehlt auch deshalb, sich mit dem eigenen Genosoziogramm und mit den in uns weiter wirkenden Schicksalen vertraut zu machen.

Die Folgen von Krieg und Genozid

Ausführlich beschäftigt sich das Buch mit den Folgen von schweren kollektiven Traumata, deren Fortwirken A. Schützenberger bei ihren Klienten fand. Die Verbindung von französischer Revolution oder der letzten beiden Weltkriege mit Angstsymptomen und Erkrankungen in der dritten bis neunten nachfolgenden Generation und deren Milderung oder Heilung durch eine generationenübergreifende Therapie werden eindrucksvoll beschrieben. Weitere Beispiele beziehen sich auf die Sklavendeportation von Afrika nach Nord- und Südamerika, den Völkermord an den Armeniern 1915 und den Holocaust, dessen Folgen – so scheint es – auch in Frankreich erst jetzt langsam wahrnehmbar werden. Am Beispiel der Kreuzzüge und ihren Folgen vor allem im Kosovo-Konflikt wird die geschichtliche Tragweite blinden systemischen Ausgleichs deutlich. In einem Teil der arabischen Welt werden die acht Kreuzzüge zwischen 1096 und 1270 nach wie vor als versuchte Vernichtung des „ungläubigen" Islam durch die christlich-katholische Welt wahrgenommen, was bis heute zu Ausgleichshandlungen drängt.

Wo schweres unbetrauertes Unrecht geschah, bleibt es offenbar im Zustand eines dauernden Jetzt erhalten und drängt blind auf ausgleichendes, neues Leiden, bis Einsichts- und Heilungsschritte möglich werden.

Zur therapeutischen Praxis

In der therapeutischen Anwendung arbeitet A. Schützenberger mit dem Herzstück ihres Ansatzes, dem Genosoziogramm, auf zweierlei Weise. Sie erarbeitet mit dem Klienten minutiös dessen bedeutungsvolle Lebens- und Ahnengeschichte, die oft über mehrere Jahrhunderte zurückreicht, unbewusst wiederholte Muster von Leiden und Ausgleich identifizierbar macht und zu der Einsicht führen kann: Ich kann damit aufhören. Eindrucksvoll ist dabei die geschulte und für den Leser nachvollziehbare und erlernbare Intuition, mit der sie gegenwärtige Vorfälle und deren geschichtliche Quelle verknüpfen kann und ihre Klienten unbeirrt zum Nachforschen auffordert.

Die so gewonnenen wichtigen Einsichten werden dann in einem zweiten Schritt psychodramatisch nachvollzogen. Die Urahnen kommen noch einmal zu Wort, altes Unrecht wird anerkannt, Schmerz, Trauer, Wut und Schuld finden ihre rechtmäßigen Eigentümer wieder.

Das Buch ist ein „eye opener" gleichermaßen für Laien wie für Fachleute im therapeutischen, sozialen und vor allem auch im politischen Feld, wo die unbewusste Fortwirkung von Vergangenem und die darauf gegründeten Entscheidungen besonders weitreichende Folgen haben. Es leistet einen wichtigen Beitrag für die gegenwärtige Entwicklung von Psychotherapie und Sozialwissenschaften an vorderster Front, indem es aufzeigt, dass weitreichende Systemkräfte über Zeit- und Raumgrenzen hinaus Feldwirkungen entfalten, deren Ausmaß wir erst zu ahnen beginnen, deren Kenntnis und bewusste Verwendung aber wichtige Veränderungen in vielen gesellschaftlichen Bereichen anstoßen können. Dabei wird es vor allem um die Möglichkeit gehen, in der therapeutischen, sozialen und politischen Arbeit viel weitergefasste Kausalzusammenhänge wahrzunehmen und sie zu einer Quelle für unkonventionelle und kraftvolle Lösungen zu entwickeln.

So wünsche ich diesem Buch auch im deutschsprachigen Raum eine große Leserschaft und viele bereichernde Aha-Erlebnisse.

Dr. med. Albrecht Mahr
Psychoanalytiker, Facharzt für Psychotherapeutische Medizin
Leiter des Instituts für Systemaufstellungen, Würzburg

Lebendige Vergangenheit – Der Papagei des Großvaters

Die Toten sind unsichtbar,
sie sind nicht abwesend.

Hl. Augustinus

Vorwort zur französischen Erstauflage

Es war im Sommer, an einem schönen Morgen. Ich war in den Ferien bei einem befreundeten Kollegen in Südfrankreich.

Ich war früh aufgewacht und leise in den Garten gegangen, um den Sonnenaufgang auf den Bergen hinter Sainte-Beaume zu beobachten. Da ich die Gewohnheiten des Hauses nicht kannte und niemanden stören wollte, blieb ich ruhig unter einer Pinie sitzen, in der Nähe des Pools. Alles war still und friedlich und erinnerte an das Gedicht Baudelaires: „Lust und Schönheit … Anmut, Pracht und tiefe Ruh".

Plötzlich rief von fern eine gebieterische Stimme: „Zu Tisch! Zu Tisch! Schnell, schnell! Zu Tisch!" Die Hunde sprangen auf und rannten los, ich hinterdrein, in das große Esszimmer. Dort – war niemand.

Die Stimme wiederholte: „Zu Tisch! Monique, schnell zu Tisch!" „Und sitz gerade!" (Unwillkürlich richtete ich mich auf.) Es war eine männliche Stimme, bestimmt, selbstbewusst und gewohnt, Befehle zu erteilen.

Die Hunde folgten dieser Stimme und hielten bei ihr an vor … dem Käfig des Papageis. Dort machten sie Platz, warteten aufmerksam, eine ganze Weile, dann aber drehten sie um und legten sich wieder an ihre alte Stelle. Ich war ebenso verwirrt wie sie und kehrte langsam zu meinem Platz unter der Pinie zurück.

Später, beim richtigen Sonntagsfrühstück, das sehr angenehm, entspannt und herzlich war, erklärte mir mein Freund Michel, dass er beim Tod seines Großvaters dessen 100 Jahre alten Papagei geerbt hatte. Und manchmal sprach dieser Papagei so, wie man früher in der Familie gesprochen hatte. Das klang so echt, dass sogar die Familienmitglieder sich zuweilen täuschen ließen.

Manchmal war es der Großvater, ein Arzt, der seine Familie, besonders die Enkelkinder, zu den Mahlzeiten rief, manchmal war es der eine oder andere aus der Familie oder von ihren Freunden. Niemand wusste, was die Erinnerung des Papageis in Gang setzte, noch wessen Stimme oder welche Sätze herauskommen würden.

Für meine Freunde war „die Familie" immer gegenwärtig. Welche Nähe, welche Wärme, welche Vertrautheit mit den Vorfahren brachte dieser Papagei! Welch eine Kontinuität in der Reihe der Generationen und welche Gewissheit der Verbundenheit mit ihnen! Aber auch, welche Geheimnisse konnten vielleicht durch seine Stimme enthüllt werden, welche Tabus oder Schwierigkeiten ans Licht kommen.

Die Stimme des Papageis verkörperte die Vergangenheit, die lebendige Vergangenheit, die lebt und auf die Gegenwart einwirkt.

Diese Erfahrung öffnete für mich den Zugang zur gegenwärtigen Vergangenheit, zum „Vergehen und Werden" *(allant-devenant)*, wie die französische Analytikerin Françoise Dolto den Prozess der Veränderung und des persönlichen Wachstums in der Therapie beschreibt.

„Der Tote greift nach dem Lebenden", so sagen die Notare nach einem römischen Sprichwort.

Wir setzen die Kette der Generationen fort und zahlen die Schulden der Vergangenheit. Solange die Rechnung noch nicht beglichen ist, drängt uns wissentlich oder unwissentlich eine unsichtbare Loyalität zur Wiederholung entweder einer angenehmen Situation oder eines traumatischem Ereignisses, eines ungerechten oder gar tragischen Todes und seiner Folgen, ob wir es wollen oder nicht.

Anne Ancelin Schützenberger

Teil 1
Die transgenerationale Methode

1 Eine Genealogie der transgenerationalen Methode

Vom Unbewussten zum Genosoziogramm

Das Leben eines jeden Einzelnen ist ein Roman. Sie und ich, wir leben als Gefangene in einem unsichtbaren Spinnennetz, einem Netz, das wir zugleich selbst weben. Wenn wir unsere Wahrnehmung erweitern könnten und etwas entwickeln, was Theodor Reik (1990) unser drittes Ohr nennt, so wie östliche Philosophien von einem dritten Auge (vgl. etwa de Rosny 1999) sprechen, dann könnten wir lernen, das zu hören, was schwierig zu hören ist, und das zu sehen, was schwierig zu sehen ist. Dann könnten wir die Wiederholungen und die bedeutungsvollen Zufälle in unserer Familiengeschichte erfassen und besser verstehen, wir könnten diese hören und sehen, und das Leben jedes Einzelnen würde viel klarer. Wir würden uns bewusster, wer wir sind und wer wir sein könnten. Gibt es denn keine Möglichkeit, diesen unsichtbaren Fäden, diesen „Triangulationen" in unserer Familienstruktur, diesen Wiederholungen schwieriger Situationen zu entkommen?

In gewisser Weise sind wir weniger frei, als wir glauben. Aber wir können unsere Freiheit wiedergewinnen und mit der Wiederholung aufhören, wenn wir verstehen, was vor sich geht, wenn wir diese Fäden in ihrem Kontext und ihrer Komplexität erfassen. Dann können wir endlich unser eigenes Leben leben und nicht das unserer Eltern oder Großeltern oder z. B. eines verstorbenen Bruders, den wir bewusst oder unbewusst „ersetzen".

Diese komplexen Bindungen können gesehen, gefühlt oder geahnt werden, wenigstens teilweise, aber meistens spricht man nicht davon: Sie werden erlebt, gehören aber zum *Unaussprechlichen, Undenkbaren, Unsagbaren, Geheimnisvollen.*

Es gibt eine Möglichkeit, auf diese Bindungen und unsere Wünsche Einfluss zu nehmen, damit unser Leben so wird, wie *wir* es uns wünschen, sodass es unseren wirklichen Wünschen, unseren tiefsten Bedürfnissen entspricht (und nicht dem, wie „man" uns gern hätte).

Wenn es weder Zufall noch Notwendigkeit gibt, dann kann man doch seine Chance wahrnehmen, sein Schicksal in die Hand nehmen, „das ungünstige Geschick abwenden" und die Fallen vermeiden, die sich aus der unbewussten Wiederholung von Generation zu Generation ergeben.

Man kann über das, was bewusst von Generation zu Generation weitergegeben wird, hinausgehen und das ans Licht bringen, was transgenerational übermittelt wird, das ist das, was ohne „assimiliert" zu sein, weitergegeben wird, weil es niemals verbalisiert wurde und unter den unausgesprochenen Familiengeheimnissen verborgen bleibt.

Es ist Aufgabe der psychotherapeutischen Arbeit und Ausbildung, uns dazu zu verhelfen, dass unser Leben Ausdruck unseres eigentlichen Wesens ist. Der Psychotherapeut, der sich selbst entdeckt hat und sich selber kennt, ist besser in der Lage, auch das zu hören, wahrzunehmen, zu sehen, beinahe zu erraten, was sein Klient kaum ausdrückt. Schmerzen, Krankheit, Schweigen, die „Sprache des Körpers" – sie sollen manchmal das Scheitern, das Versäumnis, die Wiederholung, die „Unglücke" und existenziellen Schwierigkeiten zur Sprache bringen. Dann versucht der Therapeut, demütig, mit seinem ganzen Wissen – bei dem es mehr darum geht, zu sein, in Beziehung zu sein und den anderen zu verstehen, als um ein technisches Können und theoretisches Wissen – *go-between*, „Bindeglied", zu sein, Mittler oder Mentor an der Schnittstelle zwischen dem „Ich" und dem „Selbst" des Klienten, zwischen dem, der auf der Suche nach sich selber und seiner ihm eigenen Wahrheit ist, und seinem *accoucheur* oder seiner „Hebamme", wie Sokrates die therapeutische Rolle nennt.

Bereits Freud ...

Ausgehend von seiner eigenen Problematik und von seinem eigenen Leiden, seinen Ängsten und Fragen, hat Freud (vgl. Gay 1999) diese „andere Szene", das „schwarze Loch" entdeckt, das jeder in sich trägt, sein „Nichtgesagtes" oder „Nichtausgedrücktes", diese klaffende Lücke, das „schwarze Loch, das mit anderen in Verbindung steht", mit den Mitgliedern der Familie, nahen Bezugspersonen und mit der Gesellschaft als ganzer. Er entdeckte ebenfalls die intrapsychische und interpersonale Umgebung als den *Kontext*, den Rahmen, der uns bildet und formt, so wie er uns auch blindlings zu angenehmen oder tragischen Erfahrungen führt, uns manchmal sogar „schlimme Streiche" spielt.

Kann man einen tieferen Sinn finden in diesen harmlosen und banalen Dingen des täglichen Lebens, dem Vergessen, Versehen, den Fehlleistungen, Träumen und impulsiven Handlungen? Welche Bedeutung sollen wir unserem Verhalten und unseren Reaktionen geben, vor allem unseren Krankheiten, Unfällen, wichtigen Lebensereignissen und den „normalen" Ereignissen, wie Heirat (wie oft, in welchem Alter), Beruf, Anzahl der Kinder, Fehlgeburten, Todesalter? Können wir diesen Ereignissen eine Bedeutung geben ohne die Hilfe eines (guten) Therapeuten?

Vielleicht, vielleicht auch nicht.

Vielleicht können wir ihnen keine Bedeutung geben, aber indem wir ihnen Beachtung schenken und sie im Gedächtnis behalten, werden wir uns verstohlen diesem „Etwas" nähern, das in uns wirkt. Möglicherweise werden Sie in sich das Talent entdecken, zu schreiben wie so einige englische Autoren oder Klavier zu spielen oder zu gärtnern. Vielleicht geben sie sich auch die Erlaubnis zu studieren oder (endlich) Freude am Leben zu haben.

Es ist selbstverständlich, dass eine Arbeit über drei oder fünf Generationen zum Unbewussten hinführt, so wie es sich zeigt – und damit auf Freud und die Psychoanalyse verweist. Ich möchte den Leser einladen, Freud zu lesen, besonders seine *Vorlesungen zur Einführung in die Psychoanalyse,* die *Neue Folge der Vorlesungen zur Einführung in die Psychoanalyse,* die *Fünf Psychoanalysen* und *Das Unheimliche*; außerdem Groddeck (1988): *Das Buch vom Es.*

Wir können die historischen Wurzeln der transgenerativen Methode entdecken, wenn wir uns Freuds Bemerkungen anschauen, in denen er über die Wahl der Vornamen seiner Kinder spricht: „Ich hielt darauf, daß ihre Namen nicht nach der Mode des Tages gewählt, sondern durch das Andenken an teure Personen bestimmt sein sollten. *Ihre Namen machen Kinder zu Revenants"* (Freud 1969–1975b, S. 468 f.; Hervorh.: A. A. S.).

Freud schreibt an anderer Stelle: „… daß die archaische Erbschaft des Menschen nicht nur Dispositionen, sondern auch Inhalte umfaßt, Erinnerungsspuren an das Erleben früherer Generationen" (1969–1975g, S. 546).

> „Es kann zunächst niemandem entgangen sein, daß wir überall die Annahme einer Massenpsyche zugrunde legen, in welcher sich die seelischen Vorgänge vollziehen wie im Seelenleben eines Einzelnen. Wir lassen vor allem das Schuldbewußtsein wegen einer Tat über viele Jahrtausende fortleben und in Generationen wirksam bleiben, welche von dieser Tat nichts wissen konnten.
>
> Wir lassen einen Gefühlsprozeß, wie er bei Generationen von Söhnen entstehen konnte, die von ihrem Vater mißhandelt wurden, sich auf neue Generationen fortsetzen, welche einer solchen Behandlung gerade durch die Beseitigung des Vaters entzogen worden war" (1969–1975f, S. 440).

Die Geschichte der Psychoanalyse (vgl. Marthe 1989; Roudinesco 1986) ist bei weitem kein langer, ruhiger Fluss. Wie bei allen Forschungen und wichtigen Entdeckungen gibt es Zusammenstöße, Interpretationen, Erklärungen, tastende Versuche, Entfremdungen, Ausschlüsse, Versöhnungen, Augenblicke der Erleuchtung.

Jung, Moreno, Rogers, Dolto und einige andere

Ich muss an dieser Stelle, in einem Buch über mehrgenerationale Therapie, erwähnen, dass Freud in Totem und Tabu von einer „Massenpsyche" spricht und Jung vom „kollektiven Unbewußten" (vgl. Jung 1986; 1988a).[1]

Der Bruch Freuds mit seinem „Kronprinzen" – so nannte man Jung in der Gruppe um Freud – war extrem heftig: Um sich zu hassen, muss man sich sehr geliebt haben. Kurz vor seiner Emeritierung und vor seinem Tod schreibt Bruno Bettelheim von der *Orthogenic School* der Universität von Chicago, dass der Grund für diesen Bruch der Vorwurf von Freud war, Jung verhalte sich unethisch Patienten gegenüber – besonders gegenüber der jungen Sabina Spielrein. Jung dagegen erklärte die Entfremdung mit theoretischen Differenzen hinsichtlich der Triebtheorie.

1 In einem Artikel in einer amerikanischen Zeitung aus dem Jahr 1980 diskutierte Bruno Bettelheim die „wahren" ethischen Gründe des Bruches von Freud mit Jung und die Untersuchung über die Klagen traumatisierter Patienten, besonders von Sabina Spielrein. Freud billigte nicht, dass ein Therapeut mit seinen jungen Klienten und Klientinnen ausging – ein Vorwurf, den Jung zurückwies. Siehe zu diesem Thema auch Spielrein (1986).

Wie dem auch sei, Jung ergänzt die Arbeiten Freuds durch die Entwicklung des Begriffs vom *„kollektiven Unbewußten"*, einem ererbten transpersonalen Unbewussten, das von allen geteilt wird, und des Konzepts der *„Synchronizität"*, wonach zwei kausal nicht miteinander verbundene Ereignisse, die beide für eine Person eine besondere Bedeutung haben, sich zeitlich gleichzeitig ereignen.

Nach Jung macht uns das kollektive Unbewusste zu dem, was wir sind. Es wird von Generation zu Generation in der Gesellschaft weitergegeben und lässt die menschliche Erfahrung anwachsen; es ist angeboren, daher existiert es jenseits von Verdrängung und persönlicher Erfahrung. Selbstverständlich hat ein solches Konzept große Auswirkungen auf die psychoanalytische Theorie und die klinische Praxis.

Obwohl mein Standpunkt aufgrund meiner freudianischen Ausbildung klar ist, denke ich, dass die Zeit für einen Streit der Schulen vorbei ist: Es ist nicht meine Absicht, für oder gegen Jung Stellung zu beziehen. Aber was man hervorheben muss, ist seine Idee von der Weitergabe von Generation zu Generation und von der Synchronizität, der räumlichen und zeitlichen Gleichzeitigkeit von Ereignissen.

Man könnte sagen, wenn Freud derjenige war, der das Unbewusste, das *Nichtausgedrückte*, die „Massenpsyche"entdeckt hat, und wenn Jung das *kollektive Unbewusste* eingeführt hat, dass es Moreno war, der Vater des Psychodramas und der Gruppentherapie, der das Postulat des Ko-Bewussten und des Ko-Unbewussten in Familien und Gruppen aufstellte. Er beschreibt, dass ein einziges Bewusstes und Unbewusstes von mehreren Personen, die eng miteinander verbunden sind wie in einer Familie, einem Chirurgenteam oder in einer Gruppe in gefährlicher Mission, geteilt wird. Ungefähr zur gleichen Zeit, in den Jahren 1960 bis 1970, erforschten Françoise Dolto[2], Nicolas Abraham und ihre Schüler und auch Ivan Boszormenyi-Nagy das komplexe Problem der *transgenerationalen Weitergabe* von ungelösten Konflikten (Hass, Rache, Blutrache), von Geheimnissen, von „Nichtgesagtem", von vorzeitigen Todesfällen und der Wahl eines Berufes.

Wissen baut sich durch Ansammeln auf, und ganz plötzlich tritt ein neues Feld in Erscheinung. Wenn man eine Psychoanalyse

2 Françoise Dolto machte ihre Analyse in Paris (1934–1937) bei René La Forge, der das transgenerationale Feld eröffnet.

macht, geht man voran, man arbeitet an seinen Gefühlen und Erinnerungen und weiß oft nicht, wohin das führen wird, und auf einmal enthüllt sich die Bedeutung.

Das ist, als ob unerwartet ein *capiton*, eine Polsternaht – so hätte Lacan gesagt –, auf mehrere Schichten von unbewussten Erinnerungen und Erfahrungen trifft, und indem er bzw. sie sie alle verbindet, leuchtet der Sinn hell auf.

Alle Therapeuten, seien sie Psychoanalytiker oder einer anderen Richtung zugehörig, sind Teil einer Kette von Vorgängern, der sie sich durch die Theorie, die sie vertreten, verbunden fühlen. Aber oft steht die klinische Praxis im Gegensatz zur Theorie, und wir machen Konzessionen, auch wenn sie noch nicht anerkannt sind.[3] Was wichtig ist, ist die Art, wie der Therapeut seinen „Klienten"[4] empfängt, ihm zuhört, ihn versteht und ihn beobachtet. Der Therapeut muss den Klienten, seine Weise zu denken und zu fühlen, „verstehen". Grinder und Bandler (1983, dt. 1997) haben betont, von welcher Bedeutung es ist, die gleichen Wahrnehmungskanäle zu benutzen, empathisch[5] zu sein, sodass das Unbewusste des einen mit dem Unbewussten des anderen kommuniziert.[6] So entsteht das, was Moreno das „Ko-Unbewußte" nennt. Der brillanteste und kenntnisreichste Therapeut wird niemals ein wirklicher Therapeut sein, wenn er nicht in der Lage ist, den Klienten in seinem je eigenen Kontext und Bezugsrahmen zu verstehen.

Deshalb ist es oft so, dass die Dinge geschehen, wenn die Worte ungesagt bleiben, dass viele wichtige Dinge an der Türschwelle ihren Ausdruck finden.

3 Siehe *La Famille* (1991). In diesem Lehrbuch über die psychotherapeutische Methode und die Methode der systemischen Familientherapie sagt Robert Pessler: „Die Psychoanalytiker und die Familientherapeuten nähern sich einander an, ohne sich jedoch zu vermischen, wenn es um die Behandlung von Familien in der klinischen Praxis geht … In der klinischen Praxis kann die Polarisierung und der gegenseitige Ausschluß überwunden werden."

4 Carl Rogers hat diesen Terminus eingeführt. Er bevorzugt ihn vor den Termini „Subjekt" und „Kranker", um auszudrücken, dass der „Klient" einen Rat möchte oder dass in der Therapie eine freie Beziehung besteht.

5 Empathie ist nicht gleichbedeutend mit Sympathie.

6 Das „Ko-Unbewußte" von Moreno wurde vielleicht schon von Freud geahnt, als er von der frei schwebenden Aufmerksamkeit des Therapeuten spricht.

Die Therapeuten haben Recht, wenn sie sagen, dass Therapeut sein kein Beruf ist wie jeder andere: Man lernt ihn nicht, er wird weitergegeben. Er ist ebenso eine Kunst wie ein Wissen und eine Weise, in der Welt zu sein.

Meine professionelle Herkunft

Bei diesem Stichwort „Weitergabe"[7] möchte ich von meiner eigenen professionellen Herkunft sprechen. Ich wurde in der freudschen Psychoanalyse ausgebildet von Robert Gespien, damals Direktor am *Musée de l'Homme* in Paris, und von Françoise Dolto – und im Psychodrama von J. L. Moreno (Beacon, N. Y.), und von James Enneis, *St. Elisabeth's Hospital*, Washington, D. C. Ihnen habe ich es zu verdanken, dass es mir manchmal gelingt, aus einem „Frosch eine Prinzessin" (siehe Bandler u. Grinder 1998) zu machen.

Folgenden Therapeuten verdanke ich sehr viel: Leon Festinger, Margaret Mead, Gregory Bateson, Erwin Goffman, Carl Rogers und auch der Palo-Alto-Gruppe Ray Birdwhistell, Paul Watzlawick und Jürgen Ruesch und auch Louis und Diana Everstine. Aber vor allem Moreno hat mich beeinflusst und mir die Möglichkeit gegeben, eine gewisse kreative Fantasie zu entwickeln, und den Wunsch, „dem andern zu begegnen", und die Hartnäckigkeit, denen zu helfen, die leiden.

Der verkannte Moreno

In Frankreich hat Moreno niemals die gebührende Anerkennung für seine Beiträge als Begründer der Rollentheorie, der Soziometrie und als Vater des Psychodramas und der Gruppentherapie erfahren. Das hat viel mit seinem Kampf gegen die Psychoanalyse zu tun. Seine Haltung Freud gegenüber – beinahe selbst ein Psychodrama – zeigt sich in seiner polemischen Auseinandersetzung mit Abraham Brill auf dem 1. Kongress der *Amerikanischen Gesellschaft für Psychiatrie* 1932, und in seiner Monographie *Das Psychodrama Sigmund Freuds,* die er 1967 veröffentlichte.[8] Im Grunde sind Freud und Moreno zwei

7 Anm. der Übersetzerin: „Transmission" wird meist mit „Weitergabe" übersetzt, gelegentlich auch mit „Übermittlung".

8 Einzelheiten bei Marineau (1989).

schöpferische Persönlichkeiten, deren Werke sich ergänzen. Moreno schrieb 1956, aus Anlass des 100. Geburtstages von Freud, wenn die Psychologie des 20. Jahrhunderts Freud gehört habe, so werde die des 21. Jahrhunderts Moreno gehören. Sieht das nicht nach einem Vatermord aus mit dem Ziel, sich von ihm zu unterscheiden und ihn zu übertreffen?

Moreno hat zur „Entdeckung" der Sprache der unbewussten Inhalte beigetragen, die sich ja auf ihre Weise mitteilen, auf der Couch oder ohne diese, von „irgendwoher" in der Zeit, einer kreisförmig verlaufenden Zeit. Heute erforscht man sie mithilfe des *Genosoziogramms* und der *transgenerationalen Methode*. Man kann Moreno zu Recht als einen der Gründerväter bezeichnen.

Unter Morenos wichtigsten Ideen für diese Forschung möchte ich zuerst den Begriff des *tele* nennen. Das Wort kommt aus dem Griechischen und bedeutet „auf Entfernung". *Tele* meint eine unbewusste Kommunikation positiver oder negativer Art zwischen räumlich voneinander entfernten Personen in einer „Mischung aus Empathie", Weitergabe und „wirklicher Kommunikation".

Als wichtig möchte ich auch das „soziale Atom" (dies ist sozusagen ein Kern mit seinen Trabanten auf den Elektronenbahnen) erwähnen, Morenos Weise, die bedeutsamen Beziehungen im Leben eines jeden Einzelnen als Diagramm darzustellen. Dieses Diagramm erfasst alle Personen, aus denen die „persönliche Welt des Subjekts" besteht: seine Familie, seine Freunde, seine Bekannten, seine Nachbarn, seine Arbeitskollegen und Sportsfreunde, alle die, die in seinem Leben durch Liebe oder durch Hass präsent sind, gleich, ob sie noch leben oder schon gestorben sind. Das Subjekt oder der Protagonist schreibt im Allgemeinen alle Personen an eine Tafel oder auf ein Blatt Papier und nimmt eine räumliche Anordnung vor, die der „sozialen Distanz"[9] zwischen den einzelnen Personen entspricht.

So kann man z. B. in dieser Darstellung eine Schwiegermutter, die einen ärgert, zum Teufel schicken, hier würde das heißen: nach

9 Die „soziale Distanz" ist ein Konzept der Sozialpsychologie. Sie gibt an, wie nah gefühlsmäßig oder wie weit entfernt eine Person sich von einer anderen erlebt, die geographische Entfernung nicht gerechnet. Brasilien und sein Karneval z. B. steht den Bewohnern von Nizza näher als Deutschland oder Belgien – oder mein verstorbener Großvater ist mir näher als mein Nachbar im Haus.

jenseits der Tafel, und neben sich eine Großmutter schreiben, die man sehr geliebt hat und die in einem sehr lebendig ist, auch wenn sie schon tot ist. Normalerweise schreibt sich beim sozialen Atom das Subjekt als Erstes auf und positioniert sich an eine bestimmte Stelle („Das bin ich, hier"), aber es gibt auch Personen, die erst das ganze Diagramm fertig stellen und dann ihren Platz in der Herkunftsfamilie einnehmen.

Das soziale Atom zeigt das Bild eines Lebens, seiner Verästelungen, seiner Interessen, seiner Träume und Ängste.

Man könnte sagen, dass das soziale Atom ein *Genosoziogramm*[10] im Hier und Jetzt ist.

„Morenoianer" ergänzen es durch das affektive *soziometrische Netz,* die komplexen Ketten zwischenmenschlicher Beziehungen, und den *soziometrischen Status,* d. h. das Maß des Geliebt- und Geschätztwerdens eines Menschen innerhalb einer Gruppe. Das soziale Atom repräsentiert diese affektiven Projektionen. In *Who shall survive* (1934) definiert Moreno das soziale Atom, diese Darstellung der persönlichen Welt eines Menschen, als den „internen und externen Kern der Personen, die dem Subjekt emotional verbunden sind".

Genogramm und Genosoziogramm

Auf den Arbeiten Morenos aufbauend, entwickelte Henri Collomb (1977) die Technik des Genosoziogramms, welches wir in diesem Buch darstellen werden. Er brachte diese Technik von Dakar mit an die Universität von Nizza im Jahr 1978.

Das Genosoziogramm erlaubt eine bildhafte *soziometrische Darstellung* des *Familienstammbaums* mit seinen charakteristischen Angaben von Namen, Vornamen, Orten, Daten, Anhaltspunkten, Bindungen und den *wichtigsten Lebensereignissen*, wie: Geburten, Hoch-

10 Genosoziogramm, von Genealogie (Familienstammbaum) und von Soziogramm (Darstellung von Beziehungen, Bindungen); d. h. also der Familienstammbaum mit seinen markanten Fakten, den wichtigsten Lebensereignissen und den affektiven Bindungen, die grafisch hervorgehoben werden. Das Genogramm ist schon ein kommentierter Stammbaum mit einigen Anhaltspunkten. Es wird vor allem in der systemischen Therapie verwendet und von Soziologen, die keine Psychoanalytiker sind und die von daher Lebensberichte weniger nach verborgenen oder unbewussten Bindungen „durchsuchen". Das ist das, was wir beim Genosoziogramm tun: Wir erstellen ein detaillierteres und fundierteres Genogramm.

zeiten, Todesfällen, bedeutsamen Krankheiten, Unfällen, Umzügen, Berufstätigkeiten, Pensionierungen. Das Genosoziogramm ist eine kommentierte Darstellung des *Stammbaums* (Genogramm). Mithilfe soziometrischer Pfeile macht es die verschiedenen Arten von Beziehungen des Subjekts zu seiner Umgebung und auch die Bindungen zwischen den verschiedenen Personen deutlich: zur gleichen Zeit leben, miteinander wohnen und handeln, Dyaden, Triaden, Ausschlüsse … Man sieht, „wer mit wem unter einem Dach lebt" und „wer aus der gleichen Schüssel isst", wer wessen Kinder aufzieht, wer fortgeht und wohin, wer dazukommt (durch Geburt oder Zuzug) in dem Augenblick, in dem ein anderer weggeht (stirbt oder auszieht), wer wen in der Familie ersetzt und wie Dinge geteilt werden … vor allem nach einem Todesfall (Erbteile, Schenkungen), man erkennt die Bevorzugten und die Benachteiligten, ebenso die Wiederholungen und die „Ungerechtigkeiten" in der Familienbuchhaltung.

Einige Therapeuten schreiben den Ursprung des Genogramms einer Konferenz über Familientherapie zu, die Murray Bowen 1967 veranstaltete; aber man könnte auch sagen, dass das Genogramm aus den ersten Reflexionen Morenos über die komplexen familiären Bindungen hervorging – und dem Konzept seines *sozialen Atoms* –, wenn auch die verschiedenen Praktiker der systemischen Familientherapie und des Genogramms diese „historische Genealogie" nie zurückverfolgt haben.

Die, die es anwenden, erforschen die Beziehungen, die Bindungen und die Bedingungen und Folgen in einem Familiensystem.

Ich arbeite mit dem Genosoziogramm sehr viel mehr in der Tiefe, in einem vollständigeren Kontext, und oft rekonstruiere ich die Vergangenheit über zwei Jahrhunderte, das sind sieben bis neun Generationen, hinweg, manchmal sogar noch weitreichender.

Die psychosoziale und psychoanalytische Betrachtung und die Wahrnehmung der Veränderungen beim Klienten, z. B. bei seinem Atemrhythmus, vertiefen und bereichern die Ergebnisse des Genogramms und machen es zum *Genosoziogramm*. So kann man das Gesagte und das Nichtgesagte ans Licht bringen, die gegenwärtigen und die vergangenen sozialen und emotionalen Beziehungen und Bindungen. Man arbeitet besonders mit dem, was durch nonverbale Kommunikation ausgedrückt wird, und erforscht auch in dem, was verbal gesagt wird, die Auslassungen, das Vergessene, die Brüche, die Wendepunkte, die „gebrochenen Herzen“, die gleichzeitigen Ereignisse und das zufällige Zusammenfallen von Daten bezüglich Geburt, Tod, Hochzeit, Trennung, Unfällen, Auftreten von Krankheiten, Versagen bei Examen, Versöhnungen. Man berücksichtigt Geburtstage oder wichtige Daten in der persönlichen Welt des Klienten, seines Familiensystems, seines „sozialen Atoms“, seiner sozialen und wirtschaftlichen Umgebung und seiner persönlichen psychischen Realität, um ihm zu helfen, dass er sein Leben besser versteht und ihm einen Sinn geben kann.

Freud und „Das Unheimliche“

Manchmal erscheinen Dinge, die in der Psychotherapie gesehen und gehört werden, sogar erfahrenen Therapeuten als sehr fremd. Aber wenn man sie öfter hört, von verschiedenen Kranken, und wenn man sie dann hört ohne vorgefasste Meinung, wenn man mit aufmerksamem Ohr, neutral und wohlwollend zugleich, all dem zuhört, was ein menschliches Wesen erzählen kann, dann können diese Dinge Sinn haben, subjektiven Sinn für das leidende Subjekt. Sie können auch Sinn haben für den Therapeuten, vor allem, wenn dieser Therapeut das, was an Neuem und Unerwartetem auftauchen kann, nicht mit einer vermutlich vereinfachenden Theorie zudeckt. Dann – nur dann – können sich neue Paradigmen eröffnen und zu klinischen Fakten werden, die in einem neuen Bezugsrahmen Sinn haben und so zu wissenschaftlichen Fakten werden können.

Freud schreibt in *Das Unheimliche* (1969–1975e, S. 244)[11]:

> „Man kann … zusammentragen, was an Personen und Dingen, Sinneseindrücken, Erlebnissen und Situationen das Gefühl des Unheimlichen in uns wachruft, und den verhüllten Charakter des Unheimlichen aus einem allen Fällen Gemeinsamen erschließen … das Unheimliche sei jene Art des Schreckhaften, welche auf das Altbekannte, Längstvertraute zurückgeht … Ich bemerke noch, daß diese Untersuchung in Wirklichkeit den Weg über eine Sammlung von Einzelfällen genommen und erst später die Bestätigung … gefunden hat.“

11 Freud geht aus von einem Text von E. T. A. Hoffmann: *Der Sandmann,* nachzulesen in Freud (a. a. O.).

Freud definiert das Unheimliche als „die unerwartete Wiederkehr von Elementen, die bereits seit langem hätten überwunden oder ausgemerzt sein sollen – Reste primitiven Glaubens, eine Wiederkehr des Archaischen –, oder von Elementen, die hätten verdrängt sein sollen, da sie mit Grauen und Widerwillen verbunden sind, mit der Qual und dem Schrecken dieser Zeit, in der wir leben" (ebd., S. 271; geschrieben am Ende des Ersten Weltkrieg, veröffentlicht 1919).

Im Unheimlichen können wir wie Maria Török[12] die lang andauernde und quälende Wirkung eines Familiengeheimnisses sehen, etwa eine quälende Angst – oder die unerwartete Rückkehr des Verdrängten – oder die Traumata der Schrecken des Krieges (Freud selber musste bei Verdun Verwundete versorgen).

Ich denke, dass bei Freud eine der theoretischen Grundlagen zu finden ist, um das zu untermauern, was ich und andere transgenerationale Therapeuten bei bestimmten Symptomen festgestellt haben – nämlich bei Ängsten, Phasen von „Todeskälte" (ähnlich dem Raynaud-Syndrom) und Entsetzen und/oder bei wiederholten Albträumen von Nachfahren derer, die Katastrophen und die unzähligen Schrecken der Kriege überlebt haben. Diese Symptome erscheinen oft in Zeiten der Erinnerung an diese Ereignisse und/oder an den Jahrestagen dieser Ereignisse. Die Symptome sind da, gleichgültig, ob über die Fakten, wie Kriegserinnerungen, Konzentrationslager, Bombardierungen, Erdbeben, in der Familie gesprochen wird oder nicht, ob sie verheimlicht werden, als Geheimnis oder Tabu behandelt werden, das zwar historisch bekannt ist, aber kein Thema in der Familie sein darf.

12 Text von Freud, der von Nicolas Abraham, Maria Török und ihren Schülern wieder aufgenommen wurde.

2 Familientherapie und das Genogramm/Genosoziogramm

Als die Familie als neues Konzept in der therapeutischen Szene auftauchte und es üblich wurde, mit Film und Video zu arbeiten, wurde deutlich, welchen Stellenwert Bindungen und Weisen der Kommunikation für die Gesundheit oder Krankheit einer Familie haben. Diese Erkenntnisse ermöglichten es auch, das Konzept des Genosoziogramms zu entwickeln und zu verfeinern und als Handwerkszeug für Diagnostik und Behandlung zu benutzen.

Das, was wir Familientherapie nennen, basiert auf den Untersuchungen von Frieda Fromm-Reichmann[1] (1889–1957), die etwa 1948 anfing, über Psychosen und besonders Schizophrenie nachzudenken. Sie arbeitete mit schizophrenen Patienten und deren Familien, filmte diese und ließ sie filmen von Anthropologen und Psychiatern.

Wenn der Traum nach Freud „der Königsweg zum Unbewussten" war, so gab die Familie des Schizophrenen und ihre Interaktionen – die gefilmt und in Zeitlupe studiert wurden – die Möglichkeit, die innere Welt von Familien mit ihren spezifischen Weisen verbaler Kommunikation und nonverbalen Ausdrucks zu entschlüsseln.

1 Frieda Fromm-Reichmann hat übrigens mit J. L. Moreno zusammengearbeitet. Sie gaben zusammen *Progress in Psychotherapy* (1956) heraus. Sie ist der „Dr. Fried" in dem autobiografischen Roman von Hanna Green, *I never promised you a Rose Garden*. Der Roman und der später danach gedrehte Film schildern die Therapie einer als schizophren diagnostizierten Patientin. Frieda Fromm-Reichmann verbrachte ein Jahr in Stanford, 1955–1956, im *Center for Advanced Study in the Behavioral Sciences*. Sie war lange an der berühmten psychiatrischen und psychoanalytischen Klinik *Chestnut Lodge* tätig, wo sie mit Harry Stack Sullivan zusammenarbeitete und Josephine Hilgard supervidierte. Sie war es auch, die den Anthropologen und Psychiatern in Palo Alto 1956 vorschlug, die Familien von Schizophrenen in der Interaktion zu filmen (daraus wurde die Double-bind-Theorie von Gregory Bateson entwickelt und die Forschung über die nonverbale Kommunikation).

In der Nachfolge von Frieda Fromm-Reichmann versammelten sich etwa 1956 an der Stanford-Universität und in Palo Alto andere Forscher um Gregory Bateson, Jay Haley, John Weakland, Don Jackson und später Paul Watzlawick und die berühmte Familientherapeutin Virginia Satir und begannen, diese Aspekte familiärer Interaktion zu erforschen (vgl. etwa Perceval 1961; Haley 1990; Watzlawick, Beavin u. Jackson 1990; Satir 1997). Man könnte sagen, es war eine glückliche Fügung von Umständen, dass sich so viele hoch qualifizierte Leute aus den verschiedenen Forschungsrichtungen in Palo Alto zusammengefunden hatten, um sich auszutauschen und ihre Standpunkte zu vergleichen. So hatte sich die Palo-Alto-Gruppe gebildet: Die meisten Forscher verbrachten ihr Sabbatjahr in Palo Alto als *fellows* am *Institute for Advanced Study in the Behavioral Science.*

Die Palo-Alto-Gruppe

Die so genannte „Gruppe von Palo Alto" formulierte die Hypothese vom Double-bind. Darunter versteht man eine schwere Störung in der Kommunikation der Familie: Es werden Botschaften gegeben, diese sind aber sehr widersprüchlich. Sie sind so strukturiert, dass man verbal eine Sache bejaht, gleichzeitig aber durch die Körpersprache z. B. etwas völlig anderes ausdrückt. Beide Aussagen schließen sich aus oder blockieren sich. Das ist eine „doppelte Botschaft, die doppelt bindet". Wenn die Botschaft also ein ausdrücklicher Befehl ist, *ein Gebot,* dann muss man ihr daher nicht gehorchen, um ihr zu gehorchen.

Aber *es ist auch verboten,* davon zu sprechen oder gar die Tatsache anzusprechen, dass die Botschaft verwirrend, widersprüchlich und „bindend" ist.

Jemand, der sich in einer Double-bind-Situation befindet, riskiert also, bestraft zu werden oder sich schuldig zu fühlen, wenn er die Dinge „richtig" wahrnimmt. Er wird von seiner Familie als „schlecht" oder „verrückt", als „designierter Patient" bezeichnet, weil er gezeigt hat, dass es einen Widerspruch – eine Unvereinbarkeit – gibt zwischen dem, was er sieht, wahrnimmt, und dem, was er sehen und fühlen sollte. Die Palo-Alto-Gruppe betrachtet in vielen Fällen bei schizophrenen Kindern die Eltern oft als kränker als das Kind und meint, eigentlich müssten die Familie und die familiäre

Kommunikation behandelt werden, damit das Kind gesund werden kann.

Diese klassische Familientherapie, die die Palo-Alto-Gruppe entwickelte, stützt sich in ihrer Theorie auf die Idee des „Systems" und der „Homöostase", d. h. auf einen Ausgleich der Kräfte und auf „Familienregeln". Die Praktiker des *Mental Research Institute* (MRI), wie Watzlawick, Whitaker und Napier, sprechen bereits vom „Geist", der während der Therapie aus der Vergangenheit des Patienten auftaucht (vgl. *Le fantome de grand-mère* in Napier et Whitaker 1980), sie verweisen auch schon auf die systemische Familientherapie.

Die strategische systemische Therapie

Es gibt auch einen intergenerationalen Zweig der Familientherapie, dazu gehören Murray Bowen, Ivan Boszormenyi-Nagy, Maurizio Andolsi, Helm Stierlin. Sie haben das Konzept der Delegation entwickelt, z. B. einer Schuld: Man gibt die „heiße Kartoffel" weiter an die nächste Generation.

Die Systemiker dieser theoretischen Schule, die als „strategische" systemische Therapie bezeichnet wird, benutzen das Paradoxon und das, was es hervorruft, in der Arbeit mit dem „designierten Patienten" und seiner Familie. Sie gehen davon aus, dass die Realität des Problems des Kranken sowohl dem Kranken als auch seiner Familie bekannt ist. Ihr Grundprinzip ist, dass jeder seine eigene Wirklichkeit definieren kann. Die Lösungen, die für die Schwierigkeiten im Leben gefunden werden, seien sie physischer oder psychischer Art, sind das Hauptproblem geworden. Die Intervention zielt darauf ab, die Wirklichkeit neu, auf eine funktionalere Weise zu definieren. Wir könnten in einer Sprache sagen, die vielleicht die des Anthropologen Erving Goffman (1971, 1996) hätte sein können, man muss dahin kommen, ein Ereignis aus einer anderen Perspektive zu sehen und wahrzunehmen, es in einen anderen Rahmen, einen anderen Kontext zu stellen. Man muss ein *reframing* vornehmen.

Ein anderer Zweig der systemischen Therapie, die „strukturelle" Familientherapie, hat das Ziel, Beziehungsgewohnheiten in der Familie zu ändern, wenn die Beziehungen erstarrt sind. Diese Schule hat vor allem in Philadelphia, in dem Kreis um Minuchin an der *Child Guidance Clinic,* Verbreitung gefunden. Hier wurden viele ihrer Techniken angenommen und besonders in der Therapie von Kindern angewendet. Dabei konzentriert man sich vor allem auf Interventionen im Hier und Jetzt. Zu erwähnen ist Murray Bowen (1978, 1987). Er ist bekannt für sein Konzept der *masse de moi familial*[2], eine Art familiäre Verschmelzung, bei der ein Individuum nicht unterscheiden kann, wer es selbst ist. Es bedeutet einen langen, schmerzvollen und schwierigen Prozess für ein heranwachsendes Kind oder einen Teenager, sich selbst von der Familie zu unterscheiden. Bowen machte auch darauf aufmerksam, dass in Familien häufig Konflikte auftreten, die auf Dreierkonstellationen (Triangulierungen) zurückgehen, in denen zwei gegen einen stehen. Er entwickelte Techniken, solche triangulären Konflikte in dyadische (Zweier-)Konflikte umzuwandeln. Dabei ergab sich das Problem der Weitergabe von Angst, wenn die Triangulation nicht aufgelöst wird.

Ingmar Bergman sagte 1991 in einem Interview, anlässlich der Aufführung von Strindbergs *Fräulein Julie* am *Königlichen Theater* von Stockholm: „Dieses Stück erzählt von drei seelischen Verletzungen von Fräulein Julie, es gibt in dieser Welt Menschen, die gewählt haben, die Schuld der anderen zu tragen, und Julie ist eine von ihnen." Sicher ist dieses Stück, wie das ganze Werk Strindbergs, von autobiografischen Erfahrungen inspiriert. Es erzählt die Angst des Sohnes der Dienstmagd und Familiendramen aus dem Leben des Autors, die sich wiederholen.

Vor langer Zeit haben die Griechen bereits dieses Phänomen beschrieben in der Geschichte von Herkules. Herkules zog die Tunika des Zenturions Nessus an, den er getötet hatte. Die Tunika klebte auf

2 Das Konzept beinhaltet eine Skala der Differenzierung des Selbst von der verschmolzenen Masse des Familien-Ich. An der Spitze befinden sich die Personen, die ein gut strukturiertes und differenziertes Ich haben, und am unteren Ende der Skala finden sich diejenigen, die unter dem Einfluss des Familien-Ich leben und nicht in der Lage sind, sich selbst von der familiären Lebenserfahrung zu unterscheiden.

seiner Haut und verursachte ihm solche Schmerzen, dass er seinem Leben selber ein Ende setzte. So haften die familiären Wiederholungen auf der Haut wie Nessus' Tunika und speichern die Angst der Vorfahren.

Die analytische Familientherapie

Die Bewegung, die uns am meisten interessiert, sind die Familientherapeuten, die, von analytischen Grundlagen ausgehend, versuchen, die analytischen Konzepte und Werkzeuge auf die Familie auszudehnen, indem sie die Familie als eine Serie von Dyaden betrachten. Dazu gehören Nathan Ackerman, Ivan Boszormenyi-Nagy und in Frankreich Nicolas Abraham und Maria Török.[3] Nathan Ackerman[4] gründet seine praktische Arbeit auf Zweierinterviews, um der Familie zu helfen, sich der falschen Ideen und besonders der „Relikte" aus der Vergangenheit bewusst zu werden.

In meiner eigenen analytisch fundierten Arbeit benutze ich manchmal so genannte Vignetten, kurze Psychodramaabschnitte, in denen Patienten ihre Vergangenheit wieder erleben, indem sie sie ausagieren. Dabei gebrauche ich klassische psychodramatische Techniken wie die Projektion in die Zukunft oder eine ausgedehnte Surplus-Realität, in der es möglich ist, einen toten Großvater zu bitten, zu kommen und auf der Bühne zu sprechen. Ich benutze diese Techniken, um Leuten zu helfen, die „heiße Kartoffel" loszuwerden, die sie von der vorhergehenden Generation übernommen haben.

3 Seither auch A. Eiguer, A. Ruffiot, E. Granjon, P.-C. Racamier, D. Anzieu, G. Dercherf, S. Tisseron, Y. Purget.

4 Ich möchte daran erinnern, dass Nathan Ackerman mit J. L. Moreno psychodramatisch gearbeitet hat. Dieser behandelte schon 1930 Paare und Familien mit den Methoden des Psychodramas und der Gruppenpsychotherapie.

3 Unsichtbare Loyalitäten

Der Therapeut aus der Schule von Philadelphia, der die transgenerationale Methode erweitert hat, ist der aus Ungarn stammende Psychoanalytiker Ivan Boszormenyi-Nagy (siehe Heireman 1989). Für ihn – und mit dieser Vorstellung unterscheidet er sich klar von der Palo-Alto-Gruppe[1] – haben Bindungen eine viel größere Bedeutung als transgenerationale Modelle von Kommunikation, und diese Bindungen müssen im Innern der Familie der Gerechtigkeit und dem Ausgleich Rechnung tragen. Durch diese Bindungen geben die Vorfahren das Leben, ihr Leben, an uns weiter, und wir vererben es der Nachwelt. In seiner praktischen Arbeit ließ Boszormenyi-Nagy die Klienten lange von ihrem Leben erzählen, denn für ihn lag das Ziel und die Kraft der therapeutischen Intervention in der Wiederherstellung einer Ethik der transgenerationalen Beziehungen.

Was mir auffällt, ist – obwohl das Konzept „Eltern von Eltern sein" und die Bindungen an die Vorfahren schon seit Freud auf die eine oder andere Weise längst in der Reflexion und therapeutischen Praxis auftauchen –, dass die Therapeuten, die die transgenerationale Richtung begründeten, alle aus Osteuropa oder aus Zentraleuropa stammen. Vielleicht spielt das Erbe der Emigration und der doppelten Kultur eine Rolle? Vielleicht ist es ein zusätzlicher Beweis der

1 Die Palo-Alto-Schule um den englischen Anthropologen Gregory Bateson versammelte 1956 in Kalifornien in der Nähe von Stanford die ersten Forscher, die Fotos und Videos machten, um die Interaktionen von Familien in ihrem Kontext zu beobachten, ihre verbale und ihre nonverbale Kommunikation. Dabei entdeckten sie das Double-bind in den Familien von Schizophrenen. Die Gruppe gründete das MRI *(Mental Research Institute)*, mit dem sich heute Namen wie Paul Watzlawick, Diana und Louis Everstine und andere verbinden.

Verwurzelung des Einzelnen in seiner Kultur, mag es bewusst oder mehr unbewusst sein.

In den Ländern des Ostens, wie Russland in Zentraleuropa, bei den slawischen Völkern wie auch rund um das Mittelmeer ist die Familie ein starkes „soziales Atom", ein Nest, ein zusammengeschweißter Clan, eine „Matrize", aus der heraus das Individuum seine Identität findet.

Für mich liegt das auf der Hand, umso mehr noch, als ich mich selbst mehreren Kulturen zugehörig fühle: in Paris aufgewachsen, von klein auf in der französischen Schule und Universität erzogen, in den Schlaf gewiegt in Paris von den slawischen Märchen meiner russischen Urgroßmutter, aber ausgebildet auch in den Vereinigten Staaten, an der Universität von Michigan: *Ann Arbor*, Forschungszentrum für Gruppendynamik, dann von Moreno, der auch aus diesen Gegenden Europas kommt, welche ihn mit kreativer Fantasie und einer außergewöhnlich warmen Offenheit für andere ausgestattet haben. Ich fühle, dass ich die bin, die ich bin, gerade wegen meiner zahlreichen Wurzeln, die in verschiedene Kulturen, Sprachen und Traditionen eintauchen.

Im Schweigen entsteht etwas, wie in der Analyse. Ich erinnere mich an ein Gespräch mit Margaret Mead (1956), in dessen Verlauf sie äußerte, dass die wesentlichen Dinge in jeder Kultur und in jeder Familie ohne Worte geschähen. Die wichtigsten Dinge würden als sicher angenommen, obwohl sie niemals ausgesprochen worden seien, sodass man sie erschließen müsse aus Lebensweise, Andeutungen oder nonverbaler Kommunikation.[2] Aber, wie der französische Dichter und Kritiker Boileau (1636–1711) sagte, die Dinge, die ohne Worte gehen, gehen sogar noch besser, wenn sie ausgesprochen werden. Wir erleben ungesagte Dinge als leichter und angenehmer,

2 Am Sonntag, den 5. Juni 1944 wurde unser Haus in Lozère von den Deutschen niedergebrannt, weil sich darin ein Waffendepot für die Widerstandsbewegung befand. Das habe ich ihnen niemals übel genommen, denn das schien mir „Krieg" zu sein. – Und wir haben, ich habe „alles" verloren, alle meine Papiere, meine Adressbücher, meine Notizhefte … Es hat mich überrascht, dass mir meine Handtasche ebenfalls am 5. Juni 2000 gestohlen wurde und ich „alles verlor" (ein unerwartetes Jahrestag-Syndrom). Wir haben niemals mehr davon gesprochen, um den Hass nicht weiter fortzupflanzen. „Was in der ersten Generation verschwiegen wird, trägt die zweite Generation in ihrem Körper", sagte Françoise Dolto.

wenn sie einen Namen bekommen und ausgesprochen werden. Und das ist der Zweck dieses Buches: dass diese Dinge einen Namen bekommen und ausgesprochen werden können.

Ich würde sogar so weit gehen zu sagen, dass Françoise Dolto-Marette, die eine meiner beiden Analytikerinnen war, eine solch unvergleichliche Therapeutin war, weil ihr Mann Boris mit ihr sein slawisches Charisma geteilt hat. Er hatte ein strahlendes Wesen, das ihm von seinen Vorfahren vererbt worden war. Sie ihrerseits verdankte ihre Intuition einer fernen indianischen Ahnfrau aus Amerika.

Die Konzepte von Ivan Boszormenyi-Nagy

Nach diesem kurzen persönlichen Exkurs möchte ich das Konzept der Loyalität analysieren, einer der Schlüsselbegriffe im Denken Boszormenyi-Nagys (vgl. Boszormenyi-Nagy u. Spark 1981). Dieses Konzept bezieht sich auf zwei Ebenen des Verstehens: eine „systemische" oder soziale Ebene und eine individuelle oder psychische Ebene.

Loyalität gründet sich auf die soziale Einheit, die von der Loyalität der Mitglieder der Gruppe abhängig ist. Die Gruppe erwartet die Loyalität ihrer Mitglieder und vertraut auf das Denken und die Motivation jedes Einzelnen als Individuums, daher das Konzept der Gerechtigkeit und der Gerechtigkeit in der Familie. Wenn nicht nach der Gerechtigkeit gehandelt wird, stellt sich Ungerechtigkeit ein, Misstrauen, Ausbeutung der einen durch die anderen Mitglieder, was sich manchmal in Flucht, Vergeltung und Rache oder sogar in Krankheiten oder wiederholten Unfällen zeigt.

Andererseits gibt es Zuneigung, gegenseitige Rücksichtnahme; die familiären Konten werden auf dem Laufenden gehalten. Man kann von einem *Ausgleich* der Familienkonten sprechen und von einer großen Familienbuchführung, bei der man sehen kann, ob man im Plus oder im Minus ist, ob man Schulden und Verpflichtungen hat oder Verdienste. Wenn das Verdienstkonten-Hauptbuch nicht ausgeglichen ist, werden eine Reihe von Problemen von Generation zu Generation weitergegeben.

Parentifizierung

Das dritte grundlegende Konzept von Boszormenyi-Nagy ist das der Parentifizierung. Unter Parentifizierung versteht man eine Umkehrung, eine verkehrte Vorstellung von Verdiensten und Schulden. Die wichtigste „Schuld" in der „Familienloyalität" ist die, die jedes Kind seinen Eltern gegenüber hat für die von ihnen empfangene Liebe, Zuneigung, Sorge, Mühe und Rücksicht von Geburt an bis zum Erwachsenenalter. Diese Schulden werden generationenübergreifend bezahlt, d. h. das, was wir von unseren Eltern empfangen haben, geben wir unseren Kindern weiter. Das bedeutet nicht, dass wir keine Verpflichtungen hätten gegenüber unseren Eltern und keine Rücksicht nehmen müssten, wenn diese alt geworden sind. Dann sind wir es, die ihnen helfen, ihre letzten Jahre gut zu leben und den Übergang vom Leben zum Tod zu meistern.

Aber Parentifizierung ist die Umkehrung der Werte und meint eine Situation, in der die Kinder, auch schon in jungen Jahren, Eltern werden für ihre eigenen Eltern, indem sie für sie sorgen.

Nehmen wir ein einfaches klassisches Beispiel. Es gibt manche Familien, vor allem einfache Familien oder Familien auf dem Lande, in denen die älteste Tochter die Rolle der Mutter einnimmt. Die Mutter, die entweder durch Überforderung oder durch die zahlreichen Geburten der Kinder erschöpft ist und wirklich oder vorgeschützt krank, lässt sich von der Tochter versorgen, helfen und unterstützen. Diese Tochter heiratet nie. Sie lebt niemals ihr eigenes Leben, weil sie die alte, kranke Mutter versorgt oder die alten, kranken Eltern. Das ist eine ungesunde Verdrehung der Beziehungen, der Verdienste und der Schulden: Das nennt man Parentifizierung. Ein Kind, das als ganz kleines Kind – sogar mit fünf Jahren ist das schon möglich – Vater oder Mutter sein, seine Mutter unterstützen, für seine Eltern oder für die Familie sorgen muss, ist in einem bedeutsamen Ungleichgewicht der Beziehung. Dieses Ungleichgewicht erkennt man durch die Analyse des Platzes und der Rolle des Kindes in der Familienwelt.

Es ist schwer, die transgenerationalen Bindungen zu verstehen, das „Kontobuch der Verdienstbuchführung", denn darüber besteht keine Klarheit. Jede Familie hat ihre eigene Weise, familiäre Loyalität und Gerechtigkeit zu definieren. Das ist keineswegs ein objektiver Begriff.

Um wirklich zu verstehen, müsste man eine generationenübergreifende Studie oder Längsschnittstudie der Familie machen, mindestens über drei Generationen, besser noch über fünf, um zu bestimmen, wie die vorhandenen Systeme funktionieren. Dazu muss man die *retrospektive Information* berücksichtigen, das heißt die Erinnerungen der Lebenden an die Toten, das, was die heutigen Menschen von ihrer Familie wissen und was sie bewegt, auch wenn das Wissen kein bewusstes ist. Man muss das Gesagte und das Nichtgesagte, das Bewusste und das Unbewusste in die überlieferten Informationen einbeziehen und aus dem Blickwinkel der Familie sehen.

Der Familienmythos oder die Familiensaga

Hier nun berührt man das Gebiet des Familienmythos, der nur klarer wird, wenn man das System versteht, die Gesamtheit der wechselseitig voneinander abhängigen Einheiten. Für Boszormenyi-Nagy ist das Individuum eine biologische und psychologische Wesenheit – ich würde noch hinzufügen: und eine psychosoziale –, deren Reaktionen sowohl durch die eigene Psychologie als auch durch die Regeln des Familiensystems bestimmt werden. In einem Familiensystem hat das psychische Funktionieren eines Mitglieds Einfluss auf das psychische Funktionieren eines anderen Mitglieds: Es gibt eine permanente wechselseitige Regulation, und die Regeln in Bezug auf das Funktionieren des Familiensystems sind sowohl implizit als auch explizit, vor allem aber implizit, und die Familienmitglieder sind sich ihrer nicht bewusst.

Die wichtigsten der Regeln werden als akzeptiert angesehen und in „unserer Familie" als selbstverständlich angenommen, daher nicht in Worte gefasst.

Der Familienmythos wird sichtbar im *pattern*[3], im Funktionsmuster: Einige Familien organisieren sich nach Mustern, die ich als „ungesund" beurteilen würde – ich weiß nicht, wie ich Verrat, Rache, Mord, gesunde oder ungesunde Verteidigung der „Familienehre" anders bezeichnen sollte. Diese Handlungsweisen oder Riten bilden ein Ganzes, eine Art von Ganzheit, eine unbewusst strukturierte Beziehungs-Gestalt[4], die alle Mitglieder der Familie einbezieht. Jeder

3 *Pattern*: strukturiertes Modell, Schnittmuster. Französische Psychologen gebrauchen gern den amerikanischen Ausdruck.

4 *Gestalt*: Wahrnehmung eines Ganzen, einer Form, die sich vom Hintergrund abhebt. Dieser Terminus bleibt ebenfalls gern unübersetzt.

dieser Riten trägt dazu bei, die Familienkonten im Gleichgewicht zu halten, die „profitierende oder nehmende Position oder Haltung" kann durch eine „großzügig gebende Haltung" ausgeglichen sein oder auch nicht. Es gibt Zeiten, in denen wir von unserer Familie und der Situation profitieren. Ein Kind „profitiert von seiner Familie", weil es Unterhalt, Nahrung, Kleidung braucht, und gleichzeitig gibt es den Eltern Liebe oder etwas anderes: Es gibt einen Ausgleich – ein Gleichgewicht – zwischen dem, was es bekommt, und dem, was es gibt. Wäre das nicht so, würden mehr oder weniger ernsthafte Symptome auftauchen.

Wir denken, dass das moralische Erbe ebenso wichtig ist wie das berufliche oder wirtschaftliche Erbe. Der Soziologe Vincent de Gaulejac spricht sogar von einem *Familienkapital*.

Jede Familie legt die Beiträge der Einzelnen zu den Familienkonten fest. Dieser persönliche Code bestimmt die Höhe der Verdienste, die Guthaben, die Verpflichtungen und die Verantwortlichkeiten, die gelernte Reaktionen sind. Sie sind in die Familiengeschichte eingetragen, in die gelebte und genetische Geschichte der Familie, die man wieder finden kann.

Ein persönliches Beispiel

Ich werde ein persönliches Beispiel anführen. Als ich Psychologie studierte, gleich nach dem Krieg, war ich schon verheiratet, wir hatten ein Kind und wir hatten, wie so viele junge Studentenpaare, finanzielle Schwierigkeiten. Eine meiner Cousinen, Annette, schlug mir spontan vor, mir Geld zu leihen.

Ich habe das Angebot angenommen, ohne mich irgendwie verpflichtet oder gar schuldig zu fühlen. Als ich mein Studium beendet hatte und angefangen habe zu arbeiten, gab ich ihr dieses Geld zurück. Meine Arbeitskollegen aber verstanden nicht, wie meine jüngere Cousine mir so leichthin hatte Geld leihen können und wie ich es ohne Probleme hatte annehmen können. Wenn ich jetzt darüber nachdenke, erinnere ich mich daran, dass mein Großvater sehr früh seine Eltern verlor, er war der Älteste von sechs Kindern. Sie wurden alle von ihrem Großvater, meinem Ururgroßvater, aufgenommen und zusammen mit den Kindern aus der zweiten Ehe aufgezogen. Mein Großvater, der mit 14 Jahren Waise wurde, hat sehr früh angefangen zu arbeiten, um seine Brüder und Schwestern mit großzuziehen und ihnen ein Studium zu ermöglichen.[5] Auf diese Weise hat er im Unbewussten meiner Familie „Verdienste erworben“ gegenüber seinen Brüdern und Schwestern. Später, nach Beendigung ihres Studiums, hat eine der Schwestern zusammen mit anderen ein Labor für pharmazeutische Produkte eröffnet. Sie heiratete einen Chemiker und Pharmazeuten, etwa um die Jahrhundertwende. Beide haben etwas Geld verdient und sich dann in Paris niedergelassen. Die Tochter der Schwester meines Großvaters war die Cousine, die mir das Geld angeboten hat. In gewisser Weise war das ein Ausgleich: „Gefallen für Gefallen“. Sie sagte zu mir: „Du gibst es mir wieder, wenn du kannst. Aber wenn du willst, gibst du es mir auch nicht zurück, dann gibst du es mir später, in fünf Jahren oder in fünfzig, das spielt keine Rolle.“ Auf dem Hintergrund des „Systems der Familienbuchführung“ verstehe ich gut, dass das ihr und mir ganz normal erschien, denn wir beide wussten, dass ihre Großmutter und mein Großvater sich sehr zugetan waren. Boszormenyi-Nagy nennt das eine „großzügige Haltung“. Alle Nachkommen der Brüder und Schwestern meines Großvaters befanden sich irgendwie in seiner, des Ältesten, Schuld. Sie liebten ihn alle sehr. Und als mein Großvater alt war und für unsere Familie in Paris nach der großen Krise 1929 das Glück umschlug, da luden uns die Nachkommen der einen und der anderen zu sich ein. Wir lebten in Paris: Meine Großtante Nathalie unterstützte meinen Großvater und meine Großmutter finanziell, das sorgte für „Wurst auf dem Brot“ und „wärmte das Herz“. Dabei wurde nichts schriftlich abgemacht. Von Geld wurde niemals gesprochen. Wir verbrachten alle einen großen Teil unserer Ferien auf einem großen Bauernhof, der „zahlende Gäste“ aufnahm, die Großeltern, der Bruder mit seiner Frau, die Schwester mit ihrem Mann und wir, die Cousins und Cousinen – drei Generationen zusammen.

Die Familienbindungen waren erhalten geblieben und verstärkt worden.

Eine Schuld war irgendwo beglichen worden, und das erschien uns allen als normal. Es wurden niemals „unterschriebene Schuldscheine“ oder sonst etwas Schriftliches ausgetauscht.

Als meine Cousine mir das Geld lieh, wollte sie nicht, dass ich ihr einen Schuldschein unterschreibe. Natürlich habe ich ihr dieses Geld

5 Am Polytechnicum von Zürich. Die Schwestern waren unter den ersten Frauen, die einen Doktortitel erwarben (1884, 1886 und 1888). Siehe Kühn (1988).

zurückgegeben. Dreißig Jahre später kam ich an einem Schmuckgeschäft vorbei und kaufte spontan ein Paar goldene Ohrringe für ihre Tochter. Ich erinnerte mich, dass meine Cousine – die später bei einem Flugzeugabsturz ums Leben kam – mir einmal Ohrringe geschenkt hatte, Modeschmuck – und das Geld dafür geliehen hatte. Diese Goldohrringe waren also auch symbolisch.

Die „Familienbuchführung": Grundsicherheit und Ungerechtigkeit

Es gibt eine *implizite Familienbuchführung*. Dabei geht es nicht nur um Geld. Ich möchte sagen, dass es nicht vor allem das Geld war, das mein Großvater seinen Brüdern und Schwestern gegeben hat: Er hat ihnen Geld gegeben, das von seiner Hände Arbeit stammte, er hat viel und sehr früh gearbeitet, um sie zu unterstützen, aber er hat ihnen vor allem seine Liebe und Zuneigung gegeben, seine Unterstützung, Freude, Glück, eine Grundsicherheit. Das alles wird von den Nachkommen meines Großvaters und denen seiner Brüder und Schwestern weitergegeben.[6] Wir waren vierhundert Leute, um in Paris die goldene Hochzeit meines Großonkels und meiner Großtante Nathalie zu feiern. Und es geht noch weiter. Wir sind jetzt, wie man im Französischen sagt: „cousins à la mode de Bretagne", d. h. wir sind weitläufig verwandt, aber eng verbunden, wir unterstützen uns weiterhin gegenseitig. Einer meiner Cousins und seine Frau feiern jedes Jahr den Geburtstag seiner Großmutter, die vor mehr als fünfzig Jahren starb, und laden uns alle ein. Dabei macht es nichts, wenn wir in mehreren Durchgängen essen müssen, es ist „die Familie", und es ist ein Fest. Wie das russische Sprichwort sagt: „Wir rücken zusammen, haben es eng, aber wir sind alle zusammen, niemand ist verärgert, und niemand wird vergessen."

In diesen gedanklichen Zusammenhang etwa ist die Buchführung der Verdienste und Schulden nach Boszormenyi-Nagy einzuordnen, zumindest so, wie ich sie aus seinen Schriften verstanden habe.

Aber es gibt auch *erlittene Ungerechtigkeiten, die verletzt haben*. Das sehe ich oft beim Ausbrechen von Krebs, welches mit einer Stresssituation und mit Ressentiments verbunden sein kann – neben anderen Faktoren.

6 Noch heute, 1999, gibt es ein Familientreffen der Nachkommen des Großvaters meines Großvaters (geboren 1824) am 23. August in Annecy.

Manchen Menschen gelingt es nicht, erlittene Ungerechtigkeit zu verzeihen. Das hängt mit dieser sehr komplexen Buchführung des „Familien-Hauptbuches“ zusammen, mit dem, was einem geschuldet wird, und dem, was man selber den anderen schuldet, um die Konten auszugleichen und die Rechnungen zu bezahlen.

Meine therapeutische Erfahrung aus den letzten dreißig Jahren zeigt, dass geographische Entfernung oder Flucht einen Menschen nicht wirklich von dem befreit, was er selbst „seine Schulden“ gegenüber seiner Familie nennen würde. Boszormenyi-Nagy weist darauf hin, dass man die Tyrannei seiner Verpflichtungen nicht dadurch vermeiden kann, dass man dem Gläubiger aus dem Weg geht. Die Flucht vor den familiären Verpflichtungen kann alle menschlichen Beziehungen eines Menschen einfärben, indem er durch eine unerträgliche, diffuse und objektlose Schuld wie versteinert wird. Er wird gelähmt durch eine „existenzielle, amorphe, undefinierbare Schuld.“

Boszormenyi-Nagy fragt sich, ob es eine objektive Realität gibt: Kann in Beziehungen eine „objektive Realität“ existieren? Das Wort objektiv würde beinhalten, dass es keine falschen oder ungenauen Informationen gibt und dass die Fakten nicht durch Gefühle verdreht werden. Für ihn hat Objektivität in der Beziehung zwischen zwei Personen nur dann einen Sinn, wenn hinzukommt, dass beide Personen sich gleichzeitig der eigenen Bedürfnisse und der des anderen bewusst sind und beide sich zur gleichen Zeit bemühen, den anderen jeweils zum Objekt der eigenen Wünsche und Bedürfnisse zu machen. Das ist ein sehr komplizierter zwischenmenschlicher Prozess. Das Denken dieses Autors ist sehr komplex, es kann verständlicher werden durch die Hinweise von J. L. Moreno und Karl Rogers, „sich selbst mit den Augen des anderen sehen“.

> „Wir müssen uns jedoch bewusst bleiben, dass die Bedürfnisse des Einzelnen neben dem Reaktivat seiner eigenen frühkindlichen psychischen Prozesse auch das Kondensat der unbeglichenen Familienkonten seiner Herkunftsfamilie enthalten“ (Boszormenyi-Nagy u. Spark 1981, S. 37).

Wie Alain de Mijolla (1986) auch gezeigt hat, kann man sehen, in welchem Ausmaß die familiären Probleme beispielsweise den Dichter Arthur Rimbaud daran gehindert haben zu leben. Rimbaud konnte seine Probleme nicht lösen, daher lief er davon. Eines seiner Probleme war, dass sein Vater, ein Militär, wegging, als er sechs Jahre alt war. Aber wenn man die Generationen weiter zurückverfolgt, kann man Folgendes feststellen: 100 Jahre früher hatte sein Urgroßvater ebenfalls seinen sechsjährigen Sohn verlassen, und so fuhren die Väter in diesem Geschlecht fort, ihre Söhne in diesem Alter zu verlassen, indem sie entweder weggingen oder starben: Das waren die „nicht beglichenen Konten der Herkunftsfamilie". Das ist eine Reaktivierung im gleichen Alter, die Josephine Hilgard das Jahrestag-Syndrom nennt oder den „doppelten Jahrestag", wenn sich das Phänomen mit jedem der Kinder wiederholt – ein Konzept, das ich in meiner Praxis auch entdeckt habe und in den 80er-Jahren in meiner Arbeit weiterentwickelt habe, was die Bereiche Körper und Gesundheit anbetrifft.

Um eine Person oder ein Individuum gut zu verstehen, muss man den Umfang seiner Bedürfnisse, seiner Verpflichtungen, seines Engagements und seiner Verantwortlichkeiten im Beziehungsfeld der Familie über mehrere Generationen hinweg bestimmen.

Die transgenerationale Therapie oder das Genosoziogramm können ein Handwerkszeug und dem Einzelnen eine Hilfe sein, den „Mut zu haben, die Verpflichtungen und die Schuldigkeit angesichts unbezahlter emotionaler Schulden anzuschauen." Nach Boszormenyi-Nagy gibt es keine Familie ohne die Basis einer untergründigen Solidarität und ursprünglich inhärenten Loyalität noch vor der Geburt eines Kindes oder der Kinder.

Wenn Menschen unaufhörlich die gleiche Haltung wiederholen und sich nicht ändern, sondern in ihren Rollen fixiert bleiben, dann „steht die Festschreibung der Rollen im Dienst der Bedürfnisse der familiären Verpflichtungen", so Boszormenyi-Nagy. In einem Familiensystem, in dem die Rollen in wechselseitiger Abhängigkeit fixiert sind, ist die Auflösung der Konten blockiert und wird immer wieder auf später verschoben: So können Neurosen oder andere Symptome fortbestehen. Dem Einzelnen kann es nicht besser gehen, und er kann seine Probleme nicht lösen, wenn er sich nicht auf eine gerechte Ordnung verlassen kann, auf loyale zwischenmenschliche Beziehungen – oder auf einen Wechsel der Perspektive, was die Existenz und Komplementarität[7] von Rollen anbetrifft: Helfer – Hilfloser, Pfleger – Pflegebedürftiger; siehe die Familie von Charles Darwin, der immer leidend war und sehr geliebt wurde.

Ich erwähne am Rande, was wir bei sehr schweren Krankheiten und bei Krebs festgestellt haben: Hier spielen Ressentiments oder heimlicher Groll manchmal eine Rolle.

Heimlicher Groll

Viele Menschen, viele Kranke denken oft an das Unrecht, das man ihnen angetan hat. Sie käuen die Ungerechtigkeiten im Geiste wieder und zürnen demjenigen, der ihnen das Unecht angetan hat. Das kann etwas sein, was gefehlt hat, oder ein Ereignis, irgendetwas, eine Ungerechtigkeit, eine nicht erhaltene Beförderung, ein erlittener Diebstahl, eine emotionale Vernachlässigung, Undankbarkeit, all das quält die Person und arbeitet in ihr und „nagt in ihrem Innern".

Mir scheint, dass der Groll mit einem Konzept zusammenhängt, das dem von Boszormenyi-Nagy ähnlich ist, nämlich der erlittenen Ungerechtigkeit; wie Kinder sagen: „Das ist ungerecht!"

In irgendeiner Weise ist jemandem nicht Recht widerfahren, Unrecht ist geschehen, sei es auf der Ebene der Familie, des Paares oder beruflich, manchmal sogar auf nationaler Ebene, Kriege, Massaker, Unterdrückung, Völkermord. Die Menschen behalten einen Groll, der in ihnen arbeitet und ihre Gesundheit untergräbt, manchmal sogar zu Krebs oder zum Tod führt.[8]

7 Pfleger und Pflegebedürftiger sind komplementäre Rollen, die einen sind niemals krank, die anderen immer. Siehe das Buch der Nichte von Charles Darwin, Gwen Reverat-Darwin (Reverat 1987). Sie erinnert sich an ihre Kindheit im viktorianischen Zeitalter und an die Liebe und das Vergnügen, sich von den einen oder anderen Familienmitgliedern umsorgen zu lassen. „Die Schwierigkeit war, dass es im Haus meiner Großeltern eine Ehre und ein trauriges Vergnügen war, krank zu sein ... zum Teil, weil mein Großvater immer krank war und seine Kinder, die ihn bewunderten, versuchten, ihn nachzuahmen ... und weil es eine Lust war, von der Großmutter bedauert und gepflegt zu werden." Ein anderes Beispiel für „Helferin und Hilfebedürftige" ist beispielsweise im Neuen Testament die Geschichte von Maria und Martha.

8 Weitere Ausführungen zum Begriff des Grolls in Simonton a. Matthews (1993); Ancelin Schützenberger (1989); ferner die Bemerkungen zu Gerechtigkeit, „Geben und Nehmen" und Familienkonten bei Boszormenyi-Nagy.

Ungerechtigkeit des Schicksals

Das Gefühl von Ungerechtigkeit ist oft komplex. Ungerechtigkeit – Ungleichheit – wird sowohl in Bezug auf Ungleichheit des Schicksals erlebt, was die Gesundheit, physische Ausdauer, das Leben und den Tod anbetrifft – es ist nicht gerecht, körperbehindert, häufig krank, Waise zu sein, jung zu sterben ... – wie auch als ökonomische Ungerechtigkeit.

Das Gefühl eines ungerechten Schicksals ist oft begleitet von dem Schuldgefühl des Überlebenden, z. B. bei einem Kameraden, der aus dem Konzentrationslager oder aus dem Krieg zurückkehrt, während alle seine Freunde tot sind; bei einem Bruder, der im Gegensatz zu anderen Beteiligten vor dem Ertrinken gerettet wird, oder bei der Schwester, die die schreckliche „spanische Grippe" überlebt (20 Millionen Tote von Juli 1918 bis Juli 1920) – dieses gleiche Gefühl von Ungerechtigkeit erlebt auch der, für den es gut ausgeht.

Transgenerationales Entsetzen, Traumata durch den „Luftzug der Kanonenkugel"

Während des schrecklichen Rückzuges aus Russland (1812) beobachteten die Chirurgen[9] des Kaisers Napoleon den traumatischen Schock einiger Soldaten, die dem Tod ins Auge gesehen hatten, sozusagen „den Luftzug der Kanonenkugel" gespürt hatten, die neben ihnen den Kameraden oder Waffenbruder getötet oder schwer verwundet hatte. Einige, wie der Colonel Chabert in Balzacs (1996) gleichnamiger Novelle, haben darüber das Gedächtnis verloren. Andere waren vor Grauen erstarrt. Es scheint, dass die Welle des Schocks, die sie erschütterte, einige ihrer Nachkommen erfasst hat, die ihrerseits manchmal starr und kalt oder krank werden, Todesängste fühlen, Würgegefühle bekommen und Albträume haben zu bestimmten Jahrestag-Zeiten – durch eine Art von Sich-ineinander-Schieben der Generationen und der Zeit, durch einen „Zeitkollaps".[10]

9 Desgenettes und Larrey Percy, zitiert von Louis Crocq (1999, S. 35) beschreiben das „Syndrom des Luftzuges der Kanonenkugel" als Zustände von Erstarrung und Betäubung, die allein durch Angst ausgelöst werden.

10 Seit einiger Zeit, vor allem seit 1992, sehe ich aus der Tiefe der Erinnerung die Nachwirkung pathologischer und unvollendeter Trauer auftauchen bei den Nachkommen von Toten, die kein Grab haben, und von Vermissten, auf die lange gewartet wurde (siehe Anhang).

„Das ist ungerecht …“

Die erlittene Ungerechtigkeit, die „wahre Gerechtigkeit“ *(real justice)*

„Das ist ungerecht!“ ist nicht nur ein Schrei aus Kinderherzen, sondern auch ein Schrei vieler Menschen, die Opfer von Unglücken sind (Opfer der Verhältnisse, von Krankheiten, von Unfällen, von Missbildungen, wenn bei der Geburt die Nabelschnur um den Hals gewickelt ist, Opfer von Erdbeben, Brand-, Sturmkatastrophen, von Strandverschmutzungen, von Vandalismus bei einem Sportereignis oder einem „improvisierten wilden Fest“, Opfer von Vergewaltigung und sexueller Aggression, von Bomben von Terroristen, von verirrten Geschossen oder Justizirrtümern oder von langen Streiks …), und diese Menschen müssen selbst für den Schaden aufkommen ohne Entschuldigung (von wem?) oder Wiedergutmachung.

Die klinische Erfahrung zeigt die schlimmen Folgen für die Opfer und ihre Nachkommen. Neulich aber haben neuseeländische und australische Polizisten damit begonnen, in die westlichen Länder (Nordamerika und Skandinavien) den Brauch der Maoris für „wahre Gerechtigkeit“ *(real justice)* einzuführen. Sie haben festgestellt, dass Polizei und Justiz die Schuldigen suchen und manchmal bestrafen, aber dass nichts wirklich getan wird, um den Opfern zu helfen, den Schaden, die Täuschung, die verlorenen Jahre, das Leid, das Gefühl der Ungerechtigkeit zu bewältigen, das oft schwerer zu ertragen ist als der finanzielle Schaden.

Die passive Aggressivität

Das Gefühl der Ungerechtigkeit kann aber auch zu manchen eigentümlichen Haltungen eines „armen Opfers“ führen. Diese zeigen sich in passiver Aggressivität, die oft recht wirksam ist, sowohl in der Familie wie in der Politik, z.B. die Mutter, die jammert: „Geh nur ins Kino, Liebling, mach dir nicht die Mühe, eine Birne in die Lampe einzusetzen, ich kann gut im Dunklen sitzen.“ oder die Hungerstreiks und der erfolgreiche passive Kampf Gandhis.

4 Psychosomatisches/Somatopsychisches

Die „Körper-Geist-Verbindung

Die enge Beziehung zwischen Geist und Körper war in alten Zeiten bekannt, später wurde sie von der wissenschaftlichen Medizin vergessen. Aber heute fängt man an oder wieder an, sich auf sie zu besinnen und sie tiefer zu ergründen.

Unter dem Einfluss der Psychoanalyse hat man etwa seit 40 Jahren begonnen, bei gewissen Aspekten schlechter Gesundheit oder Krankheit von Psychosomatik zu sprechen, aber erst seit 1975/1980 wurden auf diesem Gebiet Fortschritte erzielt.

In einer neuen interdisziplinären Wissenschaft, der „Psychoneuroimmunologie“, die sich etwa 1980 etablierte, wurden in den Vereinigten Staaten immer mehr Untersuchungen über den Zusammenhang zwischen Psychischem und Körperlichem durchgeführt, über die so genannte *body-mind-connection*.

Die von der Psychoneuroimmunologie beeinflussten Untersuchungen ergeben sich aus der Entdeckung zahlreicher neuer Neurorezeptoren – mehr als einhundert – auf den weißen Blutkörperchen und im Immunsystem. Die Art, wie das Immunsystem funktioniert, zeigt an, dass die seelische Verfassung von Menschen – Fröhlichkeit oder Trauer, Schuldgefühle oder Groll – Einfluss auf die Anzahl der T-Zellen und damit auf das Immunsystem hat.

Transgenerationale Bindungen und die Buchführung der Verdienste und Schulden

Erlebte Ungerechtigkeit

Aufgrund meiner Praxis der transgenerationalen Therapie bin ich zu der Erkenntnis gekommen, dass die von Boszormenyi-Nagy eingeführten Konzepte – die *unsichtbaren Bindungen* und die *Gerechtigkeit*, die *Buchführung der Schulden und der Verdienste* – eine neue Perspektive in der Psychiatrie, in der Psychotherapie, in der ganzheitlichen Medizin und in der Psychosomatik eröffnen. Wenn jemand wirklich erwachsen wird und eine gewisse persönliche Freiheit erreicht, dann ist er auch frei in seinem Verhalten, und das schließt Flexibilität der Rollen und der Verpflichtungen in den zwischenmenschlichen Beziehungen ein. Die Strukturen der Familien sind dann nicht unveränderlich: Wenn man die alten Konten begleicht, dann findet man wieder zu dem, was in diesem bestimmten Familiensystem Gerechtigkeit bedeutet, dann findet jedes Mitglied der Familie seinen Platz in einem neuen Gleichgewicht von Guthaben und Schuld. Alles psychische Beziehungsgeschehen wird strukturiert von einer doppelten Motivation: der sichtbaren Verhaltensstruktur und der „geheimen Verpflichtungsstruktur". Beziehungen müssen daher als zu beiden Buchführungssystemen gehörig betrachtet werden, zu dem der offenkundigen Motivationen, die durch die „Macht" bestimmt werden, und zu dem der Hierarchie der „Verpflichtungen".

Hier der Fall eines jungen Mädchens von 17 Jahren, das verliebt ist und den jungen Mann, mit dem es geht, gern heiraten möchte: Soll sie ihn heiraten, Kinder haben und ihren Kindern das geben, was sie selbst von ihren Eltern bekommen hat? Hat sie die Freiheit dazu? Oder muss sie z. B., da sie die Jüngste ist, wenn ihre Schwester stirbt und ein Baby hinterlässt, den Witwer heiraten und die Kinder ihrer Schwester aufziehen, weil sie selbst und ihre Schwester beide Waisen waren und sie es der verstorbenen Schwester schuldig ist, denn „in unserer Familie macht man das so"?

Es gibt also verschiedene Buchführungssysteme, je nach Kultur und Familie. Aber dann, welchem soll man den Vorrang geben? Eine mögliche Lösung ist, dass einer es auf sich nimmt und sich zum „Opfer" oder zum „Sündenbock" macht oder krank wird – der designierte Patient, der die Krankheit wählt –, um das Problem der Familie zu lösen. Das therapeutische Bemühen bei einer Familie, einem Einzelnen oder einem Organismus zielt darauf, wieder Gerechtigkeit herzustellen und den Schaden, den der „Sündenbock" oder das „Opfer" erlitten hat, wieder gutzumachen. Aber das wird nicht genug sein, denn der „Ex-Sündenbock" ist in den Kräften des Systems gefangen, oder die Familie selber besteht auf diesem Sündenbockprozess. Für Boszormenyi-Nagy sollte die therapeutische Strategie die Dimension von Schuld einbeziehen, die an Macht gekoppelt ist, d. h. das Schuldgefühl derer nutzen, die von der ungerechten Situation profitiert haben.

Die erlebte Ungerechtigkeit ist in Familien häufig die Folge einer scheinbar banalen Tatsache: wenn eines der Mitglieder das Erbe erhält oder das ganze Geld oder das „große Haus" oder die Fabrik oder den Schmuck oder das Silber oder die Familienbilder oder den „schönen Teppich" oder „das Büfett von Tante Adele" oder etwas Wertvolles auf Kosten der anderen. Ob man der Nutznießer oder der Geschädigte ist, man wird sich daran erinnern, und man wird es den Kindern weitererzählen, oft über mehrere Generationen.[1]

Ein Therapeut kann in Familien nicht intervenieren, ohne die Loyalität zu kennen, die genau dieser Familie eigen ist. Nach Boszormenyi-Nagy impliziert das Konzept eines Loyalitätsgewebes das Vorhandensein von strukturierten Gruppenerwartungen, die alle Mitglieder haben. Es gibt einen gemeinsamen Bezugsrahmen, der sich eher aus Vertrauen, Verdienst, Auftrag und Erfüllung zusam-

1 Ein Beispiel: Der Islam geht beinahe tausend Jahre bis zu den Kreuzzügen zurück, um bestimmte Ansprüche zu stellen. Ein Beispiel aus letzter Zeit: Der Kosovo ist wichtig, sowohl um zu verstehen, weshalb der Erste Weltkrieg ausbrach, als auch die neuerlichen Unruhen in Ex-Jugoslawien, Bosnien und Albanien als auch das Jahrestag-Syndrom in der Politik und die Genozide. Im Mittelalter kämpften die Ottomanen (Muslime und Türken) gegen die Serben (Christen und Orthodoxe) um die Vorherrschaft auf dem Balkan. Die Schlacht auf dem Amselfeld *(Kosovo polje)* endete mit der Niederlage der Serben und dem Sieg der Ottomanen am 28. Juni 1389. Der serbische Führer Milos Kobolic ermordete den Sultan Murat, dann im Gegenzug wurde Milos' Schwager, Prinz Lazar, von den Türken enthauptet. Mit dem Fall von Konstantinopel 1453 an die Türken und dem Ende des Großserbischen Reiches 1459 wurde die Niederlage auf dem Amselfeld ein historisches Trauma für die Serben. Als am Jahrestag der Kosovo-Niederlage, am 28. Juni 1914, der Erzherzog Franz Ferdinand, der Erbe des österreichisch-ungarischen Kaiserreiches, Sarajevo betrat, wurde er von einem Serben, Gavrilo Princip, der gegen die Demütigung Serbiens kämpfte, ermordet. Das entzündete den Ersten Weltkrieg. Am 28. Juni 1989 hielt der damalige jugoslawische Staatschef Slobodan Milosevic, ein Serbe, eine Rede. Aus Anlass der Rückkehr der Überreste von Prinz Lazar wurde auf den Kosovo-Feldern ein Denkmal errichtet mit der Inschrift „1389–1989", und Milosevic erinnerte an Lazars Ruf zu den Waffen: „Niemals soll der Islam die Serben unterjochen!" Die Unruhen im Kosovo und Ex-Jugoslawien haben bis heute noch nicht aufgehört.

mensetzt als aus den psychischen Funktionen des Fühlens und Wissens.

So erlebt etwa die älteste Tochter oft eine tatsächliche Ungerechtigkeit in Bezug auf einen später geborenen Bruder, der dennoch als „der Älteste" betrachtet wird.

Die Familienloyalität geht über einfache Verhaltensvorstellungen, wie zum Beispiel Respekt vor Gesetz und Ordnung und den Familientraditionen, hinaus. Es gibt, wenn man den Begriff von Moreno nimmt, eine „Rollenerwartung".

Das Individuum soll Botschaften gehorchen, die gleichzeitig äußere Erwartungen und innere Verpflichtungen betreffen. Diese können die gleichen sein oder sich widersprechen. Es ist wichtig, sich daran zu erinnern, dass Boszormenyi-Nagy Psychoanalytiker ist. Man muss daher seine Begriffe in Bezug zu Freuds Ideen, besonders der vom Funktionieren des Über-Ich, setzen. Die Verpflichtungen sind in gewisser Weise das Über-Ich in uns oder, in der Terminologie von Eric Berne[2], das Eltern-Ich, Vater oder Mutter in uns.

Aber nicht jeder hat so eine sichtbare und klare Vorstellung von Verpflichtung: „Die ethische Verpflichtungskomponente der Loyalität ist zunächst an unser Pflichtbewusstsein und unseren Sinn für Fairness und Gerechtigkeit gebunden. Nichterfüllung von Verpflichtungen führt zu Schuldgefühlen, die dann einen sekundären, systemregulierenden Kräftemechanismus bilden. Die Homöostase des Verpflichtungs- oder Loyalitätssystems hängt also von einer regulativen Aufladung mit Schuldgefühlen ab" (Boszormenyi-Nagy u. Spark 1981, S. 67).

Dieses Hin-und-her-Zerren und diese doppelten Anordnungen haben Ähnlichkeiten mit der Theorie Leon Festingers (1978) über die kognitive Dissonanz: Wenn Dinge dissonant sind oder nicht übereinstimmen, brauchen wir es aus einem inneren Harmoniebedürfnis heraus, sie zur Übereinstimmung zu bringen. Dieses Bedürfnis nach Übereinstimmung ist individuell. Es zeigt sich darin, dass man sich unbewusst den Informationen, Wahrnehmungen und Gefühlen verschließt, die mit dem einen der Elemente zu tun haben, um das zu bevorzugen, was mit dem anderen, mit der getroffenen Entscheidung

2 Eric Berne ist der Vater der Transaktionsanalyse, die auf den „Ich-Zuständen" Eltern-Ich, Erwachsenen-Ich, Kind-Ich basiert, auf den Transaktionen, den „Spielen" und dem „Skript". Vgl. Berne (1987).

zusammenhängt. Das heißt, man sieht nicht länger die „konflikthafte Wahl" und „reduziert die Dissonanz".

Es gibt Menschen, die sind mehr oder weniger tolerant der Dissonanz gegenüber. Es gibt Menschen, die betrügen und lügen – oder belügen sich selbst – leichter als die anderen, und das stört nicht weiter, solange die rechte Hand nicht weiß, was die linke tut. Es gibt Menschen, die sind aufrichtig, aber nicht hellsichtig in Bezug auf sich selbst und ihre Gefühle; und dann gibt es solche, die lügen und betrügen, sogar ohne es selber zu merken, d. h., sie reduzieren die Dissonanz dadurch, dass sie ihre Wahrnehmung reduzieren, oder sie sind so tolerant der Dissonanz gegenüber, dass sie sich selber nicht klar darüber sind, dass die Dinge dissonant sind, nicht übereinstimmen, geradezu unvereinbar sind. Manche Psychotherapeuten würden von einem „falschen Selbst" sprechen, einer Unbewusstheit seiner selbst, seines eigenen tiefsten Wesens.

Verschiedene Familienmitglieder haben verschieden hohe Schwellen für Schuldgefühle und eine verschieden hohe Toleranz für Dissonanz.

Das Loyalitätssystem wird nicht nur durch Schuldgefühle reguliert. Nach Boszormenyi-Nagy ist die Struktur der Loyalität auch bestimmt durch die Geschichte der Gruppe, durch die interne Gerechtigkeit dieser besonderen Familiengruppe, durch die Familienmythen, durch das Ausmaß der Verpflichtung jedes der Individuen und seiner Verdienste im System.

Wir wissen, dass Gewinner und Verlierer ihre Verdienste und Schulden in Bezug auf ihr eigenes System manchmal verschieden sehen.

Wie können wir Familienloyalität bestimmen oder in Gang setzen? Die Mitglieder einer Gruppe können unter äußerem Zwang handeln oder weil sie die Vorteile anerkennen, Mitglied dieser Familiengruppe zu sein, oder weil sie sich in einer bewusst akzeptierten Verpflichtung fühlen, und auch aus einer unbewussten Verpflichtung heraus, einfach weil sie dieser Familiengruppe angehören. Der äußere Zwang ist für einen Beobachter sichtbar, für einen Soziologen, einen Psychotherapeuten, und der bewusste Gewinn einer Verpflichtung kann von den Mitgliedern benannt werden. Aber die unbewussten Verpflichtungen in einer Gruppe kann man nur aus komplexen, indirekten Anzeichen schlussfolgern, im Allgemeinen auch nur nach einer langen Familienanalyse, die eine gewisse Zeit in Anspruch nimmt.

Letztendlich hängt die Loyalität in einer Familie von der Position des einzelnen Individuums ab, bezogen auf die Gerechtigkeit in seiner Welt, was wiederum einen Teil der Familienbuchführung ausmacht und auch mit den Verdiensten zusammenhängt.

Um zu verstehen, wie ein Gruppe funktioniert, ist es wichtig, zu wissen, wer in Loyalität gebunden ist und an wen und wie und was jeder unter Loyalität versteht. Dieses Verständnis kann je nach Individuum sehr verschieden sein.

Jeder unterhält eine subjektive Buchführung von dem, was er in der Vergangenheit und in der Gegenwart gegeben und empfangen hat, und von dem, was er in der Zukunft geben und empfangen wird:

> „Was in Form von Verfügbarkeit des eigenen Selbst in das System ‚investiert' und was in Gestalt von erhaltener Unterstützung oder ausbeuterischem Gebrauch anderer aus ihm herausgeholt wurde, ist und bleibt in dieser unsichtbaren Schuld- und Verdienstbuchführung verzeichnet" (Boszormenyi-Nagy 1981).

Das bedeutet, es ist manchmal sehr schwierig und komplex, deutlich klarzustellen, wenn man in einer Familie etwas gibt oder empfängt, zwischen Eltern und Kindern, zwischen Brüdern und Schwestern, zwischen Cousins ersten und zweiten Grades, zwischen Großeltern und anderen in einer „weit gefassten Familie".

Manche Schulden sind zu schwer, um sie zu tragen, wie Blutrache, verlorene Ehre oder Erinnerungen an Genozide und Massaker.

Der Fall, der von Claudine Vegh (1983) angeführt wird, ist in dieser Hinsicht sehr aufbauend. Der kleine Robert, Sohn eines Häftlings in einem Konzentrationslager, wurde von einem Pfarrer gerettet und während des Krieges auf einen Bauernhof in der Dordogne gebracht. Dessen Tochter ging später nach Israel und trug diese Last.

„Geschenke mit Zähnen"

Eine große Zahl von missbrauchenden Vätern und Müttern binden ihren Sohn oder ihre Tochter, indem sie sagen: „Ich habe mich so für dich aufgeopfert, das bist du mir schuldig." So steigen leider eine ganze Anzahl junger Leute in ein Spiel ein und – mit einem Ausdruck von Murray – „differenzieren" sich nicht von ihrer Familie, gehen mit ihrem „Ich“ und ihrem „Selbst“ nicht auf Distanz zur Familie, sie lösen sich nicht ab. Sie werden nicht erwachsen, weil sie sich durch Verpflichtungen gebunden fühlen, die man in Afrika „Geschenke mit Zähnen“ nennt.

Diese „Geschenke“ können zu einem ritualisierten Austausch von Gaben werden wie im Potlach[3]. Es gibt Leute, die machen anderen Geschenke, laden sie zu Festessen ein und rechnen dabei mit der Gegenseitigkeit. Im Prinzip macht man ein Geschenk „einfach so“, aber der Empfänger antwortet mit Höflichkeit darauf. Sonst wird das, was ein freiwilliger Akt war und von Herzen kam, zu einer Verpflichtung.

Hier einige Beispiele. Wenn jemand Sie zum Essen einlädt, werden Sie ihn im Allgemeinen ebenfalls einmal zum Essen einladen – das ist eine stillschweigende gesellschaftliche Verpflichtung. Wenn Sie ihrerseits nicht zum Essen einladen wollen oder können, weil sie keine entsprechende Wohnung haben oder es sich einfach nicht leisten können, z. B. als Student, Künstler oder Migrant, haben Sie verschiedene Möglichkeiten. Entweder Sie nehmen die Einladung nicht an, oder Sie nehmen sie an und bringen ein Geschenk mit, etwa im Wert des Essens, oder ein symbolisches, nicht dauerhaftes Geschenk – einen Blumenstrauß, eine Schachtel Pralinen. So werden Sie frei von dieser Verpflichtung. Wenn Sie sich aber von dieser Verpflichtung zu schnell oder zu gut befreien, werden Sie in einigen Kulturen als „undankbar“ betrachtet. Wenn Sie jemanden zum Essen einladen, weil es Ihnen Freude macht oder weil Sie eine freundliche Geste machen wollen, und der Gast kommt mit einem teuren Geschenk, das Ihnen zudem weder gefällt noch nützlich ist, dann werden Sie sich unwohl fühlen, denn es macht Ihre Geste wertlos, wenn der an-

3 Zu den Geschenken ist zu sagen, es gibt „Geschenke mit Zähnen“, es gibt die Gabe und die Gegengabe, und es gibt das, was man den Austausch nach Art des „Potlach“ nennt. Das ist in manchen Regionen ein Brauch, wonach Geschenke, Einladungen zu Festen oder Festmahlen ausgetauscht werden. Auf ein großes Festmahl, ein Bankett muss man ebenfalls mit einem großen Bankett antworten. In einigen Regionen Melanesiens hat das zu einer totalen Verarmung der Bevölkerung geführt, denn wenn der Erste, sagen wir, 5 Kühe und 30 Ziegen für das erste Festessen gibt, dann fühlt sich der Nächste verpflichtet, vielleicht 10 Kühe und 60 Ziegen zu geben, usw., sodass es irgendwann nichts mehr zu essen gibt. So sind durch diesen Brauch des Potlach die Reichtümer einer Region aufgezehrt worden.

dere über seine finanziellen Mittel oder das, was üblich ist, hinausgegangen ist.

Es gibt soziale oder familiäre Systeme, in denen es darauf hinausläuft, die Mitglieder in einer untergebenen Position zu halten, indem man ihnen so teure Geschenke gemacht hat, eine Ausbildung z. B., dass sie nur durch „ewige" Dankbarkeit für die erwiesenen Dienste freikommen können. Die Dankbarkeit müssen sie dann auch lange Zeit oder „immer" zum Ausdruck bringen.

Manchmal sieht man aus genau diesem Grund dramatische Situationen zwischen Eltern und Kindern. Der Sohn einer armen Witwe z. B., die „das letzte Hemd gegeben" hat, um ihn aufzuziehen und ihm ein Studium zu ermöglichen, fühlt sich verpflichtet, seiner Mutter immer Gesellschaft zu leisten. Zu ihren Lebzeiten wagt er nicht, zu heiraten oder mit Freunden seines Alters auszugehen. Er kann sein Leben verfehlen oder es aufopfern, zumindest verschiebt er es auf später, wenn seine Mutter gestorben ist.

Die Familienbuchführung ist variabel. Manchmal beuten Familien Begabungen auch aus. Das sieht man häufig bei Eltern von sportlich oder musikalisch besonders begabten Kindern, den so genannten Wunderkindern oder „Schönheitsköniginnen".

Schauen wir uns die Beobachtungen an, die die Palo-Alto-Gruppe während ihrer 20-jährigen Arbeit mit schizophrenen Familien gemacht hat. „Mütter von Schizophrenen" und „missbrauchende Mütter" ziehen ihre Kinder unter großem persönlichen Verzicht auf, aber niemand hat sie gebeten, sich „aufzuopfern", so wie sie sich aufopfern. Ihnen das zurückzugeben, was sie gegeben haben, würde in der Tat die Verpflichtung zur „Beelterung" bedeuten, Eltern zu sein für die eigenen Eltern. Man müsste also gleichzeitig den eigenen Eltern seine Zuneigung geben, aber wiederum auch seinerseits Eltern werden, um „die Kette der Generationen fortzusetzen", so würde das Kind „seine Schulden bezahlen" und direkt seinen eigenen Kindern, nicht seiner Mutter oder seinem Vater, das „zurückgeben", was es selber bekommen hat. Zu diesem Thema schreibt Françoise Dolto (1991, S. 446 ff.):

> „Jedes Kind ist verpflichtet, nicht nur das Klima, in dem es aufwächst, zu ertragen, sondern auch die pathogenen Wirkungen der Narben, die von der pathologischen Vergangenheit von Vater und Mutter geblieben sind."

„Es ist Träger dieser Schuld, die es in seiner pränatalen verschmolzenen Phase aufgenommen hat, und dann der postnatalen Abhängigkeiten, die es (das Kind) formen."

Die analytische Therapie von Psychotikern hebt hervor, dass diese Patienten unbewusst das zum Ausdruck bringen, was im Leben ihrer Mutter geschehen ist, noch bevor sie ausdrücken, was in ihrem Leben passiert ist (ebd., S. 421):

> „Analytische Arbeit muss in einem sehr frühen Alter gemacht werden, damit die Schuld, die die Eltern verstanden haben als Wechselbürgschaft zu überschreiben, die aber in ihnen eingeschlossen bleibt, nicht zu einer Last wird, die ein anderes Kind ausdrücken muss … Wenn es nicht der Elternteil selber ist, dann wird es sein Kind sein oder sein Enkelkind, aber es muss ausgedrückt werden in dieser Generationenreihe, weil es eine symbolische Prüfung ist."

Der Begriff der Loyalitätsschuld ist eng verbunden mit dem Konzept der „Delegation" von Helm Stierlin (1995).

Die Familienbuchführung ist ein komplexes System. Es gibt kein direktes „Gibst du mir, geb ich dir". Manchmal stellt man in sozialen und beruflichen Beziehungen Bitterkeit fest, das Gefühl, ausgebeutet worden zu sein. Das sieht man dann, wenn es keine ausreichende Gegenseitigkeit gegeben hat.

Es ist hier nicht meine Absicht, auf das Problem des Inzests[4] einzugehen, obwohl man Inzest häufig antrifft zwischen Vater und Tochter, Großvater und Enkelin, Onkel und Nichte, manchmal auch zwischen Bruder und Schwester und viel seltener zwischen Mutter und Sohn. Der letzteren Form begegnet man häufig in psychiatrischen Krankenhäusern, er ist der schwerwiegendste für die Zerstörung einer Persönlichkeit.

Inzest wiederholt sich häufig in Familien. Es gibt Geschenke, die tragen in einem solchen Ausmaß zur Verstrickung bei und sind so

4 Einer der Regisseure des Films *Dracula,* Francis Ford Coppola, erklärte 1992, dass für ihn die Vampire das Symbol der Ängste sind, die Kinder fühlen, wenn sie Opfer von Inzest geworden sind: eine Möglichkeit, die nächtlichen Schrecken auszudrücken, die durch einen Besuch, einen Kontakt, während sie schlafen, ausgelöst wurden, die Mischung von Vergnügen und Abscheu und von etwas Tödlichem, das das Leben zerstört.

unangenehm, dass Jaques Lacan so weit ging, von „einer geheiligten Pflicht zur Undankbarkeit“ zu sprechen.

Maßgeblich ist die Idee, etwas geben zu müssen. So funktionierte auch die Kultur der alten Azteken mit dieser Idee, immer etwas zurückgeben zu müssen. Eine Geschichte erzählt, als einige der ärmsten Bergbewohner gar nichts mehr hatten, das sie als Gegengabe hätten zurückgeben können, boten sie ihre Läuse an. Die Läuse wurden angenommen, sie waren eine Gegengabe.

Man gibt nicht immer demjenigen zurück, von dem man etwas bekommen hat, manchmal gibt man es anderen zurück. Wenn jemand freundlich zu einem war, ist man freundlich zu anderen, zu denen, die schwächer oder weniger begünstigt sind. So gibt man die Freundlichkeit „zurück“, aber nicht notwendigerweise an den aktuellen Geber.

Es ist schwierig, dieses System des Austausches von Gaben bewusst zu machen, oft ist es völlig unbewusst und wird nicht wahrgenommen. Der Austausch geschieht manchmal aus freien Stücken, manchmal ist er manipulativ, aber ... das ist eine andere Geschichte.

Das „Goldene Buch“ des Heiligen Nikolaus

In den Niederlanden ist es Tradition, dass der Heilige Nikolaus schon drei Wochen vor dem Fest des Heiligen Nikolaus am 6. Dezember „ankommt“. Er kommt mit vielen schwarzen Dienern und vor allem mit „Knecht Ruprecht“ *(Black Peter)*. Er hat ein Goldenes Buch, in dem alles aufgeschrieben ist, und schaut darin nach, ob die Kinder lieb waren oder nicht, um sie dann zu bestrafen oder zu belohnen. Während dieser drei Wochen stellen die Kinder einen Schuh in den Kamin, mit Stroh und einer Karotte, manchmal etwas Zucker und Wasser für das Pferd. An Wochenenden und am Morgen des Nikolaustages finden die Kinder zu ihrer Überraschung kleine Geschenke. Oft ist auch Lebkuchen in den Schuhen. Der Heilige Nikolaus ist einer, der vom Dach her „alles hört“ und gerecht handelt. Manchmal ist das etwas beängstigend für die Kinder.

Im Osten Frankreichs war es vor einigen Jahren noch so, dass die Kinder an der Treppe kniend auf die Ankunft des Heiligen Nikolaus und des Knecht Ruprecht warteten, darauf, dass er Recht spreche, die Guten belohne und die Bösen bestrafe. Die Folgen waren manchmal keineswegs harmlos. 1991 habe ich Leute aus der Gegend von Nancy-Épinal behandelt, die durch den Nikolaustag traumatisiert waren und jedes Jahr, von Kindheit an, am 6. Dezember krank wurden, ohne zu wissen, warum.

Der Monat Dezember ist etwas Besonderes, er hinterlässt oft traumatisierende Spuren. Es gibt das Fest des Heiligen Nikolaus,[5] das oft sogar mehr gefeiert wird als Weihnachten, dann Weihnachten und Silvester. Es ist eine Zeit der Feste, der Geselligkeit oder der Einsamkeit. In diese Zeit der Wintersonnenwende fallen der Advent, in dem die Kinder jeden Tag ein Türchen des Adventskalenders aufmachen, das jüdische Fest Chanukka und in den skandinavischen Ländern das Fest der Heiligen Luzia (13. Dezember), das die heidnischen Lichterfeste fortsetzen soll.[6]

Wir stammen alle von „gemischten Paaren" ab

Um auf die „Familienbuchführung" zurückzukommen, auf die Ivan Boszormenyi-Nagy hingewiesen hat: Die Mitglieder einer Familie schulden auch den Prinzipien und Symbolen, die das Selbstverständnis der Familiengruppe ausdrücken, Loyalität.

Diese Loyalität führt in Ehen manchmal zu einem „gordischen Knoten" und zu schier unlösbaren Problemen und Schwierigkeiten, vor allem zwischen Menschen verschiedener Herkunft.

5 Im Straflager von Guyana gab es jahrelang indirekt einen Knecht Ruprecht, weil die Strafen und die Verurteilungen zur Guillotine entsprechend einer Liste erfolgten, die am 6. Dezember aufgestellt wurde. 50–80 Jahre später stellte man unvorhergesehene Auswirkungen auf Kinder fest, die sich an den Tagen der Exekutionen blutig verletzten.

6 Es ist interessant zu sehen, dass die erst vor kurzem vorgenommene Modernisierung des Julianischen Kalenders den 13. Dezember auf den 25. Dezember (Weihnachten) verlegte, entsprechend dem Mondzyklus, aber dass das Lichterfest weiterhin auf den 13. Dezember datiert ist. Erinnern wir uns auch daran, dass unser aktueller westlicher Kalender auf den römischen Kalender zurückgeht, der 46 von Julius Cäsar (Julianischer Kalender) reformiert wurde, dann erneut 1582 von Gregor XIII. (Gregorianischer Kalender). Damals musste er 10 Tage aufholen, um die „astronomische Lücke" von 10 Tagen zu vermeiden, im 19. Jahrhundert waren es dann 12 Tage: Der 13. Dezember von früher stimmt also mit dem 25. Dezember von heute überein. In Europa wurden diese Tage zu festgelegten Daten nachgeholt, je nach Ländern verschieden. Die UdSSR hat z. B. diesen neuen Kalender 1917 als gültig erklärt. Die nordischen Länder haben das ursprüngliche Lichterfest St. Luzia am 13. Dezember beibehalten. Um diese Zeit werden übrigens in Skandinavien die Entscheidungen für die Nobelpreise getroffen (am 10. Dezember).

Wenn man verheiratet ist, hat man Verpflichtungen – und das ist etwas anderes als Loyalitäten – *gegenüber seiner Ursprungsfamilie,* aber auch *gegenüber der Ursprungsfamilie seines Partners.*

Bei Ehen zwischen Angehörigen verschiedener Ethnien, auch „Domino-Ehen" genannt, oder verschiedener Religionen oder bei Einwanderung oder Auswanderung – was einen Versuch der Integration darstellt – tritt man in ein komplexes System ein, in dem die Menschen der zweiten und vor allem der dritten Generation nicht mehr wissen, wo ihre Familienloyalität ist. Sie wissen nicht, was sie machen sollen, weder wohin sie gehören, noch welches ihre Identität ist.

Das sieht man besonders gut an den drei Generationen von meist muslimischen Nordafrikanern, die nach Frankreich gekommen sind: Die Eltern haben Heimweh und verhalten sich unauffällig, ihre Kinder nehmen ganz die französische Lebensart an, und deren Kinder wiederum kehren zu den Wurzeln zurück und bestehen auf ihrem Recht des Andersseins.

Wenn jemand aus einer Familie mit verschiedenen Religionen kommt, mit verschiedenen Wurzeln, aus ethnisch unterschiedlichen Gruppen und Kulturen, wem gelten die Loyalitäten? Der Ursprungskultur, der Kultur des Landes, in dem man lebt? Der Muttersprache? Und welcher Religion: der von früher, integriert, modernisiert, verwestlicht? Und welcher Küche? Und welcher Kleidung?

Dieses Problem ist bei einem Umzug innerhalb eines Landes, bei Gruppen, die eine starke kulturelle Identität haben, oft nicht weniger kompliziert, beispielsweise bei den Bretonen und den Basken.

Und was ist mit den sozioökonomischen Unterschieden bei den sozialen Klassen mit ihren andersartigen Gewohnheiten? Vincent de Gaulejac (1987) hat festgestellt, dass der Versuch, die „unsichtbare Linie" zu überschreiten oder die soziale Leiter hochzusteigen, zu einem Misserfolg führen kann (Klassenneurose). Aber das Problem stellt sich auf jeden Fall, immer oder fast immer.

Wir haben alle eine väterliche und eine mütterliche Abstammung, wir sind alle aus „gemischten Paaren" hervorgegangen, denn es ist unwahrscheinlich, dass unsere Eltern Cousins und Cousinen zweiten Grades sind und ihrerseits von Cousins und Cousinen zweiten Grades abstammen. Daher haben wir alle in der väterlichen und mütterlichen Linie Familiengeschichten, Familienverpflichtungen, verschiedene Familienmythen, verschiedene Weisen zu leben und zu kochen. Das wird noch komplexer, wenn es auch noch eine Verschiedenheit gibt in der Religion, der Nation, der Kultur, der ethnischen Gruppe, der Farbe, der Politik, der Gewerkschaft oder auch der Küche. Man trinkt Kaffee oder Tee, Bier oder Wein „bei uns", man kocht mit Butter oder Öl, man hat Gäste zu Hause, oder die Männer gehen ins Café.

Die Familienmitglieder schulden den Prinzipien und den Symbolen ihrer Ursprungsgruppe Loyalität.

Das Individuum und die Familie

Als ich einige der Konzepte von Boszormenyi-Nagy in meine praktische Arbeit mit Kranken einbezog, wurde mir bewusst, dass das Potenzial zur Veränderung, das in innerfamiliären Beziehungen liegt, entscheidender ist als das individuelle Heilungspotenzial. Es ist sogar entscheidender als alles, was in der dyadischen Beziehung in der individuellen Psychotherapie – in der Beziehung Arzt/Kranker, Psychiater/Kranker, Psychoanalytiker/Patient – geschehen könnte. Um eine Veränderung im Verhalten oder im Gesundheitszustand eines Kranken herbeizuführen, müsste man seine Glaubenssätze herausfinden und versuchen, den Hebel beim ganzen Familien-Beziehungsnetz anzusetzen, bei den Glaubenssätzen der Familie. Nur so kann man einen Veränderungsprozess der Familie in Gang setzen.

François Tosquelles, französischer Psychiater spanischer Abstammung, der früher das psychiatrische Krankenhaus von Saint Alban in Lozère und auch ein medizinisch-pädagogisches Institut leitete, hat festgestellt, wenn er ein psychotisches Kind behandelt und geheilt und dann seiner Familie zurückgegeben hatte, dass ihm die Familie im folgenden Jahr oder innerhalb von sechs Monaten ein Geschwister brachte, das krank geworden war (1968, persönliche Mitteilung; siehe auch Oury, Guattari et Tosquelles 1985).

Wenn man ein Individuum heilt, ohne an das Ganze der Familie zu rühren, wenn man nichts von transgenerationalen Wiederholungen verstanden hat, hat man in der Therapie nicht viel ausgerichtet. Dann ist manchmal nur ein besseres Provisorium hergestellt. Diese Sichtweise stellt alle existierenden Psychotherapieformen infrage, die klassischen und die neuen und die berühmtesten, ernsthaftesten, angesehensten, die individuelle Psychoanalyse inbegriffen.

Damit Menschen sich wirklich und dauerhaft ändern, müssen das Familiensystem und das soziale und berufliche System die Erlaubnis zur Veränderung geben, eine Erlaubnis dazu, dass die Glaubenssätze verändert werden. Die Ansichten der Familie und der Gesellschaft und das familiäre Gleichgewicht haben Einfluss auf die Entwicklung einer Person, auf ihre Gesundheit, ihre Krankheit und ihre Rückfälle.

Die synchrone Landkarte der Familienereignisse

Um das, was geschieht, zu sehen und zu verstehen, muss man eine synchrone Landkarte der Familienereignisse erstellen, damit man sieht, was sich zur gleichen Zeit bei verschiedenen Mitgliedern der Familie und nicht nur bei einem Einzelnen ereignet. Dann sieht man den Einzelnen im Hier und Jetzt, synchron, und gleichzeitig im Da und Damals in der Geschichte seiner Familie, d. h., man kann synchrone und diachrone Beobachtungen über mehrere Generationen hinweg machen.

Das Einfachste ist, einen Familienstammbaum zu erstellen, ergänzt durch wichtige Fakten und bedeutungsvolle Verbindungen: ein *Genogramm* oder ein *Genosoziogramm*.

Kinder, z. B., die weggegeben und zur Adoption freigegeben wurden, könnten nach einer Wiedergutmachung des Schadens suchen, der ihnen angetan wurde, weil sie liebevolle Zuwendung entbehren mussten und stattdessen Verlassenheit und Ablehnung erlebten.

Das Problem der Adoption und/oder der Ablehnung wird durch die Erfahrung in der aufnehmenden Familie oder Adoptivfamilie noch komplizierter gemacht. Verdier und Soulé, die lange über die Probleme weggegebener und adoptierter Kinder gearbeitet haben, schreiben (1986, p. 64; siehe auch Lani 1990):

> „Krank machende unausgesprochene Ereignisse sind nicht deshalb so unheilvoll, weil sie die Kinder in Unkenntnis verschiedener Dinge lassen, sondern weil sie die unerträgliche Angst der Eltern vor dem Verheimlichten vermitteln."

Nehmen wir ein typisches Beispiel. Ein wenig angepasster junger Delinquent von 19 Jahren begeht kleinere Straftaten. Es soll ein psychiatrisches Gutachten für ihn erstellt werden. Als man die Geschichte des Jungen recherchiert, stellt sich heraus, dass er einige Monate nach seiner Geburt von seiner Mutter weggegeben wurde;

er wanderte durch eine Reihe von Waisenhäusern; wurde vermutlich Epileptiker und wurde in Einrichtungen für Epileptiker eingewiesen. Er nährt einen bitteren Hass gegenüber seinen unbekannten Eltern, weil sie ihn weggegeben haben, weil er ein uneheliches Kind war und sein Vater kurz nach seiner Geburt ins Ausland verschwand. Zufällig gelingt es ihm, seine Mutter wieder zu finden, und als er sie wieder findet, ist er außerordentlich verwirrt. Er kann nicht reagieren, denn er möchte ihr demonstrativ soziale Aggression zeigen, aber jedes Mal, wenn er sich seiner Mutter gegenüber so aggressiv zeigt, wird er von der Polizei zur Ordnung gerufen. Der Therapeut bittet ihn, einen Versuch zu machen, das, was seiner Mutter passiert ist, zu verstehen und sie darüber zu befragen. Er geht nun aus Freundschaft oder Zuneigung oder positiver Übertragung auf den Psychiater seine Mutter besuchen, um zu erfahren, was damals passiert ist und warum sie ihn verlassen hat.

Er erfährt, dass seine Mutter sehr jung und nicht verheiratet war und dass sein Vater eine Zufallsbekanntschaft war, der die Mutter dann verlassen hat, dass sie arbeiten musste und dass sie ihn ins Krankenhaus geben musste, weil er krank war – er litt an Epilepsie und an einer Niereninsuffizienz. Da dies alles in den Vereinigten Staaten geschah und die Krankenhäuser dort sehr teuer sind und sie das nicht bezahlen konnte, musste sie ihn „verlassen, um ihm das Leben zu retten", damit er von anderen aufgenommen und gepflegt werden konnte. Die Sozialdienste hatten sich auch eingeschaltet, da dieses junge Mädchen überfordert war, sich um ein so ernstlich krankes Kind zu kümmern. Als der Junge all das erfährt, ist er vollkommen überwältigt. Als er wieder zum Psychotherapeuten kommt, sagt er zu ihm: „Meine Mutter hat mich verlassen, aber das war die einzige Möglichkeit für uns beide, für sie und vor allem für mich, zu überleben. Ich bin ihr nicht mehr böse. Jetzt kann sie mir das geben, was sie mir früher verweigern musste."

Von diesem Augenblick an ändert sich sein Verhalten. Er hört auf, aggressiv und fordernd zu sein. Er hat verstanden, dass dieses Verlassen nicht gegen ihn gerichtet war, sondern *für* ihn.

Das Verständnis des Zusammenhangs hat die Bedeutung verändert und die Wunde geheilt.

Eine kontextuelle und integrative Methode

In der Therapie ist es wichtig, zu verstehen, auf welcher Ebene es möglich ist einzugreifen und auf welcher Ebene es einen Ansatzpunkt gibt.[7] Um die Bindungen wirklich zu sehen, ist der ganze Kontext nötig.

Mir scheint, dass jede philosophische Schule wichtig, nützlich und erhellend ist. Um aber ein umfassendes Ergebnis zu erreichen, bei dem die Familie sowohl in der Breite, Familie im weiten Sinn, die Onkel und Tanten, die Cousins, betrachtet wird, als auch vertikal über mehrere Generationen rückwärts, der Stammbaum, ist es notwendig, mit vielfachen Bezugnahmen zu arbeiten: Der ausschließlich systemische Zugang ist manchmal etwas reduktionistisch und ungenügend, der individuelle oder psychoanalytische Zugang reicht zuweilen nicht aus. Daher wäre es wünschenswert, diese Methoden durch eine kontextuelle zu ergänzen, wie beispielsweise die von Boszormenyi-Nagy oder übrigens auch die von Goffman. Diese Methode schließt die beiden vorher erwähnten ein und berücksichtigt noch dazu „jedermann", alle anwesenden und abwesenden Mitglieder der Familie. Das ist das Konzept des „Viel-Personen-Systems". Es schließt die *gleichzeitig* bestehenden *lateralen* und *vertikalen* Beziehungen ein.

Diese Methode nimmt Morenos Ideen von den Rollen wieder auf, komplementären Rollen, *Rollenerwartungen, ruhenden und reaktivierten Rollen,* und auch die Idee vom *sozialen Atom* – das ist eine anthropologische Methode, die die vitale Bedeutung der Familienregeln und ihrer Entschlüsselung betont, denn diese Regeln sind eher unausgesprochen als ausgesprochen.

Ich möchte hier einen kleinen Einschub machen.

Margaret Mead (vgl. Mead 1970) erzählte: Als sie anfing, als Anthropologin auf den pazifischen Inseln zu arbeiten, war das Problem für sie, die Zivilisation, in der sie sich befand, schnell zu verstehen und sich an sie anzupassen, denn sonst wäre sie vor Hunger und Kälte gestorben oder wäre vielleicht von Tieren gefressen oder von Men-

7 Nach Boszormenyi-Nagy gibt es drei Ebenen: – eine rein intrapsychische Ebene, das Es, das Ich und das Über-Ich und die Beziehungen dieser drei Instanzen miteinander; – eine interpersonelle Ebene: z. B. die bewussten oder unbewussten Loyalitäten gegenüber einem Elternteil, Vater oder Mutter oder einem Ehegatten; – eine interpersonelle existenzielle Ebene: Eltern zu haben oder nicht, Kinder zu haben oder nicht usw.

schen angegriffen worden. Sie musste die Sprache lernen, was sehr schwierig war, und sie musste die expliziten und die geheimen Regeln der Gesellschaft erraten, entschlüsseln und verstehen, wobei diese Regeln in sich unterschiedlich waren. Sie variierten auch von einer Insel zur anderen, vor allem waren sie ganz anders als in den USA. Um akzeptiert zu sein und zu überleben, musste sie also diese Regeln der Interaktion wahrnehmen, erraten, entschlüsseln und lernen.

Wenn wir anfangen, mit einer Familie zu arbeiten oder mit einer Einzelperson, deren Familie wir mit berücksichtigen, ist es daher wichtig zu verstehen, welches die geheimen Regeln einer bestimmten Familie und eines bestimmten Milieus sind. Dabei kann es sich um psychische oder psychiatrische Probleme, um gesundheitliche oder existenzielle Probleme handeln.

Familienregeln

Ich möchte einige Regeln[8] anführen, die man häufig in Familien erlebt.

Es gibt Familien, die werden durch die Regel der Komplementarität regiert: Es gibt Pfleger und Pflegebedürftige. Es gibt also Leute, die pflegen die anderen, und es gibt Leute, die sind immer krank, wie in der Familie von Charles Darwin, wo jeder an dieser familiären und gemeinschaftlichen Beziehung von Pfleger zu Pflegebedürftigem seine Freude hatte.

Es gibt Familien, bei denen die Regel heißt: Es muss alles getan werden, damit der *Sohn* studieren kann. Der Älteste ist hier oft nicht das älteste Kind, sondern der erste *Sohn:* D. h., wenn der Sohn das zweite oder dritte Kind ist in einer armen Familie oder einer Familie, in der der Vater gestorben ist, dann fängt die älteste Tochter früh an zu arbeiten, um mit ihrem Gehalt einen Beitrag dazu zu leisten, dass der Bruder studieren kann. Wir sehen Familien, bei denen die älteste Tochter Sekretärin ist, ohne Abitur, die zweite Sozialarbeiterin, mit Abitur und kurzem Studium, und das dritte Kind, ein Sohn, ist Arzt mit Abitur und sieben Jahren Ausbildung. Man fragt sich, warum und wie die Töchter und die Mutter gearbeitet haben, um den Sohn „großzuziehen“ – und wie sie das später erleben.

8 Siehe Todd (1990) zu den impliziten Regeln in französischen und westeuropäischen Familien, ihren archaischen Ursprüngen, ihrer traditionellen geographischen Verteilung, ihren Verbreitungsgebieten und Aufspaltungen.

Es gibt andere Familien, bei denen *Gleichheit* unter den Kinder herrscht.

Und es gibt Familien, bei denen der Sohn, der heiratet, bei seinen Eltern lebt und den Hof übernehmen wird. Der zweite wird weggehen, traditionellerweise wird er zum Militär gehen, zur See fahren oder Priester werden. Es gibt wieder andere Familien, bei denen die Kinder, auch wenn sie verheiratet sind, mit den Eltern weiterhin unter einem Dach leben, wie Emmanuel Todd so schön gezeigt hat, und wieder andere, bei denen es üblich ist, mit der Volljährigkeit aus dem Nest zu fliegen.

Es gibt Familien, bei denen mehrere Generationen unter einem Dach leben, andere, bei denen der Älteste das Haus übernimmt, das Schloss oder den Bauernhof, während die anderen Kinder weggehen.

Es gibt Familien, bei denen man einen „zum Ältesten macht", der die Familiengeschäfte übernimmt, Bauernhof, Gut, Fabrik, Weinberg, Studium … Dieser zum Ältesten Gemachte ist oft das zweite oder dritte Kind.

Ich hatte einmal einen Klienten in Therapie, der nach einem schweren Autounfall kam. Das war ein „zum Ältesten Gemachter", der nicht verstand, warum ausgerechnet er den traditionellen Vornamen des Ältesten bekommen hatte und nicht sein älterer Bruder. In dieser bretonischen Familie hieß der Älteste seit 300 Jahren Yves-Marie. Aber in diesem Fall hieß der wirklich Älteste, sagen wir Jacques, und der zweite Yves-Marie. Deshalb ruhten die Erwartungen der ganzen Familie auf dem Zweiten. Er hatte große Schwierigkeiten, diese Rolle des Ältesten auszufüllen, vor allem kam er nicht dazu zu heiraten. Er hatte Kinder, aber er war nicht verheiratet. Er verstand weder, warum er diese Rolle des „zum Ältesten Gemachten" übernehmen sollte, noch wie er sie hätte ausfüllen können. Es war einfach eine dieser Familienregeln. Yves-Marie profitierte von seinem beinahe tödlichen Autounfall, um seine ganze Situation zu überdenken und mit der Familie endlich darüber zu reden. Er entdeckte Geheimnisse und verborgene Wahrheiten und fing ein neues, eigenes Leben an, sein eigenes Leben, nicht das des falschen Ältesten, als Träger einer Rolle.

Wenn man ein Genosoziogramm betrachtet mit den ausgearbeiteten Familienregeln, ist es wichtig zu sehen, welches die Regeln sind und wer sie aufstellt. Das kann ein Großvater sein, eine Großmutter oder eine Großtante, die das Gesetz macht oder es verkündet und weitergibt. Man sieht manchmal in Familien Leute, denen es erst nach dem Tod ihrer Mutter oder ihres Vaters möglich ist zu heiraten.

Wenn man anfängt, die Regeln einer bestimmten Familie klar zu erkennen, wird man als Therapeut der Familie helfen, weniger dysfunktionale Beziehungen und eine bessere Balance der Schulden und der Verdienste für jeden herzustellen. Das bedeutet, man versucht, die Dinge wieder so einzurichten, dass niemand sich geschädigt fühlt durch die Teilung der Aufgaben und der Güter, die Teilung der Erinnerungen und Erinnerungsstücke, die Teilung der Einkommen, der erhaltenen oder nicht erhaltenen Ausbildung und damit die Teilung der *Zukunftsmöglichkeiten*.

Es ist nicht alles leicht zu verstehen, wenn man eine Familie entschlüsselt. Um das Folgende besser zu verstehen, lade ich den Leser ein, sein eigenes Genosoziogramm aufzustellen, seinen Familienstammbaum (aus dem Gedächtnis), ergänzt durch die wichtigsten Lebensereignisse. So bekommt er einen Einblick, wie seine Familie und er selber funktionieren.

Ein loyales Mitglied einer Gruppe sein

Wenn Sie Ihre Psychogenealogie aufstellen, werden Sie sich bewusst werden, was das heißt – für Sie –, ein loyales Mitglied einer vorgegebenen Gruppe zu sein, insbesondere der eigenen Familie. Jeder ist nämlich geneigt, den Geist, die Hoffnungen, die Wünsche, die Erwartungen seiner Gruppe zu internalisieren und ein Gesamt von spezifischen Haltungen einzunehmen, um sich an diese internen oder internalisierten Anordnungen anzupassen. Wenn man diese Art von Verpflichtung nicht annimmt, fühlt man sich schuldig. Dieses Schuldgefühl stellt ein sekundäres System mit regulativer Kraft dar, ein negatives Feed-back zu einem unloyalen Verhalten.

Boszormenyi-Nagy sagt es sehr klar, und ich habe es selbst auch bestätigt gefunden: Der Inhalt der Loyalität ist bestimmt durch die Familiengeschichte, die Familienmythen und durch die Art der Gerechtigkeit, die diese Familie praktiziert. Diese Loyalität findet eine Resonanz in jedem Familienmitglied, und jedem fallen einerseits Verpflichtungen zu, entsprechend seiner Position und Rolle, und andererseits Verpflichtungen, die aus seinen Gefühlen in Bezug auf Schulden und Verdienste resultieren, aus seinem persönlichen Lebensstil und aus seiner Art, den Verpflichtungen Folge zu leisten.

Man muss daran erinnern, dass jede Kultur, jede Nation, jede religiöse Gruppe, alle Berufsgruppen wie Familien ihre eigenen Mythen haben, denen gegenüber die Menschen loyal oder illoyal sind.

Vor etwa 40 Jahren war bei einer großen Zahl von Linksintellektuellen in Frankreich die Loyalität gegenüber der Kommunistischen Partei und der UdSSR gang und gäbe. Für die Franzosen hing das oft mit dem Zweiten Weltkrieg zusammen und mit den damals heimlich während der Résistance (nach 1942) entstandenen Beziehungen mit den Russen, mit denen, die später bei Leningrad und Stalingrad fielen. Nach dem Ungarn-Aufstand (1956) und dem Prager Frühling (1968) begannen sich die Dinge zu ändern. Vielen Intellektuellen und alten Aktivisten fiel es schwer, klar zu sehen, die neuen Informationen aufzunehmen, zu verarbeiten und die alte Bindung und Loyalität loszulassen. Sie waren nicht dazu gezwungen, es war etwas in ihrem Innern, etwas, das ihre grundlegende Loyalität berührte: die Achtung der Toten, der Dank für den erwiesenen Dienst, den Feind aufgehalten zu haben, das Ideal und die Schwierigkeit, die kognitive Dissonanz zu verringern angesichts der widersprüchlichen Informationen und Verhaltensweisen. Diese fundamentale Loyalität besteht in einem inneren Engagement, die Gruppe selbst zu bewahren oder die Familie an sich – die blutsverwandte Familie, die Adoptivfamilie, die gewählte Familie, die politische Familie – oder die Geschichte der Familie.

Von „Parentifizierung" habe ich bereits gesprochen.

Ich möchte nun ein Beispiel anführen, das ein gesellschaftliches Phänomen illustriert: Sie kennen sicher alle in ihrer Umgebung charmante, unverheiratete, junge Frauen, die sich ihrer alten, kranken Mutter widmen und kein eigenes Nest bauen, bis zu dem Zeitpunkt, an dem ihre alte Mutter stirbt. Und dann, weil diese Lebensweise so zur Gewohnheit geworden ist, braucht es für diese Frauen eine Begegnung, die an Wunder grenzt, eine starke äußere Intervention, damit sie anfangen, ein eigenes Leben zu führen, wie in dem schönen Kinderbuch: *Ces dames aux chapeaux verts* von Germaine Acremant.

Das ist ein Beispiel für das, was ich als schwere psychopathologische Wirkung der Familienloyalität betrachte; sie liegt vor bei Parentifizierung, wie ich es schon erklärt habe, wenn das Kind gezwungen ist, Eltern für seine Eltern zu sein, und das schon in jungen Jahren.

Kontext und Klassenneurose – Schulversagen

Unsere Methode ist kontextuell, psychoanalytisch, transgenerational und ethologisch zugleich. Jede der damit angesprochenen Wissenschaften ist wichtig, und ihre Beiträge ergänzen einander und haben drei Dimensionen: Körper – Raum – Zeit: Sie geben eine persönliche und familiäre Perspektive, in der wie bei Lacans „Polsternaht" das Bewusste, Unbewusste und Ko-Bewusste miteinander verbunden werden, und die wir fortlaufend in unseren persönlichen, familiären und sozioökonomischen Kontext und Bezugsrahmen einbeziehen.

Die intrapsychischen Beziehungen, das Ich, das Es, das Über-Ich nach der klassischen psychoanalytischen Theorie, sind grundlegend, aber in der transgenerationalen Arbeit darf man den internen Aspekt der interpersonellen Ebene nicht auslassen, nämlich die unsichtbaren Bindungen gegenüber einem Elternteil oder einem Partner. Das Jahrestag-Syndrom muss auch unter Berücksichtigung der kulturellen und ethnischen Bindungen bearbeitet werden. Gleichzeitig darf man die Konsequenzen nicht vergessen, die das alles im wirklichen Leben hat, d. h. den existenziellen Aspekt der interpersonellen Ebene.

Zu alldem ist der sozioökonomische Aspekt der Familienloyalitäten (Klassenneurose) hinzuzufügen, der von Vincent de Gaulejac (1987) hervorragend analysiert wurde. Er zeigt, wie schwierig es für einen guten Sohn oder eine gute Tochter ist, das Niveau der Ausbildung des Vaters zu übertreffen. Der Sohn oder die Tochter werden am Vorabend des Examens vielleicht krank oder haben einen Unfall, oder sie bekommen einen plötzlichen Blackout und geben ein leeres Blatt ab, sogar und vor allem, wenn sie eigentlich sehr gut sind, „Klassenbeste". In der Tat und unbewusst ist mit dem sozialen und intellektuellen Aufstieg das Risiko verbunden, eine Distanz, einen Bruch zwischen dem Sohn oder der Tochter und der Familie zu verursachen: Sie hätten nicht mehr die gleichen Gewohnheiten, den gleichen Geschmack, die gleichen Tischsitten, die gleiche Art, die Wohnung einzurichten, nicht die gleiche Kleidung, Lektüre oder Gewohnheit, keine Bücher zu lesen, nicht die gleichen Normen, Wünsche und Bedürfnisse, nicht die gleiche Freizeitgestaltung …; sie würden nicht mehr in den gleichen Vierteln wohnen, mit den gleichen Freunden sich umgeben, würden einen anderen finanziellen Rahmen haben. Da der Sohn oder die Tochter sehr wohl wissen, dass das Probleme schaffen würde und sie selber an der Entfremdung von den Eltern, Großeltern und der sozialen Klasse leiden würden und ein Gefühl der Untreue ihnen gegenüber hätten, „verzichten" sie unbewusst durch eine Fehlleistung darauf, diese Barriere zu überschreiten, die der Vater oder die seinen nicht genommen haben. Indem sie so handeln, antworten sie unbewusst auf die doppelte Botschaft des Vaters oder der Mutter, die auf doppelte Art bindend ist (Double-bind): „Mach es so wie ich, aber mache es nicht so wie ich!" „Ich tue alles für dich und deinen Erfolg, ich möchte, dass du erfolgreich bist … und ich fürchte, dass du mich übertriffst und uns fallen lässt oder verlässt."

Der Sohn oder die Tochter wird daher am Vorabend des Examens vergessen, den Wecker zu stellen, oder die Ausweispapiere für die Prüfung liegen lassen, oder sie werden zu spät kommen, unterwegs einen Unfall haben, krank werden, operiert werden müssen … so wie es auch vorkommen kann, dass ein Vater den Sohn von der Schule nimmt, damit er arbeiten geht, am Tag vor dem Abitur – gerade an diesem Tag und nicht einen Tag später.

Diese Art von Fehlleistung sieht man oft an entscheidenden Stellen des Studiums (Abitur, Studienbeginn, Magister-, Staatsexamen, Promotion) oder beim Eintritt in das Berufsleben, am Vorabend eines Bewerbungsgespräches oder am Morgen einer wichtigen Prüfung für die Beamtenlaufbahn.

Um dieses Kapitel abzuschließen, möchte ich daran erinnern, dass uns die Treue zu den Vorfahren lenkt. Sie ist unbewusst und unsichtbar, eine unsichtbare Loyalität. Es ist wichtig, sie sichtbar zu machen, sich ihrer bewusst zu werden, zu verstehen, was uns verpflichtet, was uns lenkt und ob es nicht eventuell nötig ist, diese Treue in einen neuen Bezugsrahmen zu stellen, damit wir frei werden, unser eigenes Leben zu leben.

> „Die Väter haben saure Trauben gegessen, und der Kinder Zähne sind stumpf geworden", wie in der Bibel geschrieben steht (Jeremia 31, 29).

5 Die Gruft und das Phantom

1978 veröffentlichen zwei klassisch-freudianische Psychoanalytiker, Pariser von ungarischer Abstammung, Nicolas Abraham und Maria Török, eine Sammlung ihrer Artikel: *L'écorce et le noyau*. Ausgehend von ihren klinischen Forschungen, führen sie hier in diesen Artikeln die Begriffe „Gruft" und „Phantom" ein. Sie arbeiteten mit Patienten, die erklärten, dies oder das gemacht zu haben, ohne zu wissen, warum. Die Familien dieser Patienten bestätigten, dass diese wirklich gehandelt hätten, „als wäre es jemand anderes". Abraham und Török haben die Hypothese aufgestellt, dass das geschehe, als ob es einen handelnden Geist, ein Phantom gäbe, der für die Leute spreche wie ein Bauchredner oder der sogar an ihrer Stelle handele.

Dieser Geist wäre wie jemand, der aus einem schlecht verschlossenen Grab eines Vorfahren wieder herauskäme, etwa nach einem Tod, der schwer anzunehmen war, oder nach einem Ereignis, dessen „man sich schämt", oder einer für die Familie „schwierigen" Situation, etwas „Schlechtem", „Zweideutigem", „nicht Angesehenem" in der Mentalität dieser Zeit. Das kann z. B. ein Mord sein, ein verdächtiger Todesfall, Tuberkulose, Syphilis, ein Gefängnisaufenthalt, eine Krankheit, deren man sich schämen muss, ein Ehebruch, Inzest. In diesen Fällen geht es darum, etwas oder jemanden zu vergessen, der sich selbst oder die Familie diskreditiert hatte. Die Familie schämte sich deshalb und sprach nie wieder davon.

Nun gab es Erfahrungen, als ob ein Mitglied der Familie das Nichtgesagte, das zum Geheimnis gewordenen war, aufbewahrte, als sei er zum einzigen Wächter dieses Geheimnisses geworden und müsse es in seinem Herzen und in seinem Körper wie in einer Gruft verschließen. Nur von Zeit zu Zeit schien der Geist die

Gruft zu verlassen und zu handeln, nach zwei oder drei Generationen[1].

Abraham und Török gehen in ihren Erklärungen von der Idee der „Inkorporation" aus. Inkorporation meint einen Prozess, bei dem ein Subjekt in einer mehr oder weniger fantastischen Weise ein Objekt absorbiert, sich einverleibt und als Objekt innerlich behält (Laplanche et Pontalis 1985).[2] Auf diesem Konzept basierend, vermuten Abraham und Török, dass das verbotene Objekt – das nicht ausgesprochene Familiengeheimnis – verinnerlicht ist als Kompensation einer fehlgeschlagenen Introjektion, d. h. einem fehlgeschlagenen Versuch, sich mit einem Objekt zu identifizieren. Dadurch wird im Endergebnis etwas wie ein „imaginales Band" geschaffen. „Imaginal" ist ein Terminus von Henri Corbin und bezieht sich auf eine Wahrnehmung, die weder imaginär noch real ist, sondern imaginal, von *mundus imaginalis,* eine Art von intuitiver Erfassung der Welt des anderen.

Aber schauen wir uns die Definitionen von Nicolas Abraham und Maria Török (1978) genauer an:

> „Das Phantom ist eine Bildung des Unbewussten, die niemals bewusst war. Es geht vom Unbewussten des Elternteils auf das Unbewusste des Kindes über auf eine Art, die noch genauer zu bestimmen ist" (p. 429).
>
> „Das Phantom ist das Arbeiten eines unsagbaren Geheimnisses im Unbewussten eines anderen (Inzest, Verbrechen, uneheliches Kind)" (p. 391).
>
> „Es sind nicht die Verstorbenen, die uns keine Ruhe lassen, sondern die Leerstellen, die die Geheimnisse der anderen in uns hinterlassen" (p. 427).
>
> „In Worten und seltsamen Taten, in Symptomen, wird die Angst als die Rückkehr des Phantoms deutlich" (p. 429).

1 Natürlich, wenn nach einer unvollständigen Trauer der Geist eines Familienmitglieds aus der Gruft kommt, dann liegt es daran, dass der Sohn oder Enkel die Trauer nicht aufgenommen hat. Er hat sie weder verarbeitet noch integriert, was eine besondere Bindung zwischen den Generationen schaffen könnte. Vgl. die jüdisch-kabbalistsche Tradition des „Dibbuk".

2 Bei der Inkorporation empfindet das Subjekt Freude daran, das Objekt in sich selber zu durchdringen, es somit zu zerstören und sich dessen Eigenschaften anzueignen (Kannibalismus).

„So zeigt und verbirgt sich zugleich das, was als ein lebendig-totes Wissen von dem Geheimnis eines anderen bleibt“ (p. 449). Die Vermittlung könnte durch die Mutter-Kind-Dyade geschehen.

Das nicht gestehbare, unsagbare Geheimnis

Hier geht es um ein Geheimnis, das man nicht enthüllen kann, oft ein mit Scham besetztes Geheimnis eines Elternteils, ein Verlust, eine Ungerechtigkeit. Indem man diese unaussprechbare Trauer verbirgt, nimmt man sie in sein eigenes Inneres auf, in ein geheimes „Kellergewölbe“, in eine „Gruft“: Das wird ein Phantom, das das unaussprechbare Geheimnis eines anderen verbirgt. Das Geheimnis kann vom Unbewussten eines Elternteils an das Unbewusste eines Kindes weitergegeben werden, von Generation zu Generation.

Es ist, als ob gewisse nicht richtig begrabene Tote nicht in ihrem Grab bleiben könnten, sondern die Grabplatte hochhöben, umherwandelten und sich in dieser Gruft, die irgendeiner der Familie in seinem Herzen und in seinem Körper in sich trägt, versteckten und von dort wieder herauskämen, um sich in Erinnerung zu bringen, damit sie selbst und das schreckliche Ereignis nicht in Vergessenheit geraten.

In vielen Traditionen erinnert man an wichtige Ereignisse der Vergangenheit, damit sie nicht vergessen werden. Die Kirche gibt ein Beispiel, wenn sie jedes Jahr an die Passion Christi erinnert mit ihren Prozessionen und Passionsaufführungen. Auch Juden und Muslims rufen wichtige historische Momente in Erinnerung. Demselben Zweck dienen Nationalfeiertage. Die Toten zu ehren und anzuerkennen gehört mit zu unserer Kultur. Aber bis jetzt, bis zu den transgenerationalen Therapien, hat man die Erinnerung noch nicht auf die Völker ausgedehnt, die gelitten haben, die „Märtyrer-Völker“.

Der Therapeut, der mit der transgenerationalen Methode arbeitet, wird dem Klienten helfen, seine Gruft zu identifizieren und zu leeren, indem der Phantomgeist benannt wird. Dann kann der Trägers des Geistes sich desidentifizieren, sich vom Geist seines Vorfahren unterscheiden und es ihm ermöglichen, in Ruhe zu gehen.

Das Leben des französischen Dichters Arthur Rimbaud ist eines der ergreifendsten Beispiele.

Alain de Mijolla (1986) nimmt an, dass das „anormale“ Verhalten Rimbauds – als er an Krebs an seinem Knie erkrankt war, hörte er auf zu schreiben, ging nach Afrika, reiste dort überall herum und kehrte nach Frankreich zurück, um zu sterben – auf die Tatsache zurückzuführen ist, dass er vom Geist seines Vaters heimgesucht wurde. Man könnte sagen, dass Arthur Rimbaud über seine eigene Identität verwirrt war: Er verwechselte seine eigene Geburtsstadt mit der Geburtsstadt seines Großvaters (Dôle). Er sagte, er müsse die Militärpolizei meiden, denn er betrachtete sich als Deserteur des 47. In-fanterieregimentes. Tatsächlich war er niemals beim Militär, und das 47. Regiment war das seines Vaters.

Betrachten wir die Geschichte der Familie Rimbaud. Arthur wurde von seinem Vater im Alter von sechs Jahren verlassen, und der Großvater, der in Dôle geboren war – in der Stadt, von der unser Dichter angab, selber dort geboren zu sein –, war von seinem Vater im gleichen Alter von sechs Jahren verlassen worden. Man könnte daher von einer familiären Wiederholung sprechen und von einem „doppelten Jahrestag", vom Jahrestag-Syndrom, einer Folge von „nicht beglichenen Rechnungen".

Das „Phantom" scheint sein Werk still und im Geheimen zu vollbringen. Es zeigt sich in dunklen Worten, durch Unausgesprochenes, durch Schweigen, durch klaffende Lücken in der Realität, durch leere Stellen, die in einem Menschen hinterlassen werden durch die Geheimnisse eines anderen.

Nehmen wir ein fiktives Beispiel.

Nehmen wir an, ich sei Arthur Dupont und ich wüsste, dass meine Mutter ein uneheliches Kind war und dass ich mich dieser Tatsache schämte. Ich weiß, dass meine Mutter als uneheliches Kind in einem kleinen Dorf des Départments Isère aufgewachsen ist. Wenn ich darüber mit meinen Kindern nicht sprechen will, dann werde ich niemals über meine Mutter sprechen können, niemals vom Gebiet der Isère, niemals von den Alpen, von den Bergen. Ich werde sagen, dass ich Angst habe vor dem Bergsteigen und dass ich nur das Meer liebe und gerne schwimme ... und ich werde alle Leute mit ans Mittelmeer locken.

Ein unausgesprochenes Geheimnis ist wie ein Ölfleck, er enthält dunkle Bereiche, die immer größer werden. Nach Abraham und Török verhalten sich dunkle Worte wie unsichtbare Kobolde, die vom Unbewussten aus versuchen, die Kohärenz des Psychischen zu durchbrechen.

Wiederholungen geschehen, ohne dass man sich dessen bewusst ist oder rational sagen kann, was passiert. Im Gegenteil, die

Geheimnisse der Familie werden mit Liebe besetzt und bestimmen die Berufe, die Wahl der Freizeitgestaltung oder der Hobbys.

Die Schmetterlingsjäger

Nicolas Abraham erzählt die Geschichte eines Mannes, der gar nichts von der Vergangenheit seines Großvaters wusste. Dieser Patient ist ein Amateurgeologe. Jeden Sonntag geht er Steine suchen, sammelt sie und zertrümmert sie. Er macht auch noch Jagd auf Schmetterlinge, fängt sie und legt sie in ein Glas mit Zyanid. Ganz banal. Dieser Mann fühlt sich sehr schlecht und sucht eine Therapie. Er macht verschiedene Therapien, unter anderem auch eine Analyse – aber ohne großen Erfolg. Er fühlt sich einfach nicht wohl in seinem Leben. Er wendet sich an Nicolas Abraham, der die Idee hat, ihn in seiner Familie Nachforschungen anstellen zu lassen, er solle mehrere Generationen zurückgehen. Der Mann erfährt, dass er einen Großvater hat, der Vater der Mutter, von dem niemand spricht. Da gibt es ein Geheimnis. Der Therapeut rät seinem Klienten, die Familie des Großvaters zu besuchen. Dabei entdeckt dieser, dass sein Großvater Dinge getan hat, die nicht eingestanden werden können: Er hatte eine Bank ausgeraubt und vermutlich noch schlimmere Verbrechen begangen. Dafür war er in ein Straflager nach Afrika geschickt worden, zur Zwangsarbeit, zum „Steineklopfen". Er war dann exekutiert worden in einer Gaskammer; von all dem wusste sein Enkel nichts.

Womit aber verbringt dieser Enkel seine Wochenenden? Als Amateurgeologe geht er Steine klopfen, und als Schmetterlingsjäger fängt er Schmetterlinge und legt sie in ein Glas mit Zyanid (vgl. Abraham 1978). Der symbolische Kreis ist geschlossen, und er bringt das Geheimnis, „das innere Objekt seiner Mutter", zum Ausdruck, ein Geheimnis, das er gar nicht kennt.

In einer gewissen Anzahl von Fällen sind die Freizeitbeschäftigungen, die sich von Familiengeheimnissen herleiten, mit einem erstaunlichen Sinngehalt aufgeladen. In diesen Fällen sind die Psychoanalyse und die individuelle Psychotherapie, die sich nur mit der symbolischen Vergangenheit und den Traumata im individuellen Leben beschäftigt, nicht ausreichend.

Die transgenerationale Methode lässt das Individuum seine Familiengeheimnisse, seine vollständige Genealogie und seine Geschichte in ihrem wirklichen Zusammenhang aufspüren.

Wenn man seine Geheimnisse und die vorherbestimmten Enthüllungen findet, verschwinden bestimmte Gefühle eines schwierigen Lebens, schädliche Wiederholungen und Traumata.

In der transgenerationalen Sicht leidet die Person, die an dem „Phantom" leidet, „das aus seiner Gruft herausgekommen ist", in Wirklichkeit an einer „Familiengenealogie-Krankheit", an einer *unbewussten Familienloyalität, an den Folgen von etwas Ungesagtem, das zum Geheimnis geworden ist.*

Vom psychoanalytischen Standpunkt aus sehen Abraham und Török darin eine „Bildung des dynamischen Unbewussten. Sie liegt vor, nicht weil das Subjekt selber etwas verdrängt hätte, sondern wegen seiner direkten Empathie in Bezug auf ein unbewusstes und verleugnetes elterliches Subjekt." Man könnte vielleicht von einem teleskopartigen Zusammenschieben der Generationen und der Zeit sprechen, von einem *time collapse*.

Offensichtlich tragen einige von uns solche „Grüfte" in sich, wie Gräber, in denen sie die „schlecht Beerdigten" und die „schlecht Gestorbenen" verbergen – das sind die, die mit einem unaussprechlichen Geheimnis von ihren Nachkommen beerdigt wurden, oder die zu Unrecht Gestorbenen (vorzeitiger Tod, Mord, Genozid).

Ein seltsames Verhalten, Krankheit oder Delirium sind oft Verkörperungen für dieses „Phantom" und inszenieren in verbaler oder handelnder Agitation das lebendig im väterlichen oder großväterlichen Unbewussten begrabene Geheimnis.

Die Frage bleibt unbeantwortet, auf welche Weise die Familiengeheimnisse im alltäglichen Leben, wenn die Dinge nicht benannt werden, weitergegeben werden.

In der Klinik kann man die transgenerationale Weitergabe bei schweren, nicht verbalisierten Traumata oder Traumata, bei denen keine Trauerarbeit geleistet wurde, feststellen – bei Traumata aus dem Krieg, bei Gasexplosionen, Schiffsuntergängen, Folter, Vergewaltigung und all diesen schrecklichen Ereignissen, bei denen ein Elternteil oder ein Bruder oder ein Kriegskamerad verletzt oder getötet wurde.

Die Frage der transgenerationalen Weitergabe bleibt: Wie vererbt sich ein Geheimnis?

Nichts, was wir aus der Psychologie, der Physiologie, der Neurologie wissen, erlaubt uns zu verstehen, wie irgendetwas Generationen derselben Familie quälen kann.

Nicolas Abraham und Maria Török, die Urheber dieser beiden Konzepte, stellen die Hypothese auf, dass das Phantom, als Zeuge eines Toten, der in einem anderen begraben ist, seinen Ursprung in der Mutter-Kind-Dyade hat, die in eine innere duale Einheit zwischen dem Bewussten und dem Ich umgeformt wird.

Die Nachkommen eines Phantomträgers würden von den Leerstellen in ihnen, die die Geheimnisse der anderen hinterlassen haben, gequält, so Abraham und Török: Es ist das Nichtgesagte, aber durch Schweigen und Vermeiden Angedeutete, das spricht und handelt.

6 Ursprung und Tod

Hergé und *Tintin*

Cartoons können auch von einer *geheimen Suche* erzählen.

Die Generation, die mit Comics aufgewachsen ist, kennt natürlich die wunderbaren und faszinierenden Geschichten von Tintin, seinem Hund Milou und Kapitän Haddock. Mithilfe dieser Personen hat der französische Psychoanalytiker Serge Tisseron die Geschichte ihres Autors, Georges Rémi (Initialen R. G. → Hergé) rekonstruiert.[1]

Sie erinnern sich an Kapitän Haddock, diese außergewöhnliche Person, der immer eine Flasche in der Hand hat. Er ist ständig auf der Suche nach einem seiner Vorfahren und findet ihn schließlich auch. Dabei benutzt er Hinweise, die aus einem geheimnisvollen Schloss kommen, von ebenso geheimnisvollen Papieren, die verbrannt worden waren. Der Vorfahre, ein Ritter Haddock, war ein verheimlichtes außereheliches Kind Ludwigs XIV. Dieses Geheimnis wurde durch einen Papagei gelüftet, der Dinge immer wiederholte und so das aufdeckte, was verheimlicht worden war. Als man die im Schloss gefundene Geschichte dank des Papageis rekonstruiert und damit das verborgene Geheimnis aufgedeckt hat, dass nämlich Kapitän Haddock vom Sonnenkönig abstammte, da wurde jener von seiner Trunksucht geheilt und wurde ein normaler Mann, voller Tatkraft.

Der Analytiker Serge Tisseron zog Rückschlüsse auf die Biografie Hergés aus der Serie *Tintin* und stellte die Hypothese auf, dass Hergé selber Probleme mit seiner Herkunft hatte, dass seine Mutter vermutlich das uneheliche Kind eines Adligen war. In den Tagebüchern Hergés, die nach seinem Tod veröffentlicht wurden, sieht

1 Tisseron 1985, 1998; einige Informationen sind persönliche Mitteilungen von 1988 bzw. 1990.

man, dass er in einer Art Geheimschrift schrieb und dass er darunter litt, ein uneheliches Kind wahrscheinlich eines belgischen Barons zu sein. In der Tat hat sich 1990 diese Hypothese in der vorangehenden Generation wohl bestätigt: Hergés Vater, ein Zwilling, war anscheinend das uneheliche Kind eines Adligen – oder sogar eines Königs (nachzulesen in *Tintin*, die Geschichten von Dupont und Dupond, die „nichts verstehen").

Wenn man manche Romane, manche Geschichten liest, kann man andeutungsweise das Volk der Schatten eines Schriftstellers entdecken und auch die eigenen Schatten verstehen.

Unbewusste familiäre Wiederholungen an einem Jahrestag: Der Unfall des Witwers

Betrachten wir eine wahre Geschichte, einen klinischen Fall.

Der Mann der Sekretärin einer Gesellschaft, für die ich in Paris arbeitete, ist ein Industrieller und ein sehr ernsthafter Mann, der seine Familie und seinen Vater sehr liebt. Sein Vater ist ein sehr aktiver Mann von 89 Jahren, der ohne besonderen Grund auf einer Rolltreppe stürzte, sich am Kopf verletzte und sich so schlecht fühlte, dass er bat, man möge ihn sterben lassen. Sein aktives Leben war damit beendet. Wenn man einen erfahrenen Blick auf die Geschichte dieser Familie wirft, entdeckt man erstaunliche Dinge. Der Großvater ging am 26. Oktober ganz allein aus dem Haus, nahm die Métro und ging in die *Galeries Lafayette*: Er betrat die Rolltreppe und fiel auf den Kopf, er fiel eine ganze Etage hinunter. Wenn man Schlüsselpunkte in der Familiengeschichte sucht und wenn man sich anschaut, was mit seiner Frau geschehen war, sieht man, dass sie zehn Jahre zuvor an einem 26. Oktober starb. Dann wird man sich dessen bewusst, dass der alte Großvater am Jahrestag des Todes seiner Frau auf den Kopf gefallen ist. Purer Zufall? Koinzidenz?

Ich habe diese Koinzidenz so oft gesehen, dass ich nun von familiären unbewussten Wiederholungen spreche und vom Jahrestag-Syndrom.

Die Krankheit des adoptierten Kindes

Eine junge Frau litt an Zyanose oder der „blauen Krankheit" – einer Herzkrankheit, die ein hohes Risiko hat, genetisch vererbt zu werden. Nachdem sie operiert worden war, ging es ihr gut, genau so wie ihrer Großmutter, die auch an der „blauen Krankheit" operiert worden war. Die junge Frau entschied sich zu heiraten, aber keine Kinder zu haben, da sie nicht das Risiko eingehen wollte, die Krankheit weiterzugeben.

Ihr Mann und sie entschlossen sich, ein Kind zu adoptieren.

Man schlug ihnen ein Kind aus Indien vor, von dem sie nichts wussten, außer dass es Waise war. Sie stimmten zu. Es war ein sehr hübsches Baby. Kurz nach seiner Ankunft in Frankreich entdeckten sie, dass es krank war: Es hatte Zyanose – genau die gleiche Krankheit, die die junge Frau nicht hatte riskieren wollen, genetisch an eigene Kinder weiterzugeben. Das Kind wurde zufällig von dem gleichen Chirurgen in dem gleichen Krankenhaus zum gleichen Datum operiert, wie sie selber einige Jahre zuvor. Es war übrigens die Klinikverwaltung, die den Termin für die Operation festgesetzt hatte.

Das sind Zufälle, aber gewiss erstaunliche Zufälle, diese „quasi familiäre" Wiederholung einer Krankheit und eines Operationstermins bei einem adoptierten Kind, das wie ein „eigenes" geliebt wurde und „immer zur Familie gehörte".

Eine Kollegin, Dr. Ghislaine Devroede, Chirurgieprofessorin am *Sherbrooke Hospital in Quebec*, fragt nun immer nach Jahrestagen, um Operationen an solchen Daten zu vermeiden. Damit soll die Rekonvaleszenz der Patienten verbessert werden.

Geheimnisse um den Tod der Eltern und die eigene Herkunft: Kinder von KZ-Häftlingen

Ein Feld klinischer Forschung, das sehr aufschlussreich ist, sind Kinder von KZ-Häftlingen, denen man nicht die Wahrheit sagte über die Trennung von den Eltern, deren Deportation, die Lager, den Tod der Eltern.

Claudine Vegh, eine der ForscherInnen auf diesem Gebiet, machte eine erste Untersuchung für ihre medizinische Doktorarbeit in

Paris (Vegh 1983). Sie schrieb über die Nachkommen von Menschen, die während des Zweiten Weltkriegs in Konzentrationslagern starben. Diese Kinder wussten damals weder, was ihren Eltern widerfahren, noch was aus ihnen geworden war – es hatte keinen Abschied gegeben –, und die Kinder selber mussten sich während das Krieges oftmals versteckt halten.

Die meisten dieser Kinder wurden von Familien aufgenommen und trugen oft falsche Namen und falsche Vornamen. Andere Kinder wuchsen in Klöstern oder anderen Gemeinschaften auf.

Man hatte diesen Kindern gesagt, dass Papa und Mama auf Reisen gegangen waren, und hatte ihnen verboten, von den Eltern zu sprechen.

Sie wussten nicht, was geschehen war. Oft wussten die Erwachsenen übrigens auch nicht, was aus diesen Verhafteten und in Züge Verfrachteten wurde.

Das ist eine schwierige Situation für Kinder, über ein Geheimnis nicht sprechen zu dürfen und von ihren Angehörigen und deren Gewohnheiten abgeschnitten zu sein – unabhängig davon, wie freundlich sie in der neuen Familie aufgenommen werden.

Oft bleibt eine bohrende Erinnerung mit dem Gefühl einer schweren Schuld, einer zu schweren Schuld zurück, die manchmal Erinnerung bleibt, aber auch zu einem Drang nach Rache werden kann, wie die Vendetta auf Sizilien.

Manches Mal hat man den Kindern auch die traurige Wahrheit „zu ihrem eigenen Wohl" verheimlicht. Einige Jahre später, bei der Befreiung Frankreichs, haben diese Kinder auf ihre Eltern gewartet; erst dann haben sie erfahren, dass die Eltern wahrscheinlich deportiert worden und in Konzentrationslagern gestorben waren.

Die Forschung hat gezeigt, dass irgendwie über drei Generationen hinweg diese Kinder und ihre Familien an Albträumen leiden und an Traumata, die sie nicht überwinden können.

Das Beispiel von Robert – Trennungen und Geheimnisse

Nehmen wir eines der Beispiele, die Claudine Vegh anführt: Robert, ein jüdischer Junge von 14 Jahren, dessen Vater deportiert wurde, und der ihm beim Abschied noch zurief:

„‚Robert, vergiss niemals, dass du Jude bist und Jude bleiben musst!‘ Das sind seine letzten Worte und ich höre sie, als sei es gestern gewesen.

Er hat mir nicht gesagt: ‚Ich liebe dich, hab keine Angst, pass auf dich auf‘, sondern nur diesen einen Satz … nach all dem, lebe ich denn überhaupt? … Ich bin ihnen böse, verstehst du das? Ja, ich bin den Toten böse, die mein Leben mit ihrem bezahlt haben! Das ist unerträglich! Sie haben nichts getan, um zu überleben … Sie haben mich allein gelassen als den Einzigen aus der Familie; und ich musste um jeden Preis überleben … Ich bin zweimal in die Gegend der Dordogne zurückgekehrt, mit meiner Frau und meinen Töchtern. Du kennst das: ‚Ein Verbrecher kehrt immer an den Ort seines Verbrechens zurück‘, nicht wahr? Ja, ich habe ‚Verbrecher‘ gesagt, das ist komisch … Aber alles in allem, sie sind tot und ich lebe … Meine älteste Tochter, die Studentin ist, wird nach Israel gehen, um definitiv dort zu leben! Sie hat mir gesagt, dass sie tun muss, was ich nicht getan habe … So ist der Kreis geschlossen … Mein Vater wäre stolz auf sie gewesen."

Roberts Schuld gegenüber seinem Vater („Vergiss niemals, dass du Jude bist!") ist von seiner Tochter bezahlt worden. Aber Robert weiß, dass er seine Schuld und seine Konten nicht ausgeglichen hat, weil es „unerträglich" ist.

Und dies wird ihn verfolgen und ihm „das Leben vergällen". Vielleicht ist das auch mit der „Schuld des Überlebenden" gemeint.

Für Claudine Vegh hat das Geheimnis, das Nicht-ausgesprochen-Sein des Todes, die Wirkung, dass es ein normales psychisches Funktionieren verhindert: Es ist besser, eine Wahrheit zu kennen, auch wenn sie schwierig, schambesetzt oder tragisch ist, als sie zu verbergen, denn das, was man verbirgt, ahnen oder erraten die anderen (schließlich sind wir ja keine professionellen Schauspieler), und *das Geheimnis*, die unausgesprochene Wahrheit, *wird auf die Dauer zu einem ernsthaften Trauma.*

Das Geheimnis ist immer ein Problem.

Erinnern wir uns daran, dass nach der griechischen Mythologie der Barbier des Königs Midas das Geheimnis des Königs nicht bewahren konnte und es deshalb in der Erde vergrub: „Midas, der König Midas hat Eselsohren." Die Rosen aber, die an dieser Stelle wuchsen, flüsterten dem Wind das Geheimnis.

Freud wies schon darauf hin, dass „der, der Augen hat zu sehen und Ohren hat zu hören, feststellt, dass die Sterblichen kein Geheimnis bewahren können". „Wessen Lippen schweigen, dessen Fingerspitzen sprechen. Er verrät sich durch alle Poren."

Das führt uns dazu, die Bedeutung der nonverbalen Kommunikation zu verstehen und nicht zu unterschätzen, ebenso den deutlichen Ausdruck der Gefühle durch „Körpersprache" und beredtes Schweigen.

Schriftsteller verstehen und entschlüsseln oft besser als Therapeuten die schwarzen Löcher unserer Psyche. Ich meine die Schriftsteller, für die das Schreiben wie eine Katharsis ist, wie Proust, der das Gedächtnis entschlüsselt, Musil, der über das Zwillingsein schreibt, Virginia Woolf über die Veränderungen des Bewusstseins oder unsere Zeitgenossen Marguerite Duras und Patrick Modiano.

Die Traumata der Kindheit sind wunderbar einfühlsam erzählt von Marie Cardinal in *Schattenmund* (1977) und Françoise Dolto in *Enfances – Erinnerungen in die Kindheit* (1986). Dolto entdeckt als Erwachsene in ihrer Psychoanalyse die Schmerzen einer brutalen Trennung von einem Kindermädchen oder Au-pair-Mädchen wieder – eine Trennung, an der sie im Alter von sechs Monaten beinahe gestorben wäre.

Völkermord und erlittene Ungerechtigkeit: Sklaverei, Deportation und Flucht und die psychischen Spuren erlittenen Unrechts

Die Probleme, die sich durch Völkermord – alle Arten von Völkermord – stellen, sind von großer Tragweite, und selbst wenn es sich um lange zurückliegende Völkermorde handelt, die Nachwirkungen und aktuellen Folgen sind von Bedeutung, denken wir nur an den Holocaust an den Juden, den Völkermord an den Armeniern oder an den Schwarzen während der Sklaverei und des Sklavenhandels.[2]

2 Die Ursachen der Sklaverei sind noch nicht beseitigt, auch das Ressentiment der Schwarzen gegenüber den Weißen besteht weiterhin, trotz der formellen Gleichheit in den bürgerlichen Rechten. Das zeigen die Aufstände noch in den 90er-Jahren. Die Tatsache, dass es in Afrika zur Zeit des Sklaven- und Elfenbeinhandels auch Sklavenhandel von Schwarzen durch Schwarze gab, ändert daran nichts. Auch davon sind Folgen geblieben.

Zur Zeit sehen wir die Nachwirkungen der Kreuzzüge und der Erfahrungen, die die Araber in jener Zeit machten – von den heutigen Moslems werden sie als Massaker an Unschuldigen und als Völkermord angesehen. Zum Zeitpunkt des Erwachens des Islam am Ende des 20. Jahrhunderts erklärt Amin Maalouf in *Der Heilige Krieg der Barbaren. Die Kreuzzüge aus der Sicht der Araber* (1996):

> „Wie soll man die Vergangenheit von der Gegenwart unterscheiden, wenn es sich um einen Kampf zwischen Damaskus und Jerusalem handelt ... In einer permanent angegriffenen muslimischen Welt ist es unmöglich, dem Gefühl, verfolgt zu werden, vorzubeugen. Bei einigen Fanatikern hat das die Form einer gefährlichen Obsession angenommen. So sah man den Türken Ali Agca am 13. Mai 1981 auf den Papst zielen, nachdem er in einem Brief erklärt hatte: ‚Ich habe beschlossen, Johannes Paul II. zu töten, den obersten Kommandanten der Kreuzzüge.' Über diesen individuellen Akt hinaus ist es klar, dass der arabische Orient im Okzident immer noch einen natürlichen Feind sieht ... Die Kluft zwischen beiden Welten, die auf die Kreuzzüge zurückgeht, spielt auch heute noch eine Rolle wie eine Vergewaltigung."[3]

3 Erinnern wir uns an einige Daten. 622: Beginn der muslimischen Ära. 638: Der Kalif Omar nimmt Jerusalem ein. VII. und VIII. Jahrhundert: Das arabische Reich geht vom Indus bis zu den Pyrenäen. 1055: Die Türken beherrschen Bagdad. 1096: Pierre l'Ermite wird vom Kalifen von Nizäa geschlagen (1. Kreuzzug 1096–1099). Die „Franken" bemächtigen sich Jerusalems (die arabische Geschichte erzählt, dass die Stadt geplündert und Juden und Muslime niedergemetzelt werden). Dann nehmen die Araber den Kreuzfahrern Jerusalem wieder ab. 1100: Baudoin ernennt sich zum König von Jerusalem. 1115: Bündnis der muslimischen Prinzen und Adligen von Syrien gegen den Sultan. 1148: Der König von Frankreich, Ludwig VII., und der deutsche Kaiser Konrad kämpfen vor Damaskus. 1187: Saladin erobert Jerusalem zurück. 1204: Die „Franken" bemächtigen sich Konstantinopels und plündern es. 1218–1221: Vorstoß von Dschingis Khan (1167–1227) und fränkische Invasion in Ägypten. 1244: Die Franken verlieren zum letzten Mal Jerusalem. 1248–1250, 7. Kreuzzug: Invasion in Ägypten durch den König von Frankreich, Ludwig den Heiligen (Ludwig IX.), der gefangen genommen, dann gegen Lösegeld ausgetauscht wird. Er kehrt 1254 nach Frankreich zurück und stirbt vor Tunis an der Pest, am 25. August 1270, zu Beginn des 8. Kreuzzugs. (Die acht Kreuzzüge waren: 1. 1096–1099; 2. 1147–1149; 3. 1189–1192; 4. 1202–1204; 5. 1217–1219; 6. 1228–1229; 7. 1248–1254; 8. 1270.)

Seit den 80er-Jahren des letzten Jahrhunderts haben wir viele Umbrüche gesehen; den Fall der Mauer in Berlin (10. November 1989), „Glasnost", den Zusammenbruch des kommunistischen Regimes in der UdSSR (8. Dezember 1991), das Wiedererstehen Russlands (1991), der Baltischen Staaten, der Ukraine, Georgiens, von Karabagh, von Aserbaidschan, von Tadschikistan und von den verschiedenen Republiken, die unter dem sowjetischen Regime in einem relativen Frieden lebten, einer Art von Pax Sovietica, der der Pax Romana zur Zeit des Augustus entsprach. Mit diesen Veränderungen ging ein neuer Ausbruch des Nationalismus, des Rassenhasses und der Religionskriege einher, im postkommunistischen Ex-Jugoslawien, zwischen Christen und Moslems und zwischen Katholischen und Orthodoxen, der bis zum Streben nach neuer „ethnischer Reinheit des Bodens" durch Auslöschen und Deportation ging. Dabei hatten wir eigentlich gedacht, dass wir das in Europa nach der Inquisition und der Nazibarbarei nie wieder sehen würden.

Im Jahr 1992, in dem wir der „Entdeckung" Amerikas durch Christoph Kolumbus gedachten, bat der spanische König, Juan Carlos, die Gemeinschaft der Juden um Verzeihung für die Ausweisung der Juden aus Spanien[4] vor 500 Jahre (1492). Es geschah damals auf Wunsch der Inquisition und auf Befehl des katholischen Königs Ferdinand und der katholischen Königin Isabella. 1992 veranstaltete der amerikanische Bürgermeister von Salem eine „Bußzeremonie" zur Wiedergutmachung, um sich von der Verurteilung und der Opferung der „Hexen von Salem" zu distanzieren. Diese Urteile wurden 1993 durch das Hohe Bundesgericht revidiert.

4 Nach Jacques Attali in seinem Buch *1492* (Paris 1992) handelte es sich um eine Mischung aus Flucht, Vertreibung und Auswanderung, eine Aktion „Rette sich, wer kann", die oft schlimm ausging und der heutigen Flucht der *boat people* vergleichbar ist. Die Menschen damals waren in einer schwierigen Lage: ohne Gepäck fortgehen, alles Hab und Gut zurücklassen oder wohl oder übel zum katholischen Glauben konvertieren und in einem Klima der ständigen Verdächtigung leben, von der Inquisition überwacht. Auch die Flucht über das Meer war gefährlich: Piraten, Sklavenhändler, Mörder, Seestürme. Einige Juden fuhren noch am letzten Tag, am 3. August 1492, mit Christoph Kolumbus los.

Zur gleichen Zeit brachten sich in unmittelbarer Nachbarschaft zum Europa der fünfzehn, das seine Einheit und Ausweitung durch die Verträge von Maastricht, Amsterdam und Nizza vorbereitet, in Ex-Jugoslawien die Serben und die Kroaten, beides Christen, gegenseitig um, und ein ohnmächtiges Europa schaute dem versuchten Völkermord an den muslimischen Bosniern durch die Serben und an den katholischen Kroaten durch die orthodoxen Serben zu: Hier erwachen ganz alte Antagonismen, die auf die Niederlage im Kosovo 1389 zurückgehen und auf 1896 und als Bumerangeffekt auf die Übergriffe prodeutscher Partisanen während des Krieges 1941–1942.

1992 gab es in Los Angeles einen Freispruch für zwei weiße Polizisten, die einen schwarzen Autofahrer brutal misshandelt hatten. In Reaktion auf dieses Urteil, das als „nicht gerecht" angesehen wurde, brachen Rassenunruhen aus, die den Hass und die Forderungen der amerikanischen Schwarzen enthüllten – ein Erbe der Sklaverei, der Nichtintegration und der Nichtwiedergutmachung.

Kann man vergessen, ohne zu vergeben, ohne dass Verzeihung erbeten und angenommen wird?

Die Morde an Präsident John F. Kennedy (22. November 1963) und an seinem Bruder Robert (5. Juni 1968), an dem schwarzen amerikanischen Führer Malcolm X (21. Februar 1965), an Pastor Martin Luther King (4. April 1968) zeigen, wie schwierig es ist, zu vergeben, und dass die Lösung nicht nur politischer oder wirtschaftlicher Art sein kann. Sie ist vielleicht, wenn mir diese Hypothese gestattet ist, an die unsichtbare familiäre und kulturelle Loyalität gebunden, an das „Hauptbuch der Verdienstkonten" der Familien, der Ethnien und Kulturen, an die Tatsache, dass das Unsagbare und das Undenkbare benannt werden darf, dass man sich gegenseitig verstehen kann, dass man Fakten und Unrecht anerkennt, dass man versucht, „Tod wieder gutzumachen" und auch das erlittene Unrecht, die Verdrängung und Ablehnung.

Die Bürgerkriege, die internen Bruderkriege, werden auch als Trauma erlebt. Die Familien und die Länder erholen sich schlecht davon, wie z. B. vom spanischen Bürgerkrieg (1936–1939). Die damals Verbannten – die Spanier sagen, „die ihrer Länder Beraubten" –, die ins Exil gingen, emigrierten, sind niemals wieder zurückgekehrt. Auch die russischen Emigranten (von 1906 und 1917) kehrten 1992 nicht zurück, genauso wenig wie die nach dem Edikt von Nantes (1685) nach Deutschland oder in die Schweiz geflüchteten französischen Protestanten.

Und wenn die *pieds-noirs*, die in Algerien geborenen Franzosen, nach dem Algerienkrieg 1962 nach Frankreich zurückkehrten, so allein aus dem Grund, weil sie nur diese eine Möglichkeit hatten: zurückzukehren, entweder mit ihrem Gepäck oder im Sarg.

Alter, uralter Hass wird oft aufrechterhalten durch den nationalen Geschichtsunterricht, durch Erzählungen, durch regionale und religiöse Geschichten, die man den Kindern erzählt, durch Familiengeschichten … und auch durch die biblische Geschichte, so wie der Wortlaut der Texte früher war. Dieser Hass wird auch beim geringsten Anlass im Vorderen Orient wieder wach zwischen Christen, Juden und Moslems – und zwischen indischen Hindus und pakistanischen Moslems. Jedes Mal gibt es dabei hunderte, ja tausende von Toten und unschuldigen Opfern, die das Andenken an die Märtyrer wach halten und mit dem Gedanken an die Ehre den Wunsch nach Rache nähren, nach „Blutrache", nach „Wiedergutmachung", nach einer Art von Vendetta. Das ist ein teuflischer Kreislauf, bei dem die Vereinten Nationen ohnmächtig zuschauen; sie können ihn weder auflösen noch verhindern. Viele Probleme wurden durch die Utopie der Sieger von 1918 geschaffen und durch ihre Unkenntnis der Probleme territorialer, religiöser, kultureller, stammesbedingter Zugehörigkeiten, durch ihr Unwissen hinsichtlich der historischen Verflechtungen und angewachsenen „Schulden".

Recht des Bodens, Recht des Blutes, Recht der Sieger, Recht des Alters, Recht durch Erbschaft – so viele „gerechte Ansprüche", die weitere Tote nach sich ziehen. Das Erbe der auf unterschiedliche Weisen erzählten biblischen Geschichten, das Erbe der Völkermorde, der Invasionen, der Kriege, der Vernichtungen, der Kreuzzüge, der erzwungenen Konversionen, der „ethnischen Reinheit" usw., all das ist schwer zu tragen.

Die zweite Hälfte des 20. Jahrhunderts hat die Rückkehr der Massendeportationen gesehen, die Lager zur „Konzentration", zur so genannten „Sammlung" und zum „Empfang" von tausenden oder gar Millionen von Flüchtlingen, die aus Angst oder Zwang aus ihrer Heimat aufgebrochen sind oder vertrieben wurden.

Für die afrikanischen Schwarzen haben Studien 38 Millionen Menschen ermittelt, die zwischen 1490 und 1899 versklavt wurden[5],

5 Der schwarze amerikanische Schriftsteller Alex Haley beschreibt in *Roots* (1977) seine Suche nach seiner Identität und seinen Wurzeln. Er geht bis zu dem Vorfahren zurück, der aus Afrika in die Sklaverei nach Amerika gebracht worden war.

11,7 Millionen wurden deportiert, bei einer Sterberate von insgesamt 13 Millionen, weitere 13,8 Millionen waren durch den Sahara-Sklaven-Handel im 8.–14. Jahrhundert betroffen.

Familien, von denen Angehörige im Ersten Weltkrieg bei Gasangriffen umkamen, behalten Ypres und den 22. April (erster Einsatz von Gas in den Schützengräben durch die Deutschen) in Erinnerung. Und die Familien der Armenier erinnern sich an den 24. April 1915 (da wurde Völkermord von den Türken verübt – und geleugnet, obwohl es in nur wenigen Tagen 2,5 Millionen Tote gab). Es bedurfte terroristischer Aktionen, wie z. B. der Bombe im Flughafen von Orly und anderer heftiger Forderungen, bis man mehr als ein halbes Jahrhundert später über die Völkermorde sprach, sie anerkannte und sie auch vor der ganzen Welt anerkennen ließ, zumindest durch den *Internationalen Gerichtshof* von Den Haag.

Die Armenier haben heute immer noch kein Land, die Kurden auch nicht – auch nicht die Afroamerikaner, und die Indianer Amerikas sind ebenfalls mit diesem „kleinen bisschen Platz“, den ihnen die Weißen gegeben haben, nicht zufrieden. Afrika hat seine Minoritätenprobleme und seine Stammes- und Rassenkonflikte, die es in den Ruin bringen könnten, noch nicht gelöst. Das Problem des zweigeteilten Irland ist noch nicht bewältigt, auch die Probleme in Tibet und im Kosovo (1389; 1914; 1989) sind es nicht; die Basken fordern ihre eigene kulturelle Identität … und so könnte ich fortsetzen.

Der Weg zu einer Lösung der so genannten Minoritätenprobleme schien frei bis zu ihrem erneuten und blutigen Aufbrechen am Ende des zweiten Jahrtausends. Es zeichnet sich keine Lösung am Horizont ab.

Vielleicht können Ethnologen oder Psychosoziologen oder die Spezialisten des Genosoziogramms ihre Puzzlesteine zusammentragen und einen kleinen Beitrag zu dem Versuch einer Lösung leisten.

Man muss sich nämlich zugleich erinnern („Erinnert euch“, soll Karl I. gesagt haben, als er das Schafott bestieg) und entweder vergeben oder „einen Schlussstrich ziehen“ und dann vergessen, damit Tode und Gewalttaten sich nicht immer weiter fortsetzen in einer endlosen Vendetta und damit das Leiden endlich aufhört, und auch, damit die Nachkommen nicht länger belastet werden mit den störenden „Geistern“, mit ernsthaften physischen (Krankheiten, Tod) und psychischen Beschwerden, die an Ereignisse erinnern, ohne dass von ihnen gesprochen wird.

Wir hatten die Gelegenheit, mit Personen aus verschiedenen Ländern und ethnischen Gruppen, Armeniern[6], Kurden, Juden, Iren, Arabern, etc. zu arbeiten, die an gesundheitlichen Problemen litten, verursacht durch den Völkermord. Wir benutzten dazu das Genosoziogramm. Dabei ist es uns gelungen, die physischen und psychischen Spuren zu mildern, indem wir den Familien- und Gruppenstammbaum gereinigt haben. Sicher handelt es sich hier nur um individuelle Lösungen, die keine Aussagen machen lassen über weitere eventuelle Anwendungen, die noch zu finden sind. 50 Jahre nach der Landung der Alliierten in Frankreich (Juni 1944) und der Befreiung aus den Konzentrationslagern hört man kleine Kinder über schreckliche Albträume klagen.

6 Siehe bei den klinischen Beispielen die Geschichte von Jacqueline und den Völkermord an den Armeniern und das Trauma vom transgenerationalen „Luftzug der Kanonenkugel" mit den Albträumen der Nachkommen an den Jahrestagen der im Krieg Getöteten.

7 Meine Forschungen zu Genosoziogramm und Jahrestag-Syndrom

Eine Bemerkung meiner Tochter vor etlichen Jahren hat mich dazu angeregt, mich für das transgenerationale Thema zu interessieren. Sie sagte: „Denk mal, Mama, du bist die Älteste von zwei Kindern, von denen das zweite gestorben ist, und Papa ist der Älteste von zweien, von denen das zweite gestorben ist, und ich bin auch die Älteste von zwei Kindern, von denen das zweite gestorben ist … und seit dem Tod von Onkel Jean-Paul hab ich schon irgendwie Angst gehabt, dass mein Bruder auch stirbt …“ (bis es wirklich passiert ist).

Das hat mich schockiert. Es war wahr – und die Tatsache, dass es sich um Unfälle handelte, um Autounfälle, änderte nichts am Problem, im Gegenteil. Daraufhin habe ich meine Familiengeschichte erforscht, und ich habe Tote und immer wieder Tote gefunden, mein Patenkind stammt aus einer Ahnenreihe von „Waisenkindern“ – ihre Mutter wurde früh Waise, sie selbst und ihre Tochter auch –, und mein geliebter Großvater war ebenfalls früh Waise, und er war außerdem auch der Älteste.

Ich setzte meine Forschungen über die Schwiegerfamilie in elsässischen Archiven fort und für meine Schwiegermutter in Archiven in Südfrankreich (sie war auch die Älteste, von denen die zweite starb). Dabei halfen mir die Nachforschungen, die mein Cousin, ein Pfarrer, bereits in Marseille für seine Doktorarbeit angestellt hatte. Dann nahm ich die Hilfe von echten Genealogen mit ihren Archivforschungen in der Provence und in Paris in Anspruch. So konnte ich die Genealogie meiner Großeltern für meine Enkelkinder klären. Welch eine Überraschung war es für mich, zu entdecken, dass die Familie Wurzeln in der Normandie hatte, in der Nähe des Ortes, in dem die Eltern meines Schwiegersohnes „zufällig“ ein kleines Haus gekauft hatten. Mehr noch: Für die Familie meiner Schwiegermutter fand ich Vorfahren mit einem Nachnamen, der ihrem jetzigen ähnlich war. Vor 100 Jahren trugen die beiden Familien den gleichen Namen, bis auf den letzten Buchstaben – Koinzidenz und Zufall, sicherlich!

Einen anderen Anstoß für mein Interesse an der transgenerationalen Arbeit erhielt ich durch einen Brief, den ich zufällig bekam, der eigentlich nicht für mich bestimmt war. Es war ein Brief meiner Schwiegermutter an ihre beste Freundin. „Irrtümlicherweise" – oder als eine freudsche Fehlleistung – hatte sie ihn in einen Umschlag mit meinem Namen und meiner Adresse gesteckt. Da der Brief mit „Meine Liebe" anfing, habe ich ihn gelesen und erst am Ende verstanden, dass dieser Brief nicht „für mich" war. Meine liebe Schwiegermutter schrieb darin, dass die Heirat ihres Sohnes mit „einer Fremden" sie überrascht habe, dass sie sich mir gegenüber so fremd fühle wie gegenüber „einer Frau aus dem fernen Afrika", so weit seien wir in Kultur und Milieu auseinander. Das wunderte mich, von Pariserin zu Pariserin, beide aus akademischen Familien mit Tradition im ärztlichen Beruf. Ich verstand aber, was mit einem „Anhängsel" gemeint ist in einer Familie, deren Tradition bis in die Zeit der Kreuzzüge zurückreicht.

Eine Schwiegertochter gehört niemals dazu, sie bleibt fremd. Dieses Erleben machte mich aufmerksam auf die mündliche Tradition und die ungeschriebenen Regeln in den Familien.

Schließlich wurde ich aber doch „der Sohn" meines Schwiegervaters. In seiner Familie arbeiteten die Frauen nicht, wohl aber in meiner. Bereits zwei Schwestern meines Großvaters hatten 1888 in Zürich in den Naturwissenschaften promoviert. Tante Nathalie hatte als Chemikerin im Labor ihres Mannes zunächst in der Schweiz, dann in Paris gearbeitet. Ich folgte dem Weg meines Schwiegervaters und trat sein Erbe an, indem ich auch Psychotherapie machte und sein Elsass liebte. Aber von meiner provenzalischen Schwiegermutter übernahm ich nur den Salat mit Olivenöl, ohne jemals von ihr ganz akzeptiert worden zu sein. Meine Tochter, obwohl sie in Paris geboren ist, hat in Straßburg studiert, sie kam sozusagen „hundert Jahre später zurück".[1]

1 1870 hatte Deutschland das Elsass annektiert, und die frankophilen Elsässer waren nach Paris und nach Zentralfrankreich gezogen.

Neben diesen persönlichen und familiären Gründen gibt es noch einen anderen Grund für meine Forschung zu dem, was ich ein wenig zufällig *Psychogenealogie*[2] und vor allem *Jahrestag-Syndrom*[3] genannt habe. 1975 begann ich, mit Krebspatienten im Endstadium nach der

2 *Psychogenealogie, um einen allgemeineren und weniger technischen Begriff als Genosoziogramm zu finden.* Ich habe neulich erfahren, dass der Terminus Psychogenealogie in Frankreich auch von einem Künstler gebraucht wird, aber in einem anderen Kontext und einer anderen Interpretation. Alexandre Jodorovsky („Jojo") ist ein chilenischer Filmemacher und Regisseur russischen Ursprungs, der lange in Mexiko, dann in den Vereinigten Staaten und in Frankreich (wo er mit Arrabal und Topor die surrealistische Gruppe „Panique" gründete) gelebt hat. Um 1980 arbeitete er mit einer Art „Psycho-Hexerei" (im mexikanischen Sinn des Begriffs), was er dann Psychogenealogie nannte, nachdem einer seiner Schüler ein Praktikum bei mir gemacht hatte. Er praktiziert ein intuitives Lesen der Familiengenealogie mithilfe des Tarots. Bis heute hat er darüber nichts veröffentlicht. Sein Manuskript soll in den Ferien aus seinem Auto verschwunden sein. Ist das eine Laune des Unbewussten? Er soll nicht mehr oder fast nicht mehr auf diesem Gebiet arbeiten. Ich selber kenne ihn nicht. Er schreibt jetzt Comics. Was die Koinzidenzen anbetrifft, ist es amüsant anzumerken, dass ich diesen Terminus Psychogenealogie ebenfalls in den 80er-Jahren gebraucht habe. Ich schrieb zu diesem Thema Broschüren und Artikel, die auch erschienen sind. Aber als ich ein ganzes Buch darüber geschrieben hatte, „schluckte" die Druckerpresse das Originalmanuskript. Damit waren meine Notizen und mein Manuskript verschwunden. Das hat die Veröffentlichung meines Buches um zwei Jahre verzögert. Ich schrieb es neu, etwas verändert, weniger wissenschaftlich, mit nicht so vielen Anmerkungen, aber vielleicht leichter lesbar. Was für ein seltsames Zusammentreffen, dass beide Manuskripte, seines und meines, verschwunden sind.

3 J. Hilgard aus San Francisco hat 1953 über das Jahrestag-Syndrom geschrieben, so berichtete mir Rupert Sheldrake in privaten Unterhaltungen 1990 und 1992. Leider konnte ich mir ihre Artikel nicht beschaffen zu der Zeit, als ich mein erstes Buch schrieb. Dr. Josephine Hilgard ist kürzlich gestorben, und jetzt endlich habe ich ihre Artikel gefunden und werde sie im Anhang 2 zusammenfassen. Obwohl Sheldrake selber von einer Gegenwart der Vergangenheit spricht (1. Internationales Symposium von Tours 1988) sieht er keinen Zusammenhang zwischen seinen Forschungen und meinen, die ihm sehr interessant erscheinen, und auch keinen Bezug zu den Untersuchungen von Basarab Nicolescu mit seinen „Zeitseilen" (Metapher dafür, dass sich die Erkenntnisse der einen den anderen mitzuteilen scheinen).

„Simonton-Methode" zu arbeiten, so wie ich sie verstand. Das erste Buch der Simontons erschien erst später. Ich war sehr erstaunt, einen schweren Fall von Krebs bei einer frisch verheirateten, glücklichen jungen Frau zu sehen, deren Leben ohne besonderen Stress verlief. Sie war 35 Jahre alt, genauso alt wie ihre Mutter, als diese an Krebs starb.

Von da an habe ich jedes Mal, wenn ich mit einem Kranken zu tun hatte, systematisch seine Familiengeschichte daraufhin erforscht, ob es so etwas wie „Wiederholung" oder „unsichtbare und unbewusste Familienloyalität" und unbewusste Identifikation mit einer geliebten und wichtigen Schlüsselperson der Familiengeschichte gab. Und ich habe diese Verbindung oft gefunden: Krebskrankheiten in genau dem gleichen Alter, in dem eine Mutter, ein Großvater, eine Tante mütterlicherseits, eine Patentante an Krebs oder bei einem Unfall gestorben waren.

Diese sehr zahlreichen klinischen Beobachtungen, gepaart mit Intuition, sind durch die statistischen Untersuchungen von Josephine Hilgard (1983) zum Jahrestag-Syndrom bestätigt worden.

Nach Überprüfung aller eingehenden Krankenakten eines amerikanischen Krankenhauses von 1954 bis 1957 hat Josephine Hilgard, Ärztin und Psychologin, nachgewiesen, dass der Ausbruch einer Psychose im Erwachsenenalter mit der familiären Wiederholung eines in der Kindheit erlebten traumatisierenden Ereignisses zusammenhängen kann, z. B. ein Kind verliert Vater oder Mutter durch Tod, Psychiatrieaufenthalt oder Unfall. Wenn sich der Kontext wiederholt, wenn dieses Kind das Alter der Mutter, die damals in die Psychiatrie kam, erreicht, und selber dann auch ein Kind hat, das genauso alt ist, wie es selber zum Zeitpunkt der Einweisung war (ein doppelter Jahrestag), so wiederholt sich mit großer statistischer Häufigkeit auch der Vorfall selber, z. B. eine Einweisung in die Psychiatrie.

Ich arbeitete also sowohl mit dem Familienstammbaum als auch mit den soziometrischen Bindungen, mit dem, was Moreno Genosoziogramm genannt haben soll. Ich konnte mich nur vage an diesen Ausdruck in einem Interview mit ihm erinnern.[4] Eine Medizinstu-

4 Seine Frau, Zerka Moreno, hat ihn in seinen Schriften nicht finden können. Ich weiß nicht mehr genau, ob Henri Collomb von Genogramm oder von Genosoziogramm gesprochen hat und ob nicht Genosoziogramm doch am Ende meine Bezeichnung ist, Kennzeichen meiner Schule und meiner Schüler.

dentin aus dieser Zeit konnte sich aber an den Gebrauch dieses Terminus erinnern und sprach darüber mit meinem Freund und Kollegen Professor Henri Collomb nach seiner Rückkehr aus Amerika. Wir übernahmen an der Universität Nizza „Genosoziogramm" als sein Erbe. Man findet die Bezeichnung auch bei einem anderen aus der Schule Morenos, Nathan Ackerman, Familientherapeut in den Vereinigten Staaten.

„Kinder und Hunde im Haus wissen alles"

Ein vierter Grund für mein Interesse an der Psychogenealogie war für mich meine erstes Gespräch mit Françoise Dolto, vor sehr langer Zeit. Ich bat sie damals um Supervision für meine ersten Psychodrama-Gruppen in Paris, als ich 1955 nach meinen Studien aus Amerika zurückkam. Sie fragte: „Und waren Ihre Großmutter und Urgroßmutter glückliche, erfüllte Frauen, oder waren sie ‚angepasst und frigid'?" Auf meinen Protest hin, dass ich das nicht wisse und nicht wissen könne, antwortete sie: „Kinder und Hunde wissen alles in einer Familie, immer, und vor allem das, was man nicht sagt." Diese Bemerkung von Françoise Dolto war eine erste Einführung in transgenerationale Arbeit und in unbewusste und ungewollte familiäre Weitergaben.

Austausch

Ich möchte besonders die vielen Begegnungen erwähnen, die meine Arbeit inspiriert haben. Bevor ich 1967 nach Nizza ging, um dort an der Universität zu lehren, traf sich eine Gruppe von Psychoanalytikern und Psychotherapeuten regelmäßig am Donnerstagabend in meiner Pariser Wohnung, um ihre Methoden, ihre Fragen, ihre Untersuchungen miteinander zu vergleichen. Darunter waren manchmal François Tosquelles, Yves Racine, George Lapassade, Nicolas Abraham … und wir diskutierten über Weitergabe und Erbe, noch bevor *L'écorce et le noyau* erschienen war (Abraham et Török 1978).

Leidenschaftliche Diskussionen mit Margaret Mead (1956) und Gregory Bateson (1972) haben mir die Augen geöffnet für *die anthropologische Methode* und ihre *Beobachtung des natürlichen Verhaltens.* Sie wurde in Frankreich in formellen und informellen Treffen zur

„menschlichen Ethologie“ von Hubert Montagnet, Jacques Cosnier und vor allem Boris Cyrulnik weiterentwickelt. Bei den zahlreichen gemeinsamen Mittagessen mit Jürgen Ruesch in Europa und San Francisco zwischen 1957 und 1975 führte er mich in die nonverbale Kommunikation ein, in die Körpersprache, in die Interaktion und in die Möglichkeit, durch Beobachtung aus großer Nähe quasi zu erraten, was andere Leute denken und empfinden. Anhaltspunkt dafür sind der nonverbale Ausdruck, Mimik und Gestik, der kinästhetische Eindruck, der Gebrauch des Raumes, die Harmonie und Stimmigkeit der Bewegungen.

Die Arbeit über nonverbale Kommunikation hat das vertieft, was ich bereits seit 1950 mit J. L. Moreno und besonders mit Jim Enneis im Psychodrama angefangen hatte, nämlich: beobachten, nachahmen, die „Sprache des Körpers“ benutzen durch feine Imitation, vor allem in der Technik des *Doppelns* des Protagonisten, als sein „anderes Ich“, sein Alter Ego. Diese Technik war nach zehnjähriger Arbeit durch Forschung und wiederholte Beobachtungen von Videoaufnahmen entwickelt worden. Die nonverbale Kommunikation wurde dann auch das Thema meiner Dissertation an der Sorbonne (Ancelin Schützenberger 1978).

Meine persönliche Art zu arbeiten

Für mich ist das Genosoziogramm, die *kontextuelle, transgenerationale Psychogenealogie*“ eine klinische Arbeit der Beobachtung und der Synthese. Sie geschieht in Zusammenarbeit zwischen einem „Klienten“ (so wie Rogers den Begriff gebraucht) und einem „Psy“ (Psychotherapeuten, Psychoanalytiker, Psychiater …), einem ausgebildeten Praktiker, der respektvoll mit der Lebenserfahrung seines Klienten umgeht, der eine gute Wahrnehmung, ein geschärftes Auge und Ohr hat und in der Lage ist, sich gleichzeitig auf den „Klienten“ und dessen Lebensgeschichte, auf das, was dieser sagt, und auf das, was er auf andere Weise, z. B. durch nonverbale Kommunikation, ausdrückt, zu konzentrieren. Der Therapeut hört auf das, was der Klient sagt, und er beobachtet, was dieser von seinen Gefühlen und Emotionen nur durchscheinen lässt, und nimmt gleichzeitig auch eigene Assoziationen und Gedanken wahr, die ihm aufgrund der Gegenübertragung und seiner eigenen Lebensgeschichte hilfreich sein können. Er muss fähig sein, sowohl auf den anderen, den Klienten, zentriert zu sein, als auch auf seinen „persönlichen Radar" zu hören. Er muss schnell überlegen können und dabei ebenso seine eigenen Assoziationen und seine psychologischen, soziologischen, ökonomischen, historischen, künstlerischen Kenntnisse anwenden, um bei Bedarf Hypothesen aufzustellen und Fragen zu stellen, die Türen öffnen und den Klienten zum Sprechen bringen. Das alles tut der Therapeut, um die Struktur, das Muster in der Familie des Klienten und in dessen persönlichem Leben zu erfassen und „den roten Faden" zu behalten. So bleibt er im Kontext des Klienten und benutzt dessen eigene und besondere Sprache, die zu dessen familiärer Lebensgeschichte gehört, bleibt in dessen Mythen, in dessen Familie im weitesten Sinne.

Ich nutze dazu meine klinische, psychoanalytische – klassisch freudianische –, gruppenanalytische und psychodramatische Erfahrung. Ich bringe meine Erfahrung als klinische Psychosoziologin und Feldforscherin ein, die auf vier Kontinenten gearbeitet hat. Ich mache Gebrauch von meiner Gewohnheit zuzuhören und zu beobachten, von meiner Kenntnis der verbalen und nonverbalen Kommunikation. Ich beachte den indirekten Ausdruck von Gefühlen durch die Körpersprache, die Haltung, Mimik und Gestik, winzige muskuläre Anspannungen, den Atemrhythmus, das Anhalten und Wiederaufnehmen der Atmung. Ich registriere, wie jemand seinen Raum einnimmt, welche Farben er trägt, die Kleidung, den Schmuck, die Frisur, den Haarschnitt und den Haarschmuck. Ich nehme die Stimmigkeit der Gesten wahr, die Offenheit oder Geschlossenheit des Körpers, angedeutet etwa durch gekreuzte Arme oder ein Tuch auf dem Schoß. Diese sorgfältige Beobachtung ermöglicht mir, die Signale aufzunehmen, die ich, zu Recht oder zu Unrecht, für bedeutsam halte.

Von diesen mir bedeutsamen Signalen ausgehend, versuche ich, den Klienten, der über sich selbst und die seinen arbeitet, erzählen und assoziieren zu lassen.

In einem ersten Abschnitt hört man dem Klienten zu, der über sich und seine Familie spricht, und zeichnet dabei seinen kommentierten Familienstammbaum entweder an die Tafel, wenn es sich um eine Gruppe handelt, oder auf ein Blatt Papier in der Einzelarbeit.

Ich benutze also eine Methodik, die aus der Arbeit mit dem Familienstammbaum hervorgegangen ist, ergänzt durch wichtige Lebensereignisse. Dabei habe ich den Fragebogen von Holmes und Rahe im Kopf zu den bedeutsamen *life events*, wie Hochzeit, Witwenschaft, Scheidung, Geburt, Auszug der Kinder, Umzug, Todesfall, Trennung, Entwurzelung, z. B. bei einem Umzug oder wenn eine Kinderfrau geht. Ich habe diesen Fragebogen vervollständigt und benutze ihn seit gut 15 Jahren. Besondere Aufmerksamkeit schenke ich den „Verlusten eines Liebesobjektes" (einer Person, eines Haustiers, eines Hauses, einer Arbeit) und den Übereinstimmungen von Daten und Alter, sowohl synchronisch als auch diachronisch (Jahrestag – und doppelter Jahrestag, z. B. das Alter der Mutter stimmt überein mit dem Alter der Tochter zum Zeitpunkt eines Trauerfalles oder einer Trennung). Ich achte auf eine Wiederholung dieser Konstellation in der nächsten oder übernächsten Generation beim Auftreten einer Krankheit oder eines Unfalles – besonders auch zu Zeiten von chirurgischen Eingriffen. Ich arbeite über drei bis fünf Generationen hinweg und nutze diese Methodik der Psychogenealogie oder des Genosoziogrammes in der Vorbereitung auf eine Operation oder im Kampf gegen eine schwere Krankheit oder auch um schulischem Versagen vorzubeugen oder es zu meistern.

Dieses Zuhören ergänze ich durch mein persönliches Interesse für die Geschichte und für historische Fakten. Künstlerische, sozioökonomische, kulturelle, militärische, sogar sportliche Ereignisse können für den Klienten von Bedeutung sein. Sie machen den persönlichen Kontext lebendig, farbig und geben ihm oft sogar Sinn.

Mir erscheint wichtig, den Klienten anzuschauen und ihm zuzuhören mit, wie Freud sagte, „freischwebender Aufmerksamkeit" und mit Rogers' „klientenzentrierter" Aufmerksamkeit, um in seine „persönliche Welt" einzutreten und ihn „mit seinen Augen zu sehen", wie Moreno es ausdrückt, mit dem „dritten Ohr" zu hören.

So kann der Therapeut hören, was der Klient wirklich sagt, und kann ihm helfen zu strukturieren: seine Ziele, seinen Weg, seine Schwierigkeiten, kann ihm helfen, seine Identität zu klären oder seine eher unbewussten Identifikationen und Gegenidentifikationen, seine Vorlieben und Abneigungen und seine Vorstellung von der Welt.

Der Klient zeichnet seine Familie auf und bringt sie in eine Form, an der Tafel oder auf einem Blatt Papier, und man hilft ihm, indem man ihm manchmal, im rechten Moment, weitere Fragen stellt oder ihn anregt, frei zu assoziieren, oder indem man „dem roten Faden seiner Assoziationen" und seiner gedanklichen Verbindungen folgt. Das ist eine Weise, das Ko-Unbewusste aller Beteiligten zu nutzen, des Helfers, des Klienten und eventuell der Gruppe.

Das Genosoziogramm ist komplexer als das Genogramm. Es hebt die soziometrischen Bindungen, den Kontext, die wichtigen Fakten hervor, und man nutzt zudem die Lebensgeschichte und das Unbewusste sowohl des Therapeuten als auch des Klienten, seine Träume, Irrtümer, Fehlleistungen und freien Assoziationen.

Ich denke integrativ. Ich verwende auch gleichzeitig mehrere konzeptuelle Modelle, die ich im Folgenden anführe:

1. Das psychoanalytische Konzept der unsichtbaren familiären Loyalität von Ivan Boszormenyi-Nagy, besonders das Sichtbarwerden dieser „Loyalität" oder unbewussten Identifikation mit einem in vielen Fällen auf tragische Weise umgekommenen oder verschwundenen Mitglied der Familie.

   Ich lasse mich auch von seinen Berichten über „Schulden und Verdienste", die „Familienbuchführung" und den Gedanken über „Gerechtigkeit – Ungerechtigkeit" inspirieren.

   Das führt mich dahin, heimlichen Groll und Rachegefühle aufzudecken, die entstanden sind, wenn jemand glaubt, ein Mitglied der Familie oder ein Nachbar habe ihm etwas Wertvolles weggenommen. Das ist das Thema in den letzten Filmen von Yves Montand: *Jean de Florette* und seine Fortsetzung *Manon des sources*. Dabei werden eventuelle Wiedergutmachungen deutlich, vor allem Versuche, den durch ein Eltern-, Großeltern- oder Urgroßelternteil verlorenen Status (Teil der Klassenneurose) wiederzugewinnen: das Recht auf Erziehung, auf das Haus, den Bauernhof, die verlorene Fabrik, ja sogar auf die Rückkehr in bestimmte Gegenden, Städte oder Dörfer.

   Die Wiedergutmachung kann Jahre oder Jahrhunderte später Bedeutung gewinnen, wie wir im Fall des armenischen Völkermordes gesehen haben, oder auch sich im Wunsch nach Rückeroberung des großen arabisch-muslimischen Gebietes ausdrücken: Noch 800 Jahre später spricht man davon.
2. Die Konzepte von Abraham und Török (1978) von der *Gruft* und dem *Phantom*, das sich bei einem Nachkommen als Folge einer traumatischen Erfahrung einrichtet. Das Trauma ist oft mit ungerechten Ereignissen verbunden, wie dem Tod eines Vaters, der als junger Mensch im Ersten Weltkrieg stirbt oder in den Schützengräben bei einem Gasangriff umkommt oder als „vermisst" gemeldet ist und keine Grabstätte hat. Diese

„Gruft", dieses „Phantom" ist oft an Familiengeheimnisse geknüpft, deren man sich schämt, wie Mord, Totschlag, Inzest, Gefängnis, Psychiatrieaufenthalt, Konkurs, uneheliche Kinder, Tuberkulose, Krebs, Spielverluste, Verlust des Familienvermögens und jetzt auch Aids.

3. Die familiären Bündnisse – unter Ausschluss bestimmter Mitglieder, die „Triangulationen" von Murray Bowen (1987).
4. Die „Ersatzkinder", dabei geht es um die Kinder, die geboren werden, um eine tote Person zu ersetzen – im Allgemeinen ein Kind, das früh gestorben ist, manchmal auch einen nahen Verwandten. Ich stelle die Verbindungen her und zeichne die Zusammenhänge von Alter und Datum in das Genosoziogramm ein. Ich interessiere mich für die Geburten, die mit einer Trauerzeit verbunden sind, meist bei Vater oder Mutter. Manches Mal geht es um nicht vollendete Trauer. In *Die tote Mutter* schildert der französische Psychoanalytiker André Green (1993) eine Mutter, die depressiv wird oder trauert gerade zum Zeitpunkt der Geburt ihres Kindes. Sie ist daher für das Kind nicht verfügbar, wie „tot".

   Die „Ersatzkinder" – bei nicht vollendeter Trauer – sind nicht identisch mit den „Ausgleichskindern", den Kindern, die etwas wieder gutmachen. Diese werden sehr gut aufgenommen und haben einen sehr guten Platz in der Familie.
5. Das Schulversagen intelligenter Kinder kann mit einer *Klassenneurose* zusammenhängen, d. h. mit der Furcht oder der Ambivalenz, besser zu sein als die Eltern und sich damit sozial oder beruflich von ihnen abzuschneiden. Die Misserfolge sind daran gebunden, dass die Kinder Schwierigkeiten haben, ein schulisches, universitäres, kulturelles Niveau zu erreichen, welches die Eltern nicht erreicht haben (die z. B. kein Abitur haben). Auch aufseiten der Eltern gibt es eine unbewusste Ambivalenz hinsichtlich eines sozialen Aufstiegs, er ist für sie „irgendwie" mit einem „Verrat" der Klasse oder des sozialen Milieus verbunden.
6. Besondere Beachtung schenke ich dem „Jahrestag-Syndrom": Eine Geburt, eine Krankheit oder ein Todesfall können sich zu einem Zeitpunkt ereignen (Alter oder Datum), der der Jahrestag eines besonderen Ereignisses für die Familie oder die Person ist: Verlust durch Tod, Psychiatrieeinweisung oder Entfernung eines geliebten Wesens, eines Elternteils oder eines

Nahestehenden oder eines anderen „Liebesobjektes". Es kann aber auch der Jahrestag eines glücklichen Ereignisses sein – einer Hochzeit, einer Geburt, einer Preisverleihung, einer Auszeichnung, eines Festes.

Ich greife in den Prozess ein und interveniere in fünf Schritten:

a) Ich beobachte, schaue zu, höre aufmerksam zu; ich lasse den Klienten sprechen, der aus dem Gedächtnis seinen Familienstammbaum, sein Genosoziogramm, macht.
b) Ich nehme häufig unterbewusst einen wichtigen Anhaltspunkt wahr, sei es verbal oder nonverbal.
c) Ich gebe diesem Anhaltspunkt Bedeutung, werte ihn als wichtig, als bedeutsam, wobei ich mich auf mehrere Kriterien und vielfältige Bezugnahmen stütze, dann stelle ich eine Reihe von Fragen zur Orientierung für den am Stammbaum arbeitenden Klienten.
d) Ich stelle eine dynamische Verbindung zwischen dem Zeichen und der Bedeutung her und nutze diese Verbindung, sodass der Klient sich weiterentwickeln kann in Richtung seiner Ziele, seiner Wünsche, seiner Vorstellung von der Welt. Dafür gehe ich vom aufmerksamen Zuhören zum aktiven Dialog über. Ich muss fähig sein, mich einzuschalten bei dem, was für den Klienten und seine Welt wirksam ist. Bei diesem ganzen Prozess gebrauche ich verschiedene Interpretationsraster, das ist *integrative Psychotherapie in Interaktion*.
e) Details zur Erstellung eines Genosoziogramms.

Es braucht eine gewisse Zeit, um sein Genosoziogramm zu erstellen, wenn man von dem aus dem Gedächtnis aufgezeichneten Stammbaum ausgeht.

Bei unserer Arbeitsweise rechnen wir zwei bis drei Stunden pro Person, um die Basisarbeit zu machen, die Situation zu klären und sie grafisch als Genosoziogramm darzustellen und so den roten Faden, den Leitfaden, zu finden.

Wir setzen das individuelle Erstgespräch mit der Person, die ein Problem lösen möchte oder die ernsthaft krank ist, am Ende eines Vor- oder Nachmittages an, sodass wir die Möglichkeit haben, die vorgesehene Zeit auch zu überschreiten. Die Ärzte, die mit uns zusammengearbeitet haben, rechnen eine bis eineinhalb Stunden für das Erstgespräch mit z. B. einem Krebspatienten – mit der Möglichkeit, in seine Essenszeit hinein zu überziehen.

Das Jahrestag-Syndrom

Es scheint, dass das Unbewusste ein gutes Gedächtnis hat, es liebt die verwandtschaftlichen Beziehungen und markiert die wichtigen Ereignisse im Lebenszyklus durch die Wiederholung des Datums oder des Alters: das Jahrestag-Syndrom.

Wir haben oft beobachtet, dass eine Geburt an ein wichtiges Familienereignis, sei es fröhlich oder traurig, erinnern soll.

Viele Kinder werden übereinstimmend mit dem Jahrestag der Geburt oder des Todes der Mutter der Mutter[5] geboren, als sollte dieser hervorgehoben werden und an die Verbindung der Mutter mit ihrer eigenen Mutter (oder ihrem Vater) im Raum der Geburt selbst zu erinnern – als gäbe es eine Komplizenschaft zwischen dem Unbewussten der Mutter und dem Vorbewussten ihres ungeborenen Kindes, damit diese Geburtsdaten bedeutsam werden. Man kann so den Sinn einer vorzeitigen oder verspäteten Geburt durch die Verbindung zu einem wichtigen toten oder lebendigen Familienmitglied entschlüsseln.

Viele „Ersatzkinder" werden genau am Jahrestag der Geburt, des Todes oder des Begräbnisses des vorangegangenen, früh gestorbenen Kindes geboren, dessen Mutter nicht zu Ende getrauert hat. Erinnern wir daran, dass der Psychoanalytiker André Green (1993) bei Ersatzkindern viele Fälle von Schizophrenie gefunden hat. Sie hatten eine „tote Mutter, die traurig war, deprimiert, noch in Trauer, wenig präsent, wie tot", als sie geboren wurden. Man erlebt auch häufiger, dass Menschen an ihrem Lebensende, bevor sie sich „endgültig verabschieden", auf ihren Geburtstag warten – auf den 60., 80., 95. Geburtstag –, auf die vorgesehene Familienfeier, auf die Hochzeit der Enkelin oder auf die Rückkehr des Sohnes von einer Reise.

Nach einem kritischen, traurigen, schwierigen oder dramatischen Ereignis, wie beispielsweise dem grausamen Unfalltod von jungen Eltern oder der Einweisung einer Mutter in die Psychiatrie,

5 Ich spreche und schreibe ausdrücklich von der „Mutter der Mutter" und nicht von der Großmutter, denn das hat eine andere Bedeutung für das Unbewusste, welches das hört, was man ausspricht.

sieht man häufig, dass sich einige Jahre später ein Unfall ereignet, eine schwere körperliche Krankheit – Krebs – ausbricht, eine psychotische Episode vorkommt. Der Sohn oder die Tochter bekommt eine Krankheit, hat einen Unfall, kommt in die Psychiatrie, wenn er oder sie das Alter erreicht, in dem genau dieses dem verlorenen Elternteil widerfuhr. Das kann am Jahrestag des Alters geschehen, also im genau gleichen Alter, oder zehn oder fünfzig Jahre später. Das ist dann oft der Fall des doppelten Jahrestages: wenn das Kind, das selbst Vater oder Mutter geworden ist, das Alter seines verlorenen Elternteils erreicht hat und wenn es gleichzeitig ein Kind hat, das so alt ist, wie es selber war zum Zeitpunkt des Verlustes.

Josephine Hilgard gebrauchte diesen Terminus „Jahrestag" für die spezifischen Fälle mit psychotischen Episoden, die sich auf das Alter bei dem Verlust eines Elternteils beziehen, wenn beide, die Eltern und die Kinder, im gleichen Alter sind.

Ich benutze den Begriff „Jahrestag-Syndrom" in einem viel weiteren Sinn, denn ich habe viele verschiedene Fälle gesehen mit Wiederholungen von Unfällen, von Hochzeiten, Fehlgeburten, Todesfällen, Krankheit, Schwangerschaft … *im gleichen Alter* über zwei, drei, fünf, acht Generationen hinweg, wenn man die Familiengeschichte bis zu 200 Jahren zurückgeht.

Man kann leicht zwei Jahrhunderte zurückgehen, wenn ein Kind seine Urgroßmutter kennt und diese ihm Geschichten aus ihrer Kindheit und von ihrer eigenen Urgroßmutter erzählt. So hört das Kind auf lebendige Weise von der Revolution, von den Feldzügen Napoleons, erfährt Geschichten aus der Zeit durch eine Erzählung, ein Porträt, ein Medaillon, ein Bild, ein Möbelstück, Briefe, eine Bibel. Dazu werde ich im zweiten Teil des Buches in den klinischen Fällen und den Lebensberichten Beispiele anführen.

Man kann auf verschiedene Weisen unbewusst sogar durch seinen eigenen Tod an einem Ereignis Anteil haben. Manche Väter und manche Mütter erwarten nur noch die Rückkehr des Sohnes oder die Hochzeit der Tochter, bevor sie sich die Erlaubnis geben zu sterben.[6]

6 Marlene Dietrich starb am 6. Mai 1992, am Vorabend der Eröffnung des Filmfestivals von Cannes, das ihr gewidmet war und das ihr Gesicht auf allen Plakaten zeigte. Das ist sicher ein Zufall, aber manche würden auch von Zusammentreffen sprechen. Ihr Tod machte Schlagzeilen in den Zeitungen, und ihr zu Ehren wurden ihre Filme überall außerhalb des Programms in den Kinos und im Fernsehen gezeigt.

Amerikanische Historiker haben darauf hingewiesen, dass der zweite und der dritte Präsident der Vereinigten Staaten, Thomas Jefferson (1743–1826) und John Adams (1735–1826) beide am gleichen Tag starben, am 4. Juli 1826, dem 50. Jahrestag der Unterzeichnung der Unabhängigkeitserklärung (4. Juli 1776). Es ist, als ob sie auf dieses Datum der Unterzeichnung gewartet hätten, um an dem Ereignis des 50. Jahrestages teilzunehmen und dann zu sterben.

Einige dieser familiären und historischen „Koinzidenzen“ oder Zufälle könnte man besser verstehen als Reaktionen auf Jahrestage, als ein Jahrestag-Syndrom, als ein Ausdruck des familiären und sozialen transgenerationalen Unbewussten.

Manche Menschen werden jedes Jahr zur gleichen Zeit ängstlich und deprimiert, ohne zu wissen, warum. Sie erinnern sich nicht, dass es sich um die Zeit handelt, in der ein ihnen nahe stehender Mensch – Elternteil oder Freund – gestorben ist, und sie können keine bewusste Verbindung zwischen diesen sich wiederholenden Ereignissen herstellen.

Wie zufällig wurden zahlreiche Personen am Jahrestag des Todes oder Unfalles eines Vaters, Bruders oder Elternteils operiert. Diese „Koinzidenz“ wurde infolge von postoperativen Komplikationen aufgedeckt.

Deshalb schien es uns immer wichtig, das Jahrestag-Syndrom den Hausärzten, Chirurgen, Onkologen, Psychotherapeuten, Sozialarbeitern vorzustellen, um ihnen zu helfen, ihren Patienten zu helfen. Die physische und psychische Anfälligkeit ist oft in Zeiten von Jahrestagen größer, und die Symptome sind weniger eindeutig, solange man nicht die Verbindung zum Jahrestag zieht.

Ein amerikanischer Arzt, Dr. Georg Engel, hat dieses Phänomen in seinem eigenen Leben studiert (1975). Er beschreibt z. B., dass er an den Jahrestagen des tragischen Todes seines Bruders, der mit 49 Jahren an Herzversagen starb, mehrfach selbst Herzattacken erlitt. Die erste dieser Attacken, am ersten Jahrestag des Todes des Bruders, war besonders schwer. Man könnte die Hypothese aufstellen, dass eine unbewusste Identifikation mit seinem Bruder ihn physisch auf die gleiche Weise auf den Stress des Jahrestages reagieren ließ, bis hin zu Todesangst. Auf die gleiche Weise, gewiss, aber weniger schlimm, denn Georg Engel überlebte und berichtete darüber. Er schrieb einen Artikel und beschrieb seine Angst zu dem Zeitpunkt, als er ebenfalls 49 Jahre alt war. Er durchlebte noch eine andere Angst, die mit dem

Jahrestag-Syndrom zu tun hat, nämlich die Angst, im gleichen Alter wie sein Vater zu sterben, mit 58 Jahren. Unbewusst wählte er den Weg, dieses Alter zu vergessen, um zu überleben.

Ich nenne diesen schwierigen Übergang, in dasselbe Alter zu kommen, in dem ein Vater, Bruder, eine Mutter oder ein anderer naher Verwandter gestorben ist, die Zeit erhöhter Anfälligkeit, verbunden mit dem „Stress des Jahrestages". (Siehe S. 158 das Beispiel der beiden Brüder Bernard und Lucien, von denen der eine überlebte und der andere starb.)

Man sieht öfter, dass im Laufe der Generationen auf einen schrecklichen Tod in der Familiengeschichte in der Folge durch einen Unfall hingewiesen wird, der im Verlauf von 100 bis 150 Jahren zunehmend weniger schlimm wird, wie in der Geschichte des Unfalls in der Schlacht von Sewastopol im 19. Jahrhundert (S. 190) oder in der Geschichte des jungen Roger und des Schulbeginns (S. 153). Es gibt auch Beispiele dafür, dass Enkelkinder von französischen Soldaten, die bei Verdun verwundet wurden (21.2.1916), am 21.2. 1996 geboren sind oder am 11. November, dem Tag der Erinnerung an die Unterzeichnung des Waffenstillstandes, der den 1. Weltkrieg 1918 beendete. Das ist eine Form der unsichtbaren Treue.

So erinnert man sich an einen Großvater oder an einen Großonkel, der im Weltkrieg gelitten hat, verwundet oder getötet wurde. Man kann sich an die Leiden und Traumata des Krieges und an das Ende der Kampfhandlungen durch den Waffenstillstand am 11. November 1918 auch durch eine Geburt oder eine spontane Fehlgeburt erinnern.[7]

7 Ich habe in den Jahren zwischen 1994 und 1999 einmal auf einer Konferenz die spontane Fehlgeburt bei einer jungen Frau miterlebt. Sie sprach von Schmerzen wie Schwerthieben in die Nierengegend. Bis der Krankenwagen eintraf, ließ ich sie assoziieren und bis zum Großvater ihrer Mutter zurückgehen, der die Aufgabe hatte, „die Schützengräben mit dem Bajonett zu säubern". Im folgenden Jahr bekam sie ein prächtiges Baby. Ich arbeite auch oft mit der „Todeskälte", die bei der Raynaud-Krankheit vorkommt. Sie verschwindet, wenn man den Toten findet. Die Krankheit „Morbus Crohn" hört oft auf, wenn die Verbindung mit einem Großvater, der „Reiniger von Schützengräben" war, wiederhergestellt ist.

Wie ich schon präzisiert habe, könnte das Jahrestag-Syndrom ein Fall von Wiederholung eines Ereignisses sein zum gleichen Zeitpunkt oder im gleichen Alter wie ein anderes Ereignis in der Familie – oder eine „unendliche Wiederholung des Gleichen“ über mehrere Generationen (und mitunter sogar auch im Leben ein und derselben Person). Manchmal handelt es sich um ein glückliches Ereignis, manchmal um eines, das für die Familie schwierig und schmerzhaft ist. Manchmal ist es uns gelungen (uns selbst [ASS] und anderen irgendwo in der Welt) die Folgen der Ereignisse (vgl. die hier erwähnten klinischen Beispiele) nicht eintreten zu lassen. Es bleibt das schwierige Problem des Warum und Wie. Wie kann man versuchen, es zu erklären?

Da ich Benoît Mandelbrot und seine Forschungen seit 1950 kenne, lag es nahe, bei dieser Wiederholung des Gleichen an „Fraktale“ zu denken, und das um so mehr, als mehrere Spezialisten der „Chaostheorie“ und der „Fraktale“ 1999 mit mir Kontakt aufnahmen. Sie dachten, dass meine Arbeit mit Schwerstkranken und das Jahrestag-Syndrom eine sinnvolle Anwendung der Fraktale wären oder sein könnten, um die Serie der gesundheitlichen Schwierigkeiten zu stoppen. Ivan Guerrini (Professor an einer staatlichen Universität in Brasilien und Spezialist für die Chaostheorie) hat uns/mich darauf aufmerksam gemacht, dass die unendliche Wiederholung des Gleichen ein Fraktal ist, wie die Küstenlinien der Bretagne, die Schneeflocke, der Blumenkohl, die Schläge unseres Herzens (Mandelbrot 1987). Sicher, es ist gut und normal, dass es „unendliche Wiederholungen des Gleichen“ gibt, wenn es sich um die Herzschläge handelt (das ist das Leben) oder um die Reproduktion der Zellen – aber was geschieht, wenn einmal etwas in Unordnung gerät und es dann eine unendliche Wiederholung von Krebszellen gäbe (und das wird der Tod sein)? Was hat sich verändert? Obwohl man sagen würde, dass sich nichts verändert hat.

Genau das könnte die Chaostheorie und die Theorie der Fraktale vielleicht verständlich machen, dass ein ganz kleines Ereignis „alles“ verändern kann – das klassische Beispiel vom Flügelschlag eines Schmetterlings *(butterfly effect)*. Dieses Beispiel wurde 1970 von Edward Lorenz gegeben, als er Wettervorhersagen studierte. Es besagt, dass das Flügelschlagen eines Schmetterlings im Amazonasgebiet einen Tornado in Texas auslösen könnte, was in den 80er Jahren bestätigt wurde. Dieses Phänomen zeigt sich in allen komplexen natürlichen Phänomenen, wie z. B. der Börse, dem Verkehr auf Autobahnen, der Dynamik der Ionen, dem Grundwasser, dem menschlichen Blutkreislauf, wirtschaftlichen Krisen und „Zusammenbrüchen", beim Fußball, usw.

Wenn man auf meinem Gebiet (unserem, lieber Leser), auf dem Gebiet des Transgenerationalen, feststellt, dass eine sehr schwere Krankheit zum Stillstand kommt (wie Krebs im Endstadium, wo man nach einer gewissen Arbeit sieht, dass die Metastasen und die Krebszellen verschwinden), sobald erkannt ist, dass die Krankheit die Folge eines Jahrestag-Syndroms ist, und die Familienloyalität entschlüsselt wird oder ein Trauma aus dem „Luftzug der Kanonenkugel" herausgefunden wird oder ein schweres, nicht angenommenes Trauma oder eine nicht vollendete Trauer bei schwer annehmbaren Todesumständen (von Mensch oder Tier im eigenen Leben oder in dem seiner Familie) begriffen wird, dann kann man das, was die Wiederholung „anzieht" (den Attraktor), einkreisen: eine Tendenz, sich zu verhalten, ein *behavior*, wie Guerrini erläutert (private Unterhaltung, August 2000). Aber man müsste es wissenschaftlich beweisen (mit dem Voranschreiten der Wissenschaft und dem interdisziplinären Austausch) und die Wiederholungen und die „Attraktoren" besser und vollständiger erklären können.

8 Wie erstellt man ein Genosoziogramm?

Erinnern wir uns daran, dass das Genosoziogramm eine Art Familienstammbaum ist, der aus dem Gedächtnis erstellt wird, d. h., ohne dass man nach Informationen und nach Dokumenten sucht. Er wird ergänzt durch wichtige Lebensereignisse mit ihren Daten und Verbindungen und durch den affektiven Kontext, soziometrische Verbindungen, die durch Pfeile oder farbige Linien angezeigt werden. Das Genosoziogramm ist nicht nur ein Familienstammbaum, der Verwandtschaftsverhältnisse anzeigt. Wichtig daran ist die Art, in der der Autor dieses „fantasiehaften" Baumes die Personen, ihre Rollen und die Verbindungen sieht, die alle vereinen und die ihn an die vorangegangenen Generationen und an seine Seitenlinien binden. Manchmal sind es eben die weißen Stellen, die Löcher im Gedächtnis der Familie, die über das, was „aus dem Familiengedächtnis gestrichen wurde", etwas aussagen, wie die Augenblicke des Schweigens auf der Couch.

Der aussagekräftigste und interessanteste und neueste Aspekt in dieser Arbeit ist die Herstellung der mutmaßlichen Verbindungen zwischen den Ereignissen, Tatsachen, Daten, Altersangaben und Situationen.

Man kann von einem möglichen Zusammenhang ausgehen zwischen beispielsweise einem Todesfall und einer Geburt, der durch eine Übereinstimmung der Daten oder des Alters als Synchronizität oder als Jahrestag-Syndrom angedeutet wird, ebenso durch Wiederholungen und durch Reaktivierung von Gefühlen und Aktivierung von vorweggenommenem Stress in bestimmten Lebensphasen einer Person und im Leben einer Familie: der Stress des Jahrestages.

Vereinbarte grafische Symbole

Die grafischen Vereinbarungen sind sehr einfach: ein Kreis für die Frauen, ein Dreieck für die Männer, Mediziner zeichnen ein Viereck. Die Kinder werden mit den Eltern verbunden durch einen Strich, der sich an das große U, das die Eltern darstellt, anhängt, oder durch eine gestrichelte Linie bei einer Abtreibung oder Fehlgeburt.

Ein doppelter Strich zwischen zwei Personen bedeutet Ehe, ein einfacher Strich ein unverheiratetes Paar, eine gestrichelte Linie eine besondere Beziehung, ein Schrägstrich durch den Doppelstrich „Heirat" steht für Trennung und ein doppelter Schrägstrich für Scheidung.

✲ dominante Person
⊖ Einwanderer – Auswanderer
⊕ psychische Probleme
⊟ Geschwister, die nur zwölf bis 20 Monate auseinander sind und fast wie Zwillinge behandelt werden
⊙ noch unverheiratet im Alter von 45 Jahren
V gewalttätige Person, unterschiedliche Formen der Gewalt
⩔ misshandelte Person
⊗ homosexuell oder bisexuell
⊟ Drillinge oder Quasidrillinge ⊟

Die Kreise stehen für jede weibliche Person.

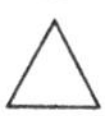
Die Dreiecke stehen für jede männliche Person.

Vierecke geben an, dass das Geschlecht der Person nicht bekannt ist.

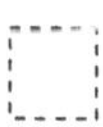
Gestrichelte Vierecke stehen für Fehlgeburten und Abtreibungen, bei denen das Geschlecht des Kindes nicht bekannt ist.

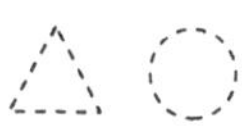
Gestrichelte Dreiecke und Kreise stehen für Fehlgeburten und Abtreibungen, bei denen das Geschlecht des Kindes bekannt ist.

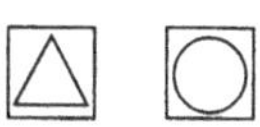
Ein eingerahmtes Dreieck oder ein eingerahmter Kreis bezeichnen die Person, deren Genogramm erstellt wird.

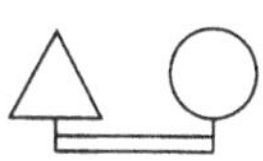
Ein doppelter Strich, der zwei Personen verbindet, bedeutet Ehe.

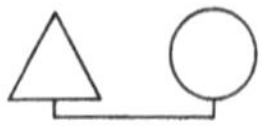
Ein einfacher Strich bedeutet ein unverheiratetes Paar.

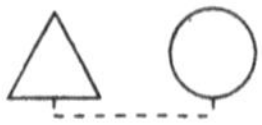
Ein gestrichelter Strich zeigt eine einfache Beziehung an.

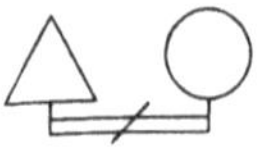
Ein einfacher Schrägstrich bedeutet Trennung.

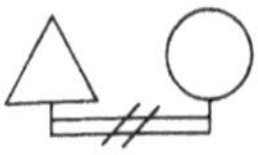
Ein doppelter Schrägstrich bedeutet Scheidung.

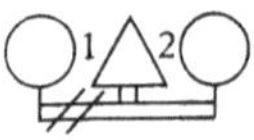
Bei Wiederverheiratung werden die Ehen nummeriert.

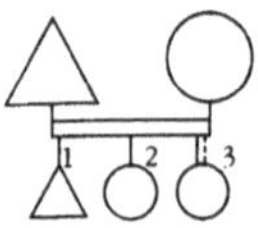
Eltern
Kinder: Die Zahl zeigt den Platz in der Geschwisterreihe an. Die gestrichelte Herkunftslinie bedeutet: Das Kind ist adoptiert.

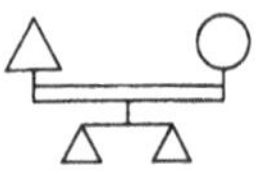
Eltern

Zwillinge

Diese Linie bedeutet ein gutes Verhältnis zwischen zwei Personen.

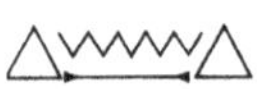
Diese Linie bedeutet ein gespanntes, konflikthaftes Verhältnis zwischen zwei Personen.

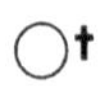
Das Kreuz bedeutet, dass die Person gestorben ist, Todesdatum und Alter werden hinzugefügt.

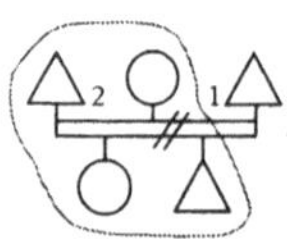
Personen, die unter einem Dach leben, werden mit einer Linie umgeben.

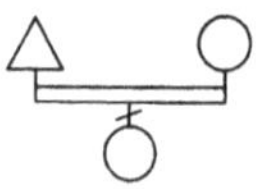
Ein Schrägstrich auf der Kinderlinie bedeutet, dass die Beziehungen abgebrochen wurden.

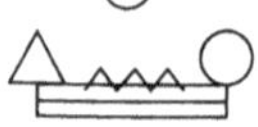
Ein Zickzackstrich bedeutet eheliche Konflikte.

Beim Genosoziogramm wird der Mann in der Regel auf die linke Seite gezeichnet und die Frau auf die rechte; die Kinder werden nummeriert, man schreibt die Zahl über das Symbol. Das Alter wird in den Kreis oder das Dreieck hineingeschrieben. Der Tod wird durch ein Kreuz gekennzeichnet, Datum und Todesursache werden daneben geschrieben; z. B. „† 1916 K (Verdun)“ (K steht für Krieg, s. u.).

Die Personen, die in einem Haus leben, sind von einer kreisförmigen Linie umgeben. Die Person, die in der Therapie arbeitet (der Klient), das Subjekt, zeichnet sich selbst ins Zentrum als Kreis oder Dreieck, umrahmt von einem Viereck, um leichter erkennbar zu sein. Pfeile zeigen die positiven und negativen Bindungen an.

Ich füge eine Liste von Symbolen an, die eine einfache Notierung von Fakten und Krankheiten ermöglichen:

H	= Heirat
Sch	= Scheidung
S	= Suizid
U	= Unfall
K	= Krieg
Kr	= Krebs
HK	= Herzkrankheit
Alk	= Alkoholabhängigkeit
Abtr	= Abtreibung
Depr	= Depression
Ad	= Adoption
Tb	= Tuberkulose
Fg	= Fehlgeburt
Tg	= Totgeburt
GT	= Gewaltsamer Tod
Va	= Vater
Mu	= Mutter

MuMu	= Mutter der Mutter
VaMu	= Vater der Mutter
VaVa	= Vater des Vaters
MuVa	= Mutter des Vaters
MuMuMu	= Urgroßmutter mütterlicherseits
MuMuVa	= Urgroßmutter väterlicherseits
VaVaMu	= Urgroßvater mütterlicherseits
VaVaVa	= Urgroßvater väterlicherseits
MuMuMuMu	= Ururgroßmutter mütterlicherseits
In	= Inzest, Missbrauch
Gew	= Gewalt

Die Daten sind wichtig als Ecksteine und Schlüssel zum Gedächtnis. Der Tag der Geburt in Verbindung mit einem Fest oder einem wichtigen religiösen oder historischen Ereignis spielt auch oft eine Rolle.

Genaue Daten sind dabei wichtig – denn diese Daten können manchmal Erinnerungen an Krankheiten, Unfälle, Trennungen, Hochzeiten wachrufen, an all das, was aus dem Speicher der Familienmythen auftaucht. Und wenn unser Gedächtnis Löcher hat, muss man sich fragen, warum. Man darf vor allem nicht „den Papagei“ vergessen, der das Vernachlässigte im Familiengedächtnis enthüllen kann, ebenso wie die liebe, alte, unverheiratete Großtante, die in gewisser Weise die „Familiensekretärin“ ist, Hüterin des Familiengedächtnisses.

Die grafische Darstellung ist wichtig, weil sie es dem Therapeuten und dem Klienten möglich macht, die Wiederholungen, das Umhergeistern eines Phantoms, die Synchronizität, die bedeutsamen Übereinstimmungen oder das Jahrestag-Syndrom zu erfassen.

Biographische Rekonstruktion: Anhaltspunkte, Schlüssel, Gedächtnis – Ecksteine und Grenzen der Methode

Ich möchte daran erinnern, dass das Genosoziogramm im Wesentlichen aus dem Gedächtnis erstellt wird, es ist ein durch Anhaltspunkte ergänzter Familienstammbaum. Also ist das Genosoziogramm das, woran sich die Familie erinnert: die Daten, die wichtigen Fakten, die Schlüsselereignisse, die Teilung eines Erbes oder die verwandtschaftlichen Beziehungen, die tatsächlichen oder angenommenen Ungerechtigkeiten – all diese mit Gefühlen aufgeladenen Tatsachen. Das Genosoziogramm enthält auch „Gedächtnislücken", Vergessenes und weiße Flecken, z. B. das, was man nicht mehr weiß über bestimmte Personen, die weit weggezogen sind oder die man nicht mehr sieht. Weder das Genogramm noch das Genosoziogramm sind objektive, auf Dokumente gestützte genealogische Forschung, sie sind auch kein Familienstammbaum.

Auf dem Genosoziogramm gibt man sowohl die objektiv wichtigen „Lebensereignisse" an, wie Studienabschlüsse, Berufe, Geburtstage, Todestage, Heiraten, als auch die subjektiv wichtigen Ereignisse, etwa Zusammenkünfte, Beförderungen, Fehlschläge, Trennungen, Umzüge, Eigenschaften und jeweils die Verbindungen dazu. Auch Vornamen, Wohnorte, Ferienorte, Häuser, ganz bestimmte Dinge, wie ein Ring oder ein Möbelstück, können Schlüssel für das Gedächtnis sein, ebenso wie die Daten von Kriegen, Pensionierungen und Familienfesten.

Neben dieser biografischen Rekonstruktion der Familie ist der historische, politische, soziologische und ökonomische Kontext von Bedeutung. Daraus kann man nämlich viel über die Entwicklung einer Geisteshaltung und das mutmaßliche Familienleben einer Epoche lernen.

Diese Rekonstruktion ist nicht schwer zu machen: Man zählt pro Generation 25–30 Jahre. Wenn Ihr Vater Ihre Mutter 1930 geheiratet hat, kann man höchstwahrscheinlich annehmen, dass sein Vater um 1900 geheiratet hat. Wenn er Ihre Großmutter 1900 geheiratet hat, wird er 25–30 Jahre alt gewesen sein. Er wurde also um 1870 geboren.

Nun stellen Sie sich vor, in welchem Kontext er geboren und aufgewachsen sein könnte. Wenn er um 1870/71 geboren ist, dann war gerade der Deutsch-Französische Krieg im Gange. Wenn die Eltern in Paris lebten, haben sie vielleicht die Belagerung von Paris und die nachfolgende Hungersnot erlebt. Sie können dann Ereignisse verzeichnen wie die Pariser Kommune, die Wahl, die Napoleon III. verloren hat. Nehmen Sie eventuell ein gutes Lexikon zur Hand, um Ihr historisches Wissen zu überprüfen und zu vervollständigen. Sie wissen, anschließend kamen eine Reihe von wirtschaftlichen Skandalen: Panama, Sues. Um das Schulwesen dieser Zeit besser zu verstehen, denke man an die Gesetze von Combes 1905, in denen die Trennung von Kirche und Staat beschlossen wurde. Das hatte die Wirkung, dass Nonnen nicht mehr unterrichten durften und Kirchengüter beschlagnahmt wurden. Danach kam der Erste Weltkrieg 1914–1918. Damit können Sie auf dem Boden dieser geschichtlichen Ereignisse einige soziologische, historisch-ökonomische Hypothesen über die Kindheit Ihres Großvaters aufstellen.

Ich arbeite oft in Gruppen, denn ich finde, dass es für alle interessanter ist, einmal, weil sich das gleiche Problem oder Drama oder die Familienkonstellation bei mehreren Teilnehmern findet, zum anderen, weil das politische, soziale, ökonomische, historische Gedächtnis der einen das der anderen aufweckt und ergänzt.

Wenn der Klient sich an nichts erinnert, beginnt man oft solche historisch-ökonomisch-soziologischen Hypothesen aufzustellen. Dann kann man beobachten, dass just in diesem Moment der Klient sagt, als ob sich in seinem Kopf ein Riegel geöffnet hätte: „Ah ja, das stimmt, ich erinnere mich, das war nicht zur Zeit der Panama-Affäre, als meine Familie verarmte, das war zur Zeit der Sues-Affäre, sie nahmen meine Großmutter von der Schule, da gab es irgendwelche Geschichten."

Plötzlich tauchen Gedächtnisinhalte wieder auf, einfach weil man den Riegel weggeschoben hat – wie kann ich das sonst ausdrücken –, ganze Bereiche von Erinnerungen: Nun können die freien Assoziationen einsetzen, und die Leute können sich an sehr wichtige Dinge erinnern, die sie wussten, ohne zu wissen, dass sie sie wussten.

Anschließend werden sie sich erinnern, dass sie eine Großtante kennen, eine Nachbarin der Patentante oder der Großmutter, einen Regimentskameraden ihres Großvaters, den ihre Großmutter noch besucht. Sie können nun Informationen einholen.

Die Erinnerungen kommen plötzlich zurück, wenn sie auf diese Weise angeregt werden.

In diesem Zusammenhang fällt ihnen auch ein, wer weitere Informationen geben könnte: Freunde oder Nachbarn, auch die entfernte Verwandtschaft, Notariatsarchive, Kirchenbücher, Grabsteine, Arbeiten über die regionale Geschichte, die lokale Presse, diverse Archive.

Ich habe oben einige Beispiele und Schlüsselereignisse für die französische Geschichte angeführt, aber es ist dasselbe für die Geschichte Spaniens oder Italiens oder jedes anderen Landes. Für Protestanten könnte es die Aufhebung des Edikts von Nantes durch Ludwig XIV. sein, am 18. Oktober 1685; für Juden ist es die Flucht aus Spanien (1492), der Holocaust (ab 1942) oder der „Sechs-Tage-Krieg" (1967); für andere könnte es der armenische Völkermord sein (24. April 1915), die Hungersnöte in Irland (1846–1848), gefolgt von einer Welle der Emigration; es sind die beiden Weltkriege, der Algerienkrieg, die Kreuzzüge, die Eroberung der arabischen Welt für bzw. durch den Islam, die Erklärung der Unabhängigkeit Amerikas am 4. Juli 1776.

Obwohl diese Methode sehr aufschlussreich ist, so ist sie doch kein Allheilmittel. Sie kann nicht in einer einzigen Sitzung eine Psychotherapie ersetzen, sie kann diese aber ergänzen oder anstoßen. Man kann mit ihrer Hilfe auch keine echte genealogische Rekonstruktion durchführen, dazu wären weiter reichende Forschungen nötig und zusätzliche genealogische Arbeit.

Die Basis der Identität: Vorname und Familienname – „Wie heisst du?"

Wenn man seine Personalien angibt, nennt man seinen Vornamen und seinen Familiennamen. Damit gibt man sich zu erkennen, sozial, geographisch, kulturell, meistens auch bezüglich der ethnischen oder religiösen Herkunft. Man gibt sich zu erkennen als „von hier" oder von anderswo, als Mitglied derselben Gruppe, derselben Welt – „einer von uns" – oder als Fremder und damit als potenzieller Feind oder Nachkomme eines Feindes, d. h., man erregt Aversion, Furcht oder sogar Aggression.

Die Frage „Wie heißt du?" schließt ein, dass man auch wissen möchte: Wann bist du geboren, wo bist du geboren, wer sind deine

Eltern?[1] Man gibt dem anderen einen Platz in Raum und Zeit und in der Geschichte. Woher kommst du, wer sind deine Eltern? Eine typische Frage in der Schule ist: „Was macht dein Vater?“ Weitere Fragen von Interesse: Aus welcher Kultur kommst du? Aus welcher Tradition? Aus welchem sozialen Niveau? Aus welchem Geschlecht? Aus welcher Ethnie? Aus welcher Religion? Aus welcher Altersklasse? Die Identität, das Selbst, das tiefste Wesen, das *Ich-für-mich* ist zugleich an das *Ich-für-andere* gebunden, an das Bild, das ich anderen von mir gebe, an das Bild, das andere auf mich projizieren, an den Status, die Rollen und die Rollenerwartungen, und es ist auch an das Ich-an-sich, das so genannte „objektive“ Selbst, und an das Gefühl von mir selbst und meiner eigenen Identität gebunden.

Identität kommt durch den Körper und durch soziale Qualifizierung. Nach einer Untersuchung von Aimée Pierson (1980) sind sich Kinder von viereinhalb Jahren ihrer Abstammung bewusst, und Kinder von siebeneinhalb Jahren sind fähig, das „Atom der Verwandtschaft“ zu benennen, d. h., sie erkennen die Abstammungsbindung an ihre Eltern. Erst später werden sie sich des Begriffs der Generationen und der Verwandtschaftsgrade bewusst.

Die Abstammung ist eine zugleich biologische, soziale und psychische Realität.

Die biologische Realität ist letztlich eine genetische Fiktion: Es ist die Heirat der Eltern, die die Abstammung begründet, sogar wenn es sich um ein verheimlichtes oder ein freiwillig oder unter Druck anerkanntes Kind aus einer Außenbeziehung handelt.

Der französische Psychiater und Psychotherapeut Jean Guyotat (1980a) unterscheidet bei der Abstammungsbindung zwei Kategorien: die der realen Abstammung und die der imaginären oder narzisstischen.

- Die reale Abstammung gibt an, warum sich eine Person als Sohn, Tochter, Vater, Mutter eines anderen bezeichnet, und schließt die Gruppe ein, zu der sie gehört.

1 Auch die Bibel erzählt die Geschichte in dieser Weise: Jakob, Sohn von … In Jerusalem gibt es Klöster, die einen Stammbaum aufgestellt haben, der von Jesus über Joseph bis zu Adam und Eva geht. Dabei haben sie die Tatsache, dass wenn Jesus Sohn Gottes ist, er nicht Sohn Josephs sein kann, beiseite gelassen. So bedeutsam erschien ihnen die Herkunft väterlicherseits. Vgl. Himmelman (1980).

In der russischen Kultur stellen sich die Männer immer vor als Sohn von …, z. B. Nicolas Vassilievitch Gogol heißt: Nicolas, Sohn des Vassili. Es ist unmöglich, jemanden anzusprechen, ohne obligatorisch seinen Vornamen und den Vornamen seines Vaters („Attitchistovo“) zu nennen. Wenn man ihn nicht kennt, murmelt man etwas Undeutliches. Ähnlich ist es bei einer großen Anzahl afrikanischer Stämme, wo man seine Abstammung erwähnt.

Die reale Abstammung ist eine Verbindung, der die soziale Gruppe ihre Bedeutung gegeben hat, durch den Sprachgebrauch, durch juristische Regelungen und durch Bräuche, wie die Regelung von Erbschaften und von Zugehörigkeiten.

- Die imaginäre oder narzisstische Abstammung ist eine psychische Realität, die sich auf eine vergangene oder zukünftige Geschichte gründet. Man erkennt diese psychische Abstammung oft an der Bedeutung, die physischen Ähnlichkeiten zwischen den Generationen beigemessen wird: „Es gibt eine Verbindung durch körperliche Ähnlichkeit“ (Guyotat 1980a, p. 26). Hierher gehören auch Serien von sich wiederholenden Ereignissen in einer Familie: ein totes Kind, ein toter Elternteil, ein Suizid, eine erbliche Krankheit oder eine Krankheit, die als erblich erlebt wird.

Jean Guyotat stellt fest, wenn es auf der Achse der realen Abstammung Probleme gibt – ein uneheliches Kind, Unsicherheit bezüglich der Vaterschaft, Erbauseinandersetzungen, Besitzstreitigkeiten, Änderung des Familiennamens –, dann wird diese Achse geschwächt und in der Folge die imaginäre Achse überbewertet, als gebe es eine Art dialektischen Zusammenhang zwischen beiden.

Es gibt Schwierigkeiten, die an Besonderheiten der realen Abstammung gebunden sind: die Abwesenheit oder der vorzeitige Tod des Vaters, eine Heirat unter Stand, eine Änderung des Familiennamens,[2] ein uneheliches Kind, ein weggegebenes Kind, Besonderheiten der Namensgebung beim Vornamen, entsprechend der Fami-

2 Viele Leute haben ihren „Kriegsnamen“ behalten, vor allem, wenn er berühmt war, wie z. B. der der Familie des Generals Leclerc, oder wenn sie eine neue Identität mit einer anderen Zugehörigkeit verinnerlicht haben. Manche behalten auch ihren Schriftsteller- oder Bühnennamen. Es gibt dieses Phänomen auch, wenn die ethnische oder Religionslinie überschritten wird; und manchmal werden auch Namen mit negativer Konnotation legal in andere umgewandelt, z. B. „Schwein“ oder „Boche“ (abwertende Bezeichnung für die deutschen Besatzer).

lientradition oder gerade nicht, was Enterbung oder Fluch bedeuten kann. Als Konsequenz einer solchen Abstammung lässt sich ein gewisses Außenseiterverhalten beobachten. Jean Guyotat schlägt einen Raster vor, um den Bezug zwischen der Besonderheit der Abstammung und dessen Ausdruck in Symptomen, wie Wahnzuständen oder wiederholten körperlichen Krankheiten, zu erfassen.

Auf die Frage: „Wie heißt du? Wie nennst du dich?", könnte man antworten: „Ich nenne mich nicht, man nennt mich."

Der Familienname kennzeichnet die Beziehung zu den Vorfahren. Das ist ein Name, der weitergegeben wird, den man nicht „gibt", man gibt nur den Vornamen.

In unseren patriarchalischen Kulturen gibt in der Regel der Mann der Frau, die er heiratet, seinen Namen, und ebenso den Kindern, die er als die seinen anerkennt, durch legitime Geburt, Anerkennung oder Adoption. Der französische Psychoanalytiker Bernard This erinnerte 1990 in einem Radiointerview daran, dass früher in den Urkunden registriert war, wenn es sich um Land handelte, das den Frauen gehörte. Erst seit der Französischen Revolution wurde es auf den Familiennamen des Mannes überschrieben.

In vielen Kulturen ist die Bedeutung des Familiennamens an den Sohn gebunden. In Oberägypten brauchte ein Mann einen Sohn, um seinen Begräbniskult zu gewährleisten und seinen Namen weiterleben zu lassen. In Asien ist es ebenfalls so, dass für die Verehrung der Vorfahren Söhne notwendig sind. Auch wenn wir nicht mehr zu Zeiten des Konzils von Nizäa (325) oder des kleinen Konzils von Mâcon (538) leben, wo ein Bischof gesagt haben soll: „Übel kommt über den, der denkt, dass Frauen keine Seele haben, sie haben eine Art Seele wie die Tiere und die Blumen", und unsere modernen Gesetze die Gleichheit von Mann und Frau festgeschrieben haben, so hält das Unbewusste doch daran fest, sich einen Sohn für den Fortbestand des Namens zu wünschen.

Der Faden der Ariadne – Die Bedeutung des Vornamens

Der Vorname ist eine der Grundlagen für unsere Identität.

Der Vorname entspricht oft einer Familientradition; es kann üblich sein, zwei oder drei Namen zu geben, die von Großvätern und Großmüttern, Namen von Verstorbenen, Namen von Paten und Patinnen, biblische Namen oder Namen aus der Welt der Politik, des

Sports, des Kinos, des Theaters – manchmal auch Modenamen (etwa Namen von Stars) oder Namen von Tagesheiligen.

In manchen Gegenden ist Maria obligatorisch, in anderen hat der älteste Sohn in jeder Generation den gleichen Vornamen – in der Bretagne ist es oft Yves, in Algerien Mohamed oder Ali.

Viele Namen sind biblischen Ursprungs: Johannes, Peter, Lukas, Anna, Maria ...

Der Vorname kann auch aus einer ganz persönlichen Wahl stammen, etwa den Erinnerungen eines Paares an seine Hochzeitsreise, wie Florence oder France, es kann eine heimliche Erinnerung sein, der Vorname eines früheren Partners oder sogar eines unbekannten Vaters. Der Vorname kann leicht abgewandelt sein oder in seiner weiblichen Form auftreten: Johann – Johannes – Hannes – Johanna.

Manchmal fragen sich die Leute, woher ihr Vorname kommt. Ich habe einmal mit einer jungen Frau gearbeitet, die eine Reihe von Autounfällen hatte. Sie überlegte, warum sie Ariane hieß, ein recht seltener Vorname. Sie fragte sich, welche Beziehung ihr Vater wohl zu ihr gehabt hatte. Diese Frage war schwer zu beantworten, denn sie hatte ihren Vater nie kennen gelernt, er starb vor ihrer Geburt. Das Einzige, was sie von ihrem Vater wusste, war, dass er ihren Namen ausgesucht hatte. Daher musste es eine Verbindung zwischen ihrem Vornamen Ariane und ihrem Vater geben. Im Gymnasium hatte sie griechische Mythologie gelernt. Sie suchte also den Faden der Ariane (Ariadne), den diese dem Theseus mit ins Labyrinth gegeben hatte, damit er wieder herausfinden konnte, kam aber zu keinem Ergebnis. Sie hatte nicht das Gefühl, dass es möglicherweise eine Verbindung gab zwischen dem Vornamen Ariane und dem Faden der Ariadne und dem Bild, das ihr Vater sich von einem Kind machen konnte, das, gewünscht oder nicht, erst geboren werden würde. Wir haben mit ihr über ihren Vater und seinen Lebenskontext gearbeitet.

Die Bedeutung des historischen, kulturellen und ökonomischen Kontextes

Ich habe die Bedeutung des Kontextes, in dem sich das Leben eines Menschen abspielt, schon erwähnt. Neben dem politisch-historischen und sozioökonomischen Kontext kann auch der Kontext Literatur, Musik, Theater eine Rolle spielen.

Mit Ariane haben wir über die Jahre nachgedacht, in denen ihr Vater jung war: Plötzlich habe ich mich daran erinnert, dass ich einen Film mit Maurice Chevalier und Audrey Hepburn gesehen hatte, der *Ariane* hieß. Dieser Film von 1957 basierte auf einer Novelle von Claude Anet, *Ariane, ein russisches Mädchen*, die 1922 erschien (dt. 1924). Es gab wohl auch ein Theaterstück nach dieser Novelle. Da riet ich ihr, weiter nachzuforschen und Verwandte, Cousins, frühe Freunde des Vaters zu fragen, ob ihnen *Ariane, ein russisches Mädchen* etwas sage. Eine ihrer Tanten sagte: „Ah ja, sicher, das sagt mir etwas: Dein Vater spielte in einem Theaterstück, das hieß *Ariane, ein russisches Mädchen*." Von da an konnte die Klientin anfangen, eine Antwort auf ihre Frage zu bekommen: „Woran dachte mein Vater, wenn er an mich dachte?" Es ist klar, wenn ihr Vater in einem Theaterstück spielte, das *Ariane, ein russisches Mädchen* hieß, und er wollte, dass sein Kind *Ariane* genannt werden sollte, dass er von der Person der Ariane im Theaterstück bzw. in der Novelle sehr angezogen war. In der Novelle war Ariane ein modernes junges Mädchen, das vor dem Ersten Weltkrieg schon studierte, das unabhängig war, mutig, ein wenig Außenseiterin, das allein wohnte und sein Schicksal selber in die Hand nahm und sich zudem in einen originellen und brillanten Mann verliebte, der viel reiste und der sie liebte. Meine junge Klientin konnte sich gut mit dieser Romanheldin identifizieren. Sie fing an, große Weltreisen zu machen. Es gelang ihr, sich zu finden und die Probleme ihrer Identifikation und ihrer Identität zu lösen.

Die Suche nach der eigenen Identität kann oft schwierig sein. Der Kontext, in den die Menschen hineingeboren werden, ist wichtig. Damit hängen die Sitten und Gebräuche der Zeit zusammen, die moralischen Vorschriften, die Krisen, die Moden, eine ganze Epoche: Das formt ihre Verhaltenweisen in ihrem Ökosystem.

Das hat auch Einfluss auf die Wahl der Vornamen, die, wie wir gesehen haben, vielen Einflüssen unterliegen können: Familie, Tradition, Religion, Mode, Politik, Theater, Kinostars, Sportler. Jacques Dupâquier legte 1987 eine Studie über die Vornamen des 19. Jahrhunderts in Frankreich vor, über ihre Häufigkeit und ihre regionale Verteilung.[3]

3 Diese Studie geht über Nachkommen von Paaren, die zwischen 1803 und 1832 geheiratet haben und deren Namen mit „Tra" anfängt. Sie umfasst 92 700 Geburtsurkunden.

Man muss vorsichtig sein, den roten Faden bei der Bedeutung eines Vornamens in einer Familie zu finden: Ein kleines Mädchen, das Victoire heißt und 1897 in Paris geboren ist, kann so genannt worden sein, weil ihre Eltern sich einen Sieg und eine Wiedergutmachung der Niederlage von 1871 (Deutsch-Französischer Krieg) wünschten oder weil sie sich einen sozialen Sieg über das Elend oder, wenn der Großvater ein „Kommunarde“ gewesen war, einen politischen Sieg wünschten. Der Name kann ein Ausdruck der Bewunderung für die Königin Viktoria sein, die gerade Jubiläum feierte (Königin seit 1837) – oder er kann gegeben worden sein zu Ehren einer Urgroßmutter oder einer guten Freundin des Vaters.

Es ist wichtig, sich zur Regel zu machen, nur Arbeitshypothesen aufzustellen. Die werden eventuell im Klienten eine emotionale Reaktion auslösen oder auch nicht, ebenso wie sie sich als zutreffend erweisen können oder auch nicht. Es ist wichtig, das zu überprüfen.

Der Lebenskontext – Studium, Reisen, Aufenthalte in fernen Ländern; kodierte und chiffrierte Vornamen

Wenn ich auch normalerweise in Frankreich arbeite, so kommt es doch vor, dass ich auf vier der fünf Kontinente mit den verschiedenen Kulturen arbeite. So bekomme ich einen Eindruck von der Universalität der transgenerationalen Familienprobleme.

Hier ist ein Beispiel: Es geht um ein uneheliches Kind, das nur seinen Vornamen als schwachen Anhaltspunkt für die Verbindung zu seinem Vater hatte. Es war eine Amerikanerin, die Ellen hieß. Sie fragte sich, wer in aller Welt ihr Vater sein könnte und warum man sie Ellen genannt hatte. Wir arbeiteten mit ihr und haben den Kontext rekonstruiert, in dem ihre Mutter lebte, als sie jung war und schwanger wurde. Ellen erinnerte sich, dass ihre Mutter damals in einem College studierte, fern von zu Hause.

Ich habe mit ihr nach der Bedeutung ihres Vornamens gesucht. *Ellen* konnte auch L. N. sein, Amerikaner nennen sich gerne nach ihren Initialen. Ich dachte an eine geheime Anspielung, an einen unkenntlich gemachten Vornamen mit einem geheimen Sinn, der durch die Initialen zu erschließen wäre. Ich riet ihr, die Liste der Professoren und Lehrbeauftragten durchzuschauen, die damals an diesem College unterrichtet haben könnten. Sie suchte nach einem L. N. und fand einen Louis Nicolas. Zu diesem ging sie hin und fragte ihn, ob er zufällig ihre Mutter gekannt habe. Dieser Mann war tatsächlich ihr

Vater, der nie erfahren hatte, dass er eine junge Frau geschwängert hatte. Er war sehr glücklich, seine Tochter kennen zu lernen.

Es gibt einen roten Faden, dem man folgen, und Fäden, die man miteinander verweben kann, wenn man anfängt, die Dinge – die Ereignisse – in ihrem Kontext zu rekonstruieren. Es ist wie ein Puzzle. Und wie bei Kreuzworträtseln und bei Puzzles auch – je mehr man davon macht, umso schneller geht es aufgrund der Gewohnheit und der gewonnenen Erfahrung. Bestimmte Erfahrungen mit der transgenerationalen Psychotherapie stützen sich auf die Sammlung von klinischen Fällen, ergänzt durch soziologische und historische Eckdaten.

Diese Rekonstruktionsarbeit erlaubt es, Hypothesen aufzustellen, die sich oft als richtig erweisen, die aber immer noch überprüft werden müssen.

Jeder von uns hat einen „Familienroman", und jede Familie hat Geschichten, die immer wieder erzählt werden, eine mythische Geschichte, eine Saga – und Geheimnisse. Wir sind alle Erben dieser Tradition, genauer: Erben eines Teiles dieser Tradition und dieser Geschichte.

Sind wir alle Mischlinge? – Wir sind alle Erben zweier Kulturen

In unseren Adern fließt zweierlei Blut. Wir stammen aus der Mischung von zwei verschiedenen Familien, der unseres Vaters und der unserer Mutter. Selbst wenn diese beiden Familien Nachbarn sind oder unsere Eltern entfernte Cousins oder Kollegen, wenn sie der gleichen Ethnie angehören, wenn sie die gleiche Religion, die gleiche Hautfarbe, das gleiche Milieu, den gleichen Sozialstatus, die gleiche Nationalität, die gleiche Kultur haben, so haben sie doch nicht unbedingt den gleichen Geschmack, was die Küche anbetrifft, die Literatur, die Musik, auch nicht die gleichen Reaktionen auf Kälte und Wärme und die gleiche Art zu leben.

Im Allgemeinen wird eine der beiden Familien in einem Paar tonangebend, und die andere wird zum „Anhängsel". Oft erben wir also nur von einer Kultur, nicht von beiden. Es gibt eine dominierende und eine ausgeschlossene oder verschwundene Kultur.

Das ist weder einfach noch vorhersehbar. Zuweilen wird es noch komplizierter durch Probleme des Kulturschocks bei gemischten Paaren.

Denken wir nur daran, wie viele Kulturen in den großen Staaten des 19. Jahrhunderts versammelt sind. Zu Beginn der regionalen Unabhängigkeitsbewegungen am Ende des 20. Jahrhunderts gibt es Bruderkriege, Religionskriege, Rassenkriege, das Erwachen von Nationalismen und das Wiederauftreten von „Balkanisierung" und „Stammeskriegen".

Die Folgen dieser brisanten Mischung von Kulturen finden wir in der Therapie und in der transgenerationalen Forschung.

Uneheliche Kinder – Beispiele von sozialer Scham in Familien

Ein Teil der Probleme, die Menschen haben, kommen daher, dass sie aus einer ausgeschlossenen oder unbeachteten Familie stammen – obwohl es sich nach außen um so genannte normale Familien handelt. In der Literatur gibt es Hinweise, dass bestimmte Dinge Nachkommen von ausgeschlossenen, aus dem Gedächtnis gestrichenen Vorfahren passieren und ihnen Probleme bereiten.

Der berühmte Roman *Die Kameliendame* von Alexandre Dumas d. J. schildert das Drama eines jungen Mannes aus guter Familie, der sich in eine Frau aus niederem Milieu verliebt, die sich aushalten lässt. Durch ihre Liebe zu Armand Duval findet Marguerite Gautier, die Kameliendame, zu einer neuen Jungfräulichkeit, zu einem reinen Herzen und verändert sich vollständig. Die Familie interveniert, er soll sie nicht heiraten, und sie stirbt darüber. Man kann sich fragen, warum Alexandre Dumas diese Geschichte geschrieben hat. Er war ein angesehener junger Mann, Sohn des berühmten Autors der *Drei Musketiere*, wohl angesehen in der Pariser Gesellschaft zu Anfang des Jahrhunderts. Wenn man Fotos von Alexandre Dumas d. Ä. anschaut, wird man feststellen, dass er schwarzes, etwas gekräuseltes Haar hatte. Das hatte er von seiner Mutter geerbt, die von den Karibischen Inseln kam, und folglich einer farbigen Großmutter. Er war zu einem Viertel Mischling. Er litt zuweilen daran, dass er nicht wie „alle anderen" in Paris war, auch wenn er ein erfolgreicher Schriftsteller war.

Man könnte sagen, dass das Stück *Die Kameliendame* Zeugnis ablegt vom Schmerz Alexandre Dumas', des Vaters, über den geheim gehaltenen Teil seiner Vorfahren, einer farbigen Vorfahrin – auch wenn diese von einem Adligen, seinem Vater, nach Paris gebracht worden war. Es war sein Sohn, der sich diesen Schmerz und seinen Nachklang von der Seele schrieb.

Dem gleichen literarischen Phänomen sind wir auch bei Hergé begegnet: Durch die Darstellung der Person des Kapitän Haddock in den verschiedenen Büchern von Tintin hat Serge Tisseron gezeigt, dass Hergé („R. G.") an seiner zweifelhaften Herkunft litt und dass George Rémi (G. R.) mithilfe des Schreibens seine Wunde heilte.

Ziele des Genosoziogramms

- „Sein Leben erzählen" und die Geschichte der Familie, der Kernfamilie und der Herkunftsfamilie, sichtbar machen und verstehen, und zwar dadurch, dass die Beziehungen zwischen den verschiedenen Personen geklärt werden.
- Entdecken, dass die Welt nicht mit den eigenen Eltern begonnen hat, sondern dass auch sie Frucht einer Welt sind, die vor ihnen angefangen hat zu existieren, d. h., es geht darum, sich in eine transgenerationale Perspektive einzureihen und sich auf die Suche nach seinen Wurzeln und nach seiner Identität zu machen.
- Die Prozesse der transgenerationalen Weitergabe und die Phänomene der transgenerationalen Wiederholung verdeutlichen, z. B. die „unsichtbaren Loyalitätsbindungen", die Familiengeheimnisse, die Familienmythen, die Synchronizitäten, die Jahrestag-Syndrome.
- Die Auswirkungen bestimmter Situationen oder Konstellationen verstehen, wie: unvollendete Trauer, „Ungesagtes", ein „Ersatzkind", Angst, die im Unbewussten der Familie arbeitet, eine „tote Mutter".
- Die verschiedenen Rollen in der Familie mit den Regeln, denen sie folgen, herausarbeiten, um die Kommunikationsmuster der Familie zu verstehen, weiterhin aufzeigen, wie ein Lebensdrehbuch im Innern der Familie hat weitergegeben werden können oder „wer wessen Kinder aufzieht", wer wessen Handwerk, wessen Beruf, wessen Flucht, wessen Krankheit übernimmt.

Das Genosoziogramm eignet sich primär für die Anwendung in der Psychotherapie, es kann aber auch für die Ausbildung in den Gesundheitsberufen und anderen Sozialberufen verwendet werden. Es kann auch als Werkzeug in Institutionen dienen, z. B. in Kliniken oder Schulen, auch in der Industrie. Aus der Kenntnis der Interaktionsweisen einer Person hinsichtlich ihrer Ursprungsgruppe kann man wichtige Informationen gewinnen für das Verhalten der Person in einem institutionellen Rahmen: Platz und Rolle in der Gruppe, Anforderungen, Reaktionen auf Probleme von anderen (etwa von Pflegebedürftigen), Art der Interaktion mit einer Untergruppe in Pflegerposition, Bedeutung des verbalen und nonverbalen Verhaltens etc. Um aber dieses Werkzeug zu benutzen, muss man eine gute Grundausbildung im professionellen Zuhören haben und selber angefangen haben, in dieser Hinsicht an sich zu arbeiten.

Wenn der Therapeut sein eigenes Genosoziogramm aufzeichnet, wird er die Geschichte seiner eigenen Familie besser kennen lernen und wird auch besser verstehen, was von einer Generation an die nächste weitergegeben werden kann. Wenn er diese Fakten kennt, wird es ihm leichter möglich sein, sein eigenes Verhalten zu verstehen und einige seiner Verhaltensweisen zu klären. Er wird besser verstehen, auf welchem Ohr er hört und was ihm zu hören möglich oder unmöglich ist, z. B. von Suizid, Scheidung, unehelichen Kindern, Tod durch Krankheit oder schweren Unfall oder von „Ausländern“, Franzosen, Japanern, Arabern. Er kann Projektionen zurückweisen und dabei weiter auf seine Assoziationen hören. So kann er besser zuhören, verstehen und mit Wohlwollen aufnehmen.

9 Meine klinische Praxis der transgenerationalen Methode

Ich arbeite selten mit Einzelnen, außer in Fällen von schwerer Krankheit, und dann vor allem mit Krebskranken, manchmal auch mit Aidskranken. Meistens arbeite ich in kleinen Gruppen.

Ich persönlich finde, dass die Energie, die in einer Gruppe fließt, und die Gruppendynamik den Einzelnen helfen, ihr Problem zu erfassen, es zu präzisieren, damit herauszukommen oder sogar in Worten zu formulieren.

Bei der Arbeit in kleinen Gruppen habe ich festgestellt, dass die Erfahrung der einen die Erinnerungen der anderen weckt. Man unterstützt einander, wärmt sich miteinander an, und die Erinnerungen kommen zurück; man erinnert sich, durchlebt etwas noch einmal, man erkennt, man spricht – endlich. Nach zwei oder drei intensiven Sitzungen von zwei bis fünf Tagen können die Teilnehmer dieser Genosoziogramm-Gruppen jeweils ihre Familien besser verstehen, sowohl ihre Familienmythen und Familiensysteme, ihre Familiengeschichte als auch ihre eigene Identität und das, was sie hindert, sie selbst zu sein.

Robert Musil schreibt über die Familie in *Der Mann ohne Eigenschaften*: „Zweifellos müssen die Einzelpersonen bereits in sich eine Bauform haben, damit das Ganze, das sie bilden, keine absurde Karikatur wird."

Eine solche Bemerkung gibt zu denken. An meinen Gruppen nehmen vorwiegend Frauen teil, als ob die Angehörigen dieser „unterdrückten Mehrheit" sich zunehmend Sorgen über ihre Identität machten. Die Gruppenarbeit dauert etwa 20 Stunden, zweieinhalb Tage als „Halbmarathon" oder auf eine ganze Woche verteilt.

Die Teilnehmer kommen aus unterschiedlichen Milieus. Es sind Personen aus der Mittelschicht, Beamte, Kaufleute, Ärzte, Sozialarbeiter, Krankenschwestern, Psychologen, Professoren, Priester oder

Pfarrer, Psychotherapeuten, Hausfrauen, auch Ausbilder, manchmal Führungskräfte aus der Industrie. Es ist schwer, mit wenigen Worten zu erklären, wie Menschen, die wegen verschiedener Probleme und aus verschiedenen Bereichen kommen, es schaffen, sich in sehr kurzer Zeit von dem Verbot zu befreien, ihren Schmerz mitzuteilen, einen Schmerz, den man niemals erraten würde, und wie sie es schaffen, über Dinge zu sprechen, über die sie niemals mit ihren Angehörigen gesprochen haben, nicht einmal in der Therapie oder in der Analyse.

Was uns in unserer klinischen Erfahrung am meisten überrascht hat, war das Entstehen einer Art von Verbindung oder Ähnlichkeit zwischen den verschiedenen Familiengeschichten der Teilnehmer, in denen es manchmal um ein quasi gemeinsames Thema ging, um ähnliche Probleme oder Traumata. Erstaunlich ist auch die Fähigkeit der Gruppe, sehr schnell innere Anteilnahme zu entwickeln und mit Mitgefühl zuzuhören.

Die Resonanz der Gruppe erlaubt der Person, die gerade ihr Genosoziogramm erarbeitet, in ihren Entdeckungen immer weiterzugehen, und umgekehrt wird jedes Gruppenmitglied beim Verstehen seines eigenen Genosoziogramms unterstützt durch die Person, die gerade ihre transgenerationale Familiengeschichte darstellt.

Es kam immer wieder vor, dass sich in den Familien von mehreren Gruppenteilnehmern ähnliche Geschichten ereignet hatten. Die Teilnehmer kannten sich aber nicht untereinander, bevor sie in der Gruppe zusammentrafen. Sie hatten sich „zufällig" angemeldet, um dann tatsächlich doch bei den anderen Gruppenmitgliedern ein Spiegelbild ihrer eigenen Familienereignisse zu finden.

In einer Gruppe z. B. waren viele Kriegswaisen, in einer anderen junge Mädchen und Frauen, die Inzest oder Vergewaltigung erlebt hatten, durch den Vater, den Bruder, den Großvater, den Freund des Vaters, eine Aushilfe, einen älteren Jungen aus dem gleichen Haus. In einer anderen Gruppe waren mehrere Söhne und Töchter von Seeleuten, die auf See umgekommen waren. Das war für uns die Gelegenheit, die Namen versunkener Schiffe, von Seeschlachten und anderen historischen Ereignissen wieder auftauchen zu lassen.

In einer anderen Gruppe hatte es mehrere gewaltsame Tode gegeben: Die Schwester einer Teilnehmerin war auf einem Parkplatz ermordet worden, der Großonkel einer anderen hatte seine

Frau aus Eifersucht getötet, eine Sekretärin war Opfer eines Bombenattentates in Paris, Rue de Rennes, gewesen – eine von etwa 20 Verwundeten –, der Onkel einer anderen hatte Selbstmord begangen, genauso wie der Mann der Patentante einer weiteren Teilnehmerin.

In noch einer anderen Gruppe waren z. B. „Kinder, die unter der Vormundschaft des Jugendamtes aufgewachsen waren", die unter ihrer Situation als „Kind ohne Vater" gelitten hatten, als uneheliche, weggegebene oder illegitime Kinder oder, wenn sie adoptiert waren, als „von der Mutter abgelehnte Kinder". Mehrere andere Teilnehmer hatten ein Pensionat besucht, aus welchen Gründen auch immer, oder sie waren von einer Großmutter oder einer Tante aufgezogen worden, obwohl ihre Eltern lebten: kleine Kaufleute, Angehörige des Militärs, Diplomaten, die oft versetzt wurden, oder Führungskräfte in der Industrie, die im Ausland arbeiteten. Diese Erfahrungen wurden durchgehend als Ablehnung durch die Mutter oder durch beide Eltern interpretiert und waren mit Scham verbunden. Die schmerzhafte Trennung von der Bezugsperson machte es noch schlimmer, wenn die Eltern ihr Kind oder ihre Kinder von der Großmutter, der Tante, dem Kindermädchen zurückholten. Noch schrecklicher war es, wenn nur eines von mehreren Geschwistern bei jemand anderem als der Mutter aufwuchs, was sich in Familien oft wiederholt.

In einer weiteren Gruppe fanden sich Eingewanderte und Ausgewanderte, im Exil Lebende, Personen, die innerhalb Frankreichs umgezogen waren. Obwohl sie unterschiedlichen Ethnien und Kulturen, sogar entgegengesetzten politischen Richtungen angehörten, haben sie sich als „Brüder und Schwestern" betrachtet.

Eine Gruppe, Marie und die anderen

Eines Tages hielt ich in einer großen Stadt in Westfrankreich ein Seminar mit sieben Personen ab. In der Gruppe waren eine gut situierte Frau, die großen Kummer mit ihren Kindern, besonders mit ihrem Sohn, hatte, eine Krankenschwester, die nach einer Brustkrebsoperation Knochenmetastasen hatte, eine schöne und dynamische geschiedene Frau, ein Yogalehrer, ein Genealoge, eine Hypnotherapeutin und ein Psychotherapeut.

Es war nicht ihre familiäre oder soziale Situation oder ihr Beruf, worauf es ankam: Alle hatten Probleme, die sie nicht mehr meistern konnten, so belastend waren diese. Auf den ersten Blick waren es friedfertige, verantwortungsbewusste, sozial gut eingebettete Frauen um die vierzig – was bezeichnend ist, denn im Lebenszyklus ist das die Zeit der Fragen, die Zeit, in der Schwellen überschritten werden, die Zeit, in der die Kinder das Haus verlassen. Bei allen fanden wir „Löcher", „Leerstellen" in ihren Genosoziogrammen, Traumata, manchmal ein „Phantom".

Für eine von ihnen, die zu einer Familie mit drei Generationen von allesamt berühmten Augenärzten gehört, haben wir herausgefunden, dass sie, genau wie ihre Tochter, Probleme mit den Augen hat. Auf der Seite ihres Mannes stellt sich heraus, dass es in jeder Generation üblich ist, dass Vater und Sohn zusammen arbeiten, was ihr Sohn vermutlich unbewusst nicht akzeptiert. Das würde die Probleme in seinem Leben erklären, Drogen, Zigaretten, Alkohol. Das ist typisch für Familien, in denen persönliche Identität, das Gefühl, zu „sein", ein eigenes Selbst zu haben, erst in dem Moment entsteht, in dem der Vater oder die Mutter oder eine wichtige Person Anerkennung gibt und damit eine Rolle, eine Identität, ein Selbst verleiht. Es ist diese Anerkennung, die einem Individuum erlaubt zu existieren. Und alle akzeptieren lächelnd das Bleigewicht dieser introjizierten Verpflichtung, sich den Familienregeln zu unterwerfen – eine gute Erziehung verpflichtet. Aber manchmal können einige nicht mehr, der Körper lehnt sich auf. In dieser Familie geschieht es durch Schielen und Drogensucht.

Claude, eine Krankenschwester, die nach einer Brustkrebsoperation Knochenmetastasen hat, ist nach einer Großmutter benannt, die auch Krankenschwester war und an einer medikamentösen Leberzirrhose starb. Sie selber fiel in ein tiefes Koma, als sie erfuhr, dass ihr Vater, ein Widerstandskämpfer,[1] 1944 im Konzentrationslager Mauthausen gestorben war – ein Vater ohne Grab, ein Toter ohne Begräbnis. Sie unternimmt im Traum immer eine Reise nach Mauthausen, um dieses Grab zu finden. Väterlicherseits ist sie die Tochter eines Helden, aber mütterlicherseits gibt es einen Onkel, *von dem man nie-*

1 Er war ein heimlicher Widerstandskämpfer und war Mitglied der Résistance gegen die deutsche Besatzung während des Zweiten Weltkrieges. Viele dieser Widerstandskämpfer wurden verhaftet, gefoltert, abtransportiert und getötet. Sie wurden von ihren Landsleuten als Helden betrachtet.

mals spricht, er war „Kollaborateur".[2] Sie ahnt etwas Ungesagtes und leidet darunter. Als Kind fühlte sie sich immer überflüssig, sie glaubte, dass sie ein adoptiertes Kind sei. Die Krebskrankheit bricht bei ihr das erste Mal aus, als sie erfahren hat, dass ihre Tochter ein Verhältnis mit ihrem eigenen Freund hat. Alle, die in der Gruppe sind, unterstützen sie, „es zu sagen". Sichtlich erleichtert sagt sie: „Wenn man die Dinge sieht, tut es weh; wenn man darüber sprechen kann, geht der Schmerz vorüber, und man fühlt sich besser."

Marie war ein vergöttertes, glückliches Kind. Aber als sie sieben Jahre alt war, starb ihr Großvater. Sie war dabei, als er in den Sarg gelegt wurde. Danach bekommt sie am Donnerstag – *der Tag ist im französischen Schulsystem schulfrei* –, am Sonntag und an Feiertagen Kopfschmerzen. Trotz zahlreicher Besuche bei verschiedenen Ärzten gehen ihre Kopfschmerzen nicht weg und beeinträchtigen ihr Leben. Mit 22 Jahren heiratet sie einen Erdölspezialisten und zieht mehr als zehnmal um. Vor sieben Jahren wird sie Zeugin eines schweren Autounfalls ihrer beiden Brüder. Seit diesem Tag sieht sie immer die Hand ihres älteren Bruders im Gehirn des anderen. Das alles macht Probleme und Ängste, die sie, so gut es geht, bewältigt. Mit 33 Jahren wird sie geschieden. Es fällt ihr leicht, Geld zu verdienen: „Zum ersten Mal habe ich mein eigenes Geld."

Ihre beiden Kinder leben bei ihrem Ex-Mann, mit dem sie eine freundschaftliche Beziehung hat, aber der Sohn nimmt Drogen. Obwohl sie nach außen glücklich wirkt, spricht sie niemals davon, „ihr eigenes Leben zu leben", sondern nur davon, gerade zu überleben. Sie hat noch immer diesen lebhaften Ausdruck von einem Glücks-

2 Das heißt, dass er mit den deutschen Besatzern während des Krieges (1940–1944) zusammengearbeitet hat, und zwar nach dem von Pétain und der Vichy-Regierung erbetenen Waffenstillstand. Nach der Befreiung Frankreichs und nach dem Krieg wurden viele von diesen Kollaborateuren aufgefunden und dem Gericht übergeben. Erinnern wir uns an die Nürnberger Prozesse (ab Oktober 1945), in dem die verantwortlichen Nazis wegen ihrer Verbrechen gegen die Menschlichkeit verurteilt wurden. Noch in den Jahren um 1990, 50 Jahre nach den Ereignissen (für die es keine Verjährung gibt), kam es in Frankreich zu Klagen, die vor Gericht verhandelt wurden. Bestimmte Familien haben „den Mantel des Schweigens" über verschiedene Tatsachen der Kollaboration gebreitet, denn sie gelten gesellschaftlich als „Makel", dessen man sich schämen muss. Das hat in Frankreich die Familien ebenso gespalten wie die Dreyfus-Affäre (zwischen 1894 und 1906).

kind – „ihre soziale Maske" –, doch ihre Kopfschmerzen an den besonderen Tagen strukturieren ihr Leben.

Wir arbeiten mit Marie an ihrer Familie, an ihren Traumata als Kind und als junge Frau, und wir erstellen ihr Genosoziogramm. Als sie von ihrem Großvater und von seinem Tod spricht und wir dies auch im Psychodrama nachspielen, erlebt sie eine Flut starker Gefühle und drückt sie auch aus, eine echte Katharsis im psychoanalytischen und psychodramatischen Sinn des Wortes. In einer „Surplus-Realität" „spricht" sie mit ihrem „Großvater", ein Alter Ego, über den großen Schmerz und über die große Angst, die sie bei seinem Begräbnis hatte, und er erklärt sich und erklärt ihr, was geschehen ist und versichert sie noch einmal seiner Liebe, dann stößt sie einen tiefen Seufzer – der Erleichterung aus. Nach diesen Worten sind ihre Kopfschmerzen verschwunden, und sie lebt, endlich.

Marguerite hat eine erfolgreiche Karriere hinter sich und macht seit einigen Jahren Yoga. Sie kam dazu aus Liebe zu ihrer Tochter, die lange in Indien war. Dann studierte sie Astrologie[3], vielleicht um zu versuchen zu verstehen, warum in ihrer Familie seit drei Generationen immer jemand sehr weit weg gegangen ist: zuerst ihre Großmutter, man weiß nicht, wohin, dann ihr Bruder in die USA, schließlich ihre Tochter, die nach fünf langen Jahren des Herumreisens in Asien sich endgültig in Neuseeland niedergelassen hat. Als die Familienerinnerungen aufsteigen, findet man in ihrem Stammbaum auf der Seite des Vaters, dass eine Großtante nacheinander drei Brüder geheiratet hat, von denen die beiden ersten Selbstmord begangen haben. Eine andere verheiratete Großtante brachte sich um, indem sie in einen Brunnen sprang. Der Ehemann dieser Brunnen-Selbstmörderin heiratete eine Frau, deren Vater sich das Leben nahm, indem er in einen Brunnen sprang. Man könnte sich eventuell fragen, ob diese Brunnen-Selbstmörder, die sich von dem Reiz des Wassers anziehen ließen, nicht die Pioniere in dieser Familie waren, aus dieser Ahnenreihe der Reisenden in die weite Ferne. Das ist natürlich nur eine Hypothese.

Véronique ist Lehrerin und lebt in einer Dienstwohnung. Sie wird von allen Kollegen geachtet. Und dennoch hat sie große Lust,

3 Ich wiederhole, für mich sind die Astrologie und die Hellseherkunst – wie auch das Tarot – Künste oder Zeitvertreib. Sie sind aber keine Wissenschaft oder Psychologie im universitären Sinn.

einen beinahe nicht unterdrückbaren Wunsch, alles zu verändern in Bezug auf ihre Arbeit, ihre Wohnung, ihren Freund. Sie hat ihren Freund verlassen, weil sie mit jemandem leben möchte, dem sie bisher noch nicht begegnet ist. Ihr Stammbaum, ihr Genosoziogramm ist für uns Therapeuten der transgenerationalen Methode die Illustration dessen, was wir, genealogisch gesprochen, das „Undenkbare" nennen.

Traditionellerweise unterscheidet man das Bewusste vom Unbewussten mit dem Vorbewussten. Nun fängt man an, zu unterscheiden einmal zwischen dem, was gesagt und gedacht wird, und dem, was gedacht und gewusst ist, aber nicht gesagt, sondern verborgen, verschwiegen und als Geheimnis weitergegeben wird, und zum anderen zwischen dem, was schwierig auszudrücken und zuzugeben ist, dem *Unsagbaren*, und dem, was so schrecklich ist, dass man nicht einmal wagt, es zu denken oder daran zu denken, dem *Undenkbaren*.[4]

Albertine „fühlt", dass eine Familienfalle für sie bereitsteht. Sie hat den deutlichen Eindruck, dass sie die Geheimnisse der anderen tragen muss. Ihr Genosoziogramm ist ein Roman, mit vielen Haupt- und Nebenhandlungen, wo „Geheimnisse" in jedem Zweig des Stammbaumes nisten. Mütterlicherseits ziehen die Frauen seit fünf Generationen nicht ihre eigenen Kinder auf oder zumindest eines

4 Man spricht von der Weitergabe eines Geheimnisses oder eines Nichtgesagten, das zu einem Tabu wird, zu einem Ausgeschlossenen, einem Vermiedenen bis hin zu einem Unsagbaren oder einem Undenkbaren. Normalerweise gibt es eine Repräsentation der Affekte und Gefühle und daher eine psychische Verarbeitung. Aber das ist nicht immer der Fall. Wenn ein Ereignis als so schwerwiegend oder so traumatisierend betrachtet wird oder wenn es so früh passiert ist, dann ist keine mentale Repräsentation möglich: Das ist ein undenkbares Ereignis, das daher nicht verarbeitet ist, sondern nur sensorische oder motorische Spuren hinterlassen hat – die körperlich und psychosomatisch sind. Das würde für eine große Zahl moderner Analytiker einem frühen Trauma entsprechen, in einem Alter, das noch keine psychische Integration erlaubt. Ich erinnere daran, dass Françoise Dolto denkt, dass Babys, kleine Kinder und Hunde alles wahrnehmen und integrieren. Im Großen und Ganzen könnte man sagen, bezogen auf ein traumatisierendes Ereignis, dass die Großeltern schweigen und ein Nichtgesagtes weitergeben. Das wird von den Kindern erahnt und in ein Geheimnis umgewandelt, ein Nichtgesagtes wird zu einem Unsagbaren für die Kinder, und für ihre eigenen Kinder, also die Enkel derer, die die Sache erlebt haben, wird es etwas Undenkbares.

nicht. Das Muster scheint auf ein junges Mädchen Anfang des 20. Jahrhunderts zurückzugehen, das adoptiert wurde und bei einer Schlossherrin aufwuchs, von der man in der Familie sagt, dass sie die wahre Mutter des Kindes sei. Man sagt auch, dass Albertines eigene Großmutter ein verheimlichtes uneheliches Kind gehabt habe. Dem Anschein nach war diese Großmutter mit ihrem Mann „das ideale Paar", aber es gab Spannungen, die zu solchen oder ähnlichen Dialogen führten. Er: „Ich werde dich physisch hindern wegzugehen." Sie: „Dann musst du mich töten." „Ich hatte nicht die Wahl, ich musste bleiben, sonst hätte er mich getötet."

Väterlicherseits gibt es in einer vorangehenden Generation einen Mann, der angeblich am Gelbfieber gestorben ist. Die Familiengerüchte behaupten aber, er sei in einem psychiatrischen Krankenhaus gestorben. Das ist ein gutes Beispiel für ein schambesetztes Geheimnis, das man in den Familien verbirgt, ein Nichtgesagtes, das den Nachkommen wehtut. Dem Bruder des Urgroßvaters hatte die Hebamme einen frühen Tod vorausgesagt, denn er hatte bei der Geburt zusammengewachsene Finger, und er starb tatsächlich mit 18 Jahren. Albertine wuchs zusammen mit einer ihrer Schwestern beim Großvater auf, der ihnen lesen, schreiben und rechnen beibrachte. Hier sehen wir wieder diese Familientradition, einen Teil der Kinder von anderen Personen aufziehen zu lassen, im Allgemeinen von den Großeltern, eine Tradition, die auf die Adoption durch die unbekannte Schlossherrin Anfang des 20. Jahrhunderts zurückgeht. Albertines Schwester war im dritten Monat schwanger, als der Großvater, der sie aufgezogen hat, stirbt. Sie bekommt ihr Kind, noch ganz versunken in ihrer Trauer. Sie ist eine „tote Mutter", wie André Green (1993) es genannt hat: eine Mutter, die lebt, aber wie tot ist, verloren in ihren traurigen Gedanken. Die Tochter dieser Schwester wird psychotisch. Eine andere Schwester, die seit dem Alter von vier Jahren in einem Pensionat aufwuchs, hat Wahnvorstellungen; sie behauptet, die Tochter eines Deutschen zu sein.

Albertine ahnte alle diese Geheimnisse, sie „spürte" sie, dann ging sie geduldig daran, sie aufzudecken, und konnte endlich das *Unsagbare* und das *Undenkbare* aussprechen. Das hat sie erleichtert, aber sie kann sich noch nicht aus den Fängen der Falle befreien, die sie festhalten möchten. Daran wird sie noch weiterarbeiten müssen.

Sicher ist es nicht ausreichend, ein vergangenes Familientrauma, ein Geheimnis oder einen ungerechten Tod ans Licht zu bringen, um ein Leben radikal zu verändern und die Gesundheit entscheidend zu verbessern, aber das Problem offen zu legen, das Ungesagte auszusprechen, sich endlich auszudrücken, das erleichtert und ist ein erster Schritt zur Veränderung.

Man könnte fortfahren, Nachforschungen anzustellen, Geheimnisse, Ungesagtes, schwierige Ereignisse und emotional bedeutsame Situationen herauszufinden, die die folgenden Generationen und vor allem bestimmte Nachkommen mehr oder weniger beeinflusst haben.

Viele Forscher und Schulen arbeiten an dem Problem der Weitergabe: Wie geschieht sie? An wen? Warum?

Ganz zu Anfang habe ich schon gesagt, dass das Leben jedes Einzelnen ein Roman ist.

Wenn die „Löcher", die „Leerstellen", die „klaffenden Lücken" im Stammbaum, der uns trägt, zahlreich sind, dann schmerzt das auf die eine oder andere Weise. Wir wissen nicht mehr, „wer wir wirklich sind".

Jeder hat das lebhafte Bedürfnis, seinen Platz zu finden, wie die Personen auf einem Bild von Gauguin: „Woher kommen wir? Wo sind wir? Wo gehen wir hin?" Sonst kann man nur diese absurde Karikatur sein, von der Musil geschrieben hat.

Seine Identität wieder finden – Die Weitergabe

Klinische Arbeiten und Forschungsarbeiten über weggegebene Kinder, die von einem Waisenhaus aufgenommen wurden, um die sich eine Reihe von Kinderschwestern und dann das Jugendamt als Vormund kümmerte, zeigen *die Tendenz* zu psychischen bis hin zu psychotischen Problemen und Schwierigkeiten oder der Unfähigkeit, sich in Schule und Berufsleben einzugliedern, wie besonders Martine Lani (1990) es beschrieben hat und mehrere Forschungsarbeiten unter meiner Leitung bestätigen.

Man findet diese Probleme auch bei den „Straßenkindern" und bei Kindern von allein erziehenden Müttern, die mit einer Reihe von „Vätern" oder „Onkeln" erweiterte zusammengesetzte Familien bilden, in denen die Kinder ihren Platz nicht finden können. Aber es gibt auch Ausnahmen, „unbeugbare Kinder", wie die Amerikaner sagen, die eine Widerstandskraft haben, die allem widersteht, sogar den Konzentrationslagern (vgl. Boris Cyrulnik).

Die „unbeugbaren Kinder", die alles überstehen, und die Probleme ihrer Herkunft

Manche Kinder, die ohne Vater, manchmal auch ohne Eltern, ohne Familie und Unterstützung aufgewachsen sind, scheinen im Widerspruch zu allen und allem zu überleben. Diese positiven Ausgänge wurden von den Psychoanalytikern und vor allem von populären Schriftstellern und den Sozialdiensten „vergessen". Diese wiederholen zu Unrecht immer wieder, dass sich der Kern der Identität und des seelischen Gleichgewichts im Alter zwischen drei und sieben Jahren entwickelt und dass Probleme entstehen, wenn in dieser Zeit etwas versäumt wird. Aber bereits Bowlby sah Ausnahmen in seiner berühmten Studie über weggegebene Kinder. Erst kürzlich haben amerikanische und auch französische Arbeiten auf herausragende familiäre und berufliche Erfolge von Kindern hingewiesen, die auf der Straße oder in Konzentrationslagern aufwuchsen.

Die Grundsicherheit – Die Lebenskraft

Es ist möglich, dass diese Kinder überleben, weil sie eine innere oder verborgene Triebfeder haben, die mit einer starken Lebenskraft verbunden ist, mit einer ungeheuren Lebensenergie, die es ihnen ermöglicht, immer wieder auf die Füße zu kommen. Manchmal haben sie es verstanden, Ersatzväter oder Ersatzmütter zu finden oder ersatzweise auch große Brüder. François Tosquelles hat übrigens in unserer heutigen Kultur vom Phänomen des „Viele-Mütter-Habens" und „Viele-Väter-Habens" gesprochen.

Manche Begegnungen unterstützen nicht nur, sondern machen ein geradezu ganz normales Überleben und Wachsen möglich, sie zeigen einen Weg ins Leben, das kann durch einen Großvater oder eine Großmutter geschehen, einen Nachbarn, einen Verwandten, bei dem das Kind aufwächst, einen Lehrer, einen wohlwollenden Chef, einen vertrauenswürdigen Dritten, eine helfende Person oder einen zufälligen Bekannten, einen Freund im Unglück oder einen Weggefährten. Diese Begegnungen können überall stattfinden, sogar im KZ, und sie geben die notwendige Unterstützung und erlauben, an das Leben zu glauben.

Um diese unbeugbaren Kinder zu beschreiben, hat man kürzlich den Terminus *Resilienz* – „Widerstandskraft" – geprägt, der die Fähigkeit bezeichnet, erfolgreich zu sein, zu leben, sich zu entwickeln trotz aller Not, trotz der biologischen Spuren durch Traumata und Verletzungen.

Problematisch wird es aber für ihre Nachkommen, denn das weitergegebene Trauma ist sehr viel stärker als das erlebte, wie man gerade erst bei der Dosierung von Cortisol entdeckt hat, in einer Studie über die Rezeptoren der Corticoide und die Sekretion von CRF (Cortico-Reliesing-Factor). Der Gehalt ist viermal stärker bei den Nachkommen als bei den Traumatisierten. So leiden die Kinder der Holocaust-Überlebenden dreimal mehr an posttraumatischen Syndromen als ihre Eltern, die wirklich gelitten und Widerstand geleistet haben.

Wie kann man herausfinden, woher man kommt?

Ein erster Schritt, eine Annäherung an das Problem könnte daher sein, in einer transgenerationalen Therapie zu entdecken, woher man kommt, wieder zu finden, wer man ist und von wem man seine Identität geerbt hat, und das mit der Unterstützung und der wohlwollenden Hilfe des Therapeuten und der Gruppe. Die wirklichen oder fantasierten Erinnerungen werden freigelegt, und dann, in einem zweiten Schritt, findet man befreit seinen Platz in der Ahnenreihe. Dann kann man seinen Horizont erweitern, in die eigene Zukunft sehen und Wünsche und Bedürfnisse haben, ein eigenes Lebenskonzept entwerfen. Man findet seine Identität wieder, sein „Ich" und sein „Selbst". Im Grunde ist das seit jeher, von Geburt an, das Problem, die Nabelschnur durchzuschneiden und sich selbst, sein Selbst von dem anderen, der Mutter, der Familie, wie Murray Bowen gezeigt hat, zu unterscheiden. Diesen schwierigen Ablösungsprozess muss man weiter fortsetzen, um in dieser langen Reihe der Generationen, in der wir stehen, die eigene Identität zu gewinnen. Dann kann man von Reife sprechen, von Erwachsensein, wenn man diese Arbeit persönlicher Entwicklung oder eine Psychotherapie gemacht hat. Das ist der Prozess, den amerikanische Therapeuten seit Carl Rogers *growth* nennen: wachsen, sich entfalten, erwachsen werden.

Man fängt erst langsam an, die transgenerationale Arbeit zu verstehen. Es gibt keine statistischen Untersuchungen außer denen, die Josephine Hilgard Anfang der 50er-Jahre für ihre Promotion in Psychologie vornahm.

Hier und da werden diese Phänomen beleuchtet, aber man ist noch weit davon entfernt, das Gedächtnis und die Gedächtnisspuren zu erklären. Ist das Gedächtnis genetisch bedingt? Wie funktioniert es?

Der Mensch ist das einzige Wesen mit einer Sprache. Ist das Wort der Übermittler, das Gesagte oder das Verschwiegene, das Nichtgesagte die Sprache selbst, sind die Worte von Bedeutung oder die Körpersprache? Oder muss der Übermittler noch entdeckt werden?

Freud interessierte sich für den „Familienroman" und beschrieb ihn 1909 als Ausdruck der Fantasien einer Person über ihre Verbindung zu ihren Eltern. Die Person stellt sich z. B. vor, dass sie ein Findelkind ist oder das Kind eines großartigen Vaters, das weggegeben wurde, um in einer anderen Familie aufzuwachsen, oder das Kind eines Adligen oder ein von Zigeunern gestohlenes Kind. Das ist nahe an der Theorie Otto Ranks (1909) über den Mythos der Geburt des Helden.

Heute dehnt man den Terminus *Familienroman* aus, um die *Familiensaga* zu bezeichnen, d. h. die Geschichte, die eine Familie über ihre eigene Geschichte erzählt, in einer Mischung aus Erinnerungen, Auslassungen, Hinzufügungen, Fantasien und Realität. Diese Familiensaga hat für die Kinder, die in dieser Familie aufwachsen, eine psychische Realität.

Den meisten Menschen stellt sich das Problem ihrer Herkunft im Zusammenhang mit der Ursprungsfantasie, klassischerweise an die Urszene gebunden, d. h. die Konzeption des Individuums und den Blick oft durch das Schlüsselloch auf die sexuellen Beziehungen der Eltern … Fantasie oder Realität?

In seinen ersten Schriften erläutert Freud bereits, dass es weder im Unbewussten noch in der Erinnerung faktische Realität gibt:

> „Es gibt im Unbewußten keinerlei Hinweis auf Realität, so daß es unmöglich ist, das eine vom anderen zu unterscheiden, die Wahrheit von der mit Affekten aufgeladenen Fiktion. Es würde sich um Gefühle oder um eine Realität handeln, die, von Dingen ausgehend, die gehört wurden, konstruiert wird. Sie erhalten ihre Bedeutung im nachhinein. Sie verbinden das Erlebte und das Gehörte (das aus der Geschichte der Eltern und der Vorfahren kommt) mit dem, was sie selber gesehen haben" (Freud 1897). „Sie beziehen sich auf gehörte Dinge, wie Träume sich auf

Gesehenes beziehen" (ebd.). „Und außerdem, die Phantasien entstehen durch eine unbewußte Kombination von gesehenen und gehörten Dingen" (ebd.).

Seit einigen Jahren beschäftigen sich eine gewisse Anzahl von Psychoanalytikern mit dem Problem der Herkunft und der Ursprungsfantasie in Verbindung mit der Weitergabe von etwas Wichtigem von einer Generation zur nächsten. Mir schien, als ich Freud und seine Kommentatoren, besonders Laplanche und Pontalis (1985) und auch den Bericht von dem Kolloquium auf den Psychotherapietagen von Montpellier 1983 wieder las, dass dieses Problem der Herkunft wieder aktuell wurde. Und als ich die aufeinander folgenden Versuche der Texte Freuds, *draft* L und besonders *draft* M (ebd.), mit seinen Anspielungen auf „Revenants" wieder las, hatte ich den Eindruck, dass Freud sich in gewisser Weise für die Möglichkeit einer psychischen Weitergabe von Generation zu Generation interessiert hat, ohne diesen Punkt jedoch zu vertiefen oder in seinen veröffentlichten Schriften zu diskutieren.

Man könnte nach André Green die Ursprungsfantasie definieren als „die Beziehung des Subjekts zu seinen Erzeugern in dem doppelten Unterschied von Geschlecht und Generationen, deren grundlegenden Einfluss auf die Struktur der ganzen Persönlichkeit und ihre Verhaltensweisen man kennt" (in Donnet et Green 1973).

Freuds Ausführungen sind Intuitionen und beziehen sich auf unsystematische klinische Beobachtungen. Vertiefte Untersuchungen über die Übermittlung stehen noch aus, sowohl für Tiere wie für Menschen.

Transgenerational und intergenerational – Das neu entdeckte Gedächtnis: Lebendiges Gedächtnis oder ererbte Gedächtnislücken

Man kann unterscheiden zwischen zwei Arten familiärer Weitergabe: bewusst – unbewusst, assimiliert – nicht assimiliert:

- *Die intergenerationalen Weitergaben* sind gedachte und ausgesprochene Übermittlungen zwischen Großeltern, Eltern und Kindern. Sie betreffen Familiengewohnheiten, Fertigkeiten,

Weisen zu sein. Man ist Arzt, Lehrer, Bauer, Notar, Seemann, Armeeangehöriger von Vater zu Sohn, oder man ist „bei der Post“, „bei der Bahn“, man hat „einen grünen Daumen“, ein „gutes Gehör“, man ist „eine gute Köchin“ oder ein „guter Esser“, oder man entscheidet sich gerade fürs Gegenteil.

– *Die transgenerationalen Weitergaben* werden nicht ausgesprochen, sie sind Geheimnisse, ungesagte, verschwiegene, verheimlichte Dinge, die manchmal sogar zu denken verboten sind, undenkbar sind. Sie gehen von einer Generation zur nächsten, ohne dass sie bedacht oder „verdaut“, assimiliert würden. Und dann sieht man Traumata auftreten, Krankheiten, körperliche oder psychische Phänomene, die oft verschwinden, wenn man sie wieder „durcharbeitet“, indem man über sie spricht, über sie weint, sie hinausschreit. Man sieht sogar schreckliche Albträume auftauchen bei manchen Enkelkindern von Deportierten, von Résistance-Kämpfern, von Nazis, von auf See Umgekommenen und von anderen Toten ohne Begräbnis und sogar bei Nachkommen von Überlebenden, die durch eine schlimme Erfahrung in der Vergangenheit, durch den Schock „des Luftzuges der Kanonenkugel“, traumatisiert wurden.

Teil II
Fallstudien mit vereinfachten Genosoziogrammen

10 Das Jahrestag-Syndrom und die unsichtbare Familienloyalität

Ich werde nun einige klinische Fälle darstellen und zeigen, was ich entdeckt und in meiner Praxis bestätigt gefunden habe.

Seit nun etwa 20 Jahren habe ich schwer kranke Menschen durch das Endstadium ihrer Krebskrankheit begleitet und ihnen geholfen, positiver mit ihrer Krankheit umzugehen und besser mit ihr zu leben. Zu meinem großen Erstaunen entdeckte ich familiäre Wiederholungen bei den Vorfahren dieser Personen, die an schweren, nicht erblich bedingten Krankheiten litten (Ancelin Schützenberger 1985c; dt. 1989).

Es ist, als ob irgendetwas ans Licht käme und vom Großvater an den Enkel oder an die Enkelin weitergegeben würde.

Man könnte zumindest sagen, es ist, als ob etwas, das nicht vergessen werden kann, in der Reihe der Generationen weitergegeben wird, als ob man ein Lebensereignis nicht vergessen könnte – als ob man es weder vergessen noch davon sprechen könnte, nur es weitergeben, ohne Worte. *Die folgenden Fallstudien sollen diese augenscheinlichen Widersprüche erklären.*

Charles: Jahrestag-Syndrom und unsichtbare Familienloyalität

Ich möchte mit dem klinischen Fall eines Krebskranken beginnen, über den ich in *Vouloir guérir* (1985c; dt. 1989: *Den Lebenswillen stärken – den Krebs besiegen*) geschrieben habe. Dort ist auch sein vereinfachtes Genosoziogramm veröffentlicht.

Lassen Sie mich den Fall dieses Mannes beschreiben. Er heißt, sagen wir, Charles und hat Hodenkrebs. Er ist 39 Jahre alt und geht seiner Arbeit nach. Er lässt sich operieren, und es geht ihm gut. Alles verläuft normal, wie immer. Sechs Monate später hat er einen Rückfall mit Lungenmetastasen. Das kommt vor. Aber er lehnt die Chemotherapie ab, er lehnt jede weitere Behandlung ab, sein Zustand verschlechtert sich, und er wird einige Monate später sterben, wenn die Ärzte nicht eingreifen. Sie versuchen, ihn zu behandeln, aber er weigert sich. Wir versuchen, gemeinsam mit ihm seine Situation anzuschauen: Er ist verheiratet, hat eine Tochter von neun Jahren, er liebt seine Frau und seinen Beruf, er stammt aus einer alteingesessenen Familie aus Savoyen. Er ist sehr schwer krank. Man kann sich fragen, warum er die chirurgische Operation akzeptiert hat, wenn er dann die Chemotherapie und alle Behandlungen ablehnt. Wir sprechen mit ihm und zeichnen alles, was er von seiner Familie erzählt, als kommentierten Familienstammbaum (Genosoziogramm) vor ihm, mit ihm und für ihn auf.

Wir fangen mit ihm selbst, seiner Frau und seiner Tochter an, dann „steigen" wir den Stammbaum hinauf: Sein Vater ist 70 Jahre, seine Mutter 69 Jahre alt; sein Vater ist Metzger, es geht ihm gesundheitlich gut. An dieser Stelle, wenn man erfährt, dass sein Vater Metzger ist und er die Operation akzeptiert hat, kann man die Hypothese aufstellen, dass Charles an den Gebrauch des Messers glaubt, weil sein Vater ein Messer führen kann, und zwar sehr gut. Das Messer scheint ihm ein vertrautes Instrument. Er ist einverstanden, chirurgisch mit einem Messer, einem Skalpell, operiert zu werden. Warum aber weigert er sich dann, weiterbehandelt zu werden? Wir verstehen immer noch nicht, warum er die Chemotherapie ablehnt.

Wir gehen weiter in seinem Stammbaum zurück: Sein Großvater starb mit 39 Jahren an dem Fußtritt eines Kamels in die Hoden – solche Dinge erfindet man nicht! Kamelfußtritte sind nicht erblich. Deshalb habe ich diesen Fall zur Illustration ausgewählt.

Man sieht also, dass Charles sich anschickt, im gleichen Alter wie sein Großvater zu sterben und dass sein Körper an der gleichen Stelle betroffen ist. Wir könnten sagen, dass der Krebs „zufällig" an den Hoden ausbricht, genau an der gleichen Stelle, an der sein Großvater tödlich verwundet wurde. Ist es Zufall? Ist es unsichtbare Loyalität?

Vereinfachtes Genosoziogramm von Charles
Doppeltes Jahrestag-Syndrom, Wiederholung im gleichen Alter wie beim Vater (39) mit einem Kind im gleichen Alter

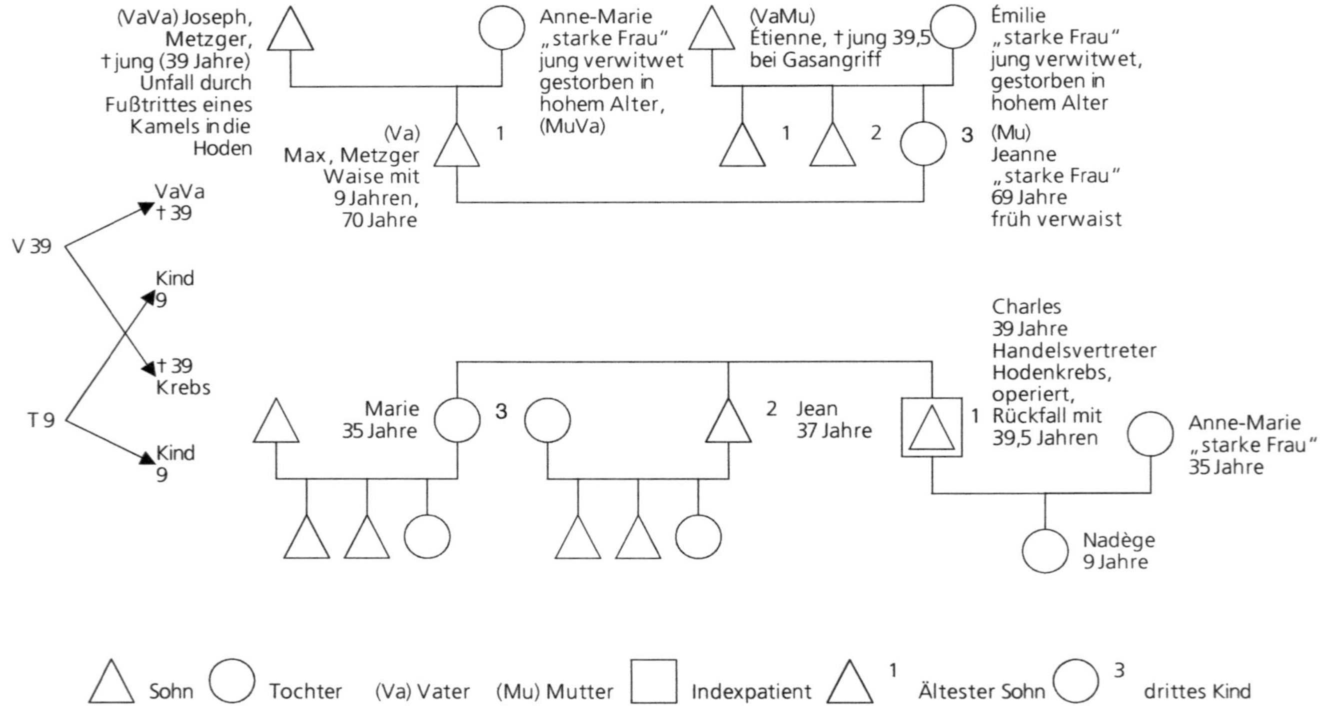

Kommentar: Man könnte sagen, dass Charles mit seinem Körper, seiner Krankheit und seinem Todesrisiko seine transgenerationalen Bindungen und seine Familienloyalität ausdrückt: Er erkrankt an den Hoden wie sein Großvater väterlicherseits (VaVa) und erleidet einen Rückfall mit Befall der Lungen wie sein Großvater mütterlicherseits (VaMu, bei einem Gasangriff gestorben) im gleichen Alter von 39 Jahren. Er hat sich operieren lassen, lehnt aber weitere Behandlungen, Chemotherapie, Radiographie und auch alternative Methoden, ab, als ob dieser Sohn und Enkel eines Metzgers nur Vertrauen in das Messer hätte. Alle Frauen der Familie sind starke Frauen, zwei Großmütter wurden in jungen Jahren Witwe. Außerdem war sein Vater mit neun Jahren Waise, und seine Tochter ist in Gefahr, ebenfalls mit neun Jahren Waise zu werden, denn Charles betrachtet sich als verloren, und seine Frau könnte auch jung Witwe werden.

Es gibt so etwas wie ein „Skript" oder ein sich wiederholendes Szenario, dass der Vater mit 39 Jahren stirbt und ein Kind von neun Jahren hat.

Man könnte auch eine Deutung zu Joseph (VaVa) machen, der in seiner Männlichkeit getroffen ist, und über die Wiederholung der Vornamen der Ehefrauen, Anne-Marie.

Mit Charles, der das alles ans Licht bringt, versuchen wir, seinen Bezugsrahmen zu verändern, sein „Verliererskript" (jung zu sterben) in ein „Gewinnerskript" umzuwandeln, nämlich: Man kann seinen Großvater lieben, ohne im gleichen Alter wie er zu sterben.

Wir vervollständigen seinen Stammbaum auf der Seite der Mutter: Seine Mutter wurde auch früh Waise. Der Vater seiner Mutter, sein Großvater mütterlicherseits, starb mit 39,5 Jahren bei einem Gasangriff während des Ersten Weltkrieges, d. h., seine Lungen waren geschädigt.

Wir können hier beobachten – und wir können das sehr oft auch bei anderen klinischen Fällen in meiner Fallsammlung von 300 bis 400 Stammbäumen (Genosoziogrammen) beobachten: Wenn Leute heiraten, geschieht das nicht rein zufällig. Sie heiraten oft Partner, die die gleiche Konstellation haben wie sie selbst in ihrer Herkunftsfamilie oder die gleichen Krankheiten oder die gleichen Vornamen oder die gleichen Traumata in der Kindheit.

Die beiden Familien dieses Paares erscheinen wie spiegelbildlich.

Schauen wir noch einmal genauer auf die persönliche Geschichte der Eltern von Charles: Seine Mutter wurde früh Waise; sein Vater wurde früh Waise, mit neun Jahren. Die beiden Großväter starben mit 39 Jahren. Der Großvater mütterlicherseits starb durch Gas (das die Lungen angreift). Es erstaunt uns nun nicht, dass Charles die Chemotherapie ablehnt, als er Lungenmetastasen bekommt, denn wie man weiß, wird bei der Chemotherapie ein Derivat des Senfgases verwendet, das die Deutschen während des Krieges 1914–1918 in Ypres und Verdun in den Schützengräben einsetzten.

Er ist an den gleichen Körperstellen erkrankt wie die beiden Großväter, an den Hoden und den Lungen. Man könnte beinahe sagen, dass er in einer *unbewussten und unsichtbaren Familienloyalität* auf den Tod seiner beiden Großväter hinweist, er erkrankt an den gleichen Organen, deren Erkrankung bei den Großvätern zum Tod geführt hat. Wir sehen auch, dass seine Frau „Marie" heißt wie seine Schwester und seine Großmutter. Aber das ist ein verbreiteter Vorname, daher statistisch nicht von Bedeutung.

Wenn man die Familienstruktur insgesamt anschaut, sieht man, dass der Großvater, der mit 39 Jahren starb, ein Kind von neun Jahren hatte, und Charles schickt sich mit 39 Jahren an zu sterben und hat ein Kind von neun Jahren. Seine Familienstruktur ist identisch mit der des Großvaters.[1]

Man kann sich fragen: Warum lehnt Charles die weitere Behandlung nach seinem Rückfall ab, in genau dem Alter, in dem seine beiden Großväter starben? Ist es ein zufälliger Tod? Oder eine Art von unsichtbarer Familienloyalität? Ist es ein zufällig so verlaufender Fall oder ein klinischer Fall, der typisch für eine große Zahl von anderen Fällen ist? Handelt es sich um zahlreiche klinische Fälle, die von mehreren Therapeuten beobachtet wurden? Erinnern wir uns daran, dass die Psychoanalyse aus wenigen gut beobachteten, gut

1 Dieser klinische Fall ist typisch für die hunderte von Kranken, bei denen ich eine familiäre Wiederholung gesehen habe, sei es eine Wiederholung von Unfällen, Autounfällen oder von schweren Krankheiten oder von Tod in einem Alter, zu einem Zeitpunkt, mit betroffenen Körperstellen, die für den Einzelnen und seine Familie von Bedeutung sind, über drei bis zehn Generationen zurück. Das nenne ich inzwischen das Jahrestag-Syndrom. Damit nehme ich – obwohl es mir damals nicht bekannt war – das Konzept von Josephine Hilgard (1989) auf über Alter, Daten, kritische Zeiten oder „Jahre erhöhter Anfälligkeit" und entwickle es weiter.

beschriebenen klinischen Fällen entstanden ist, die dann als beispielhaft betrachtet wurden.

Gleichwohl, wir wissen jetzt nach den statistischen Arbeiten von Josephine Hilgard (1989), die alle Aufnahmen in ein amerikanisches Krankenhaus in einem Zeitraum von vier Jahren berücksichtigte, dass das Konzept des Jahrestag-Syndroms – diese zweimalige Wiederholung eines Alters: Alter des Elternteils und Alter des Kindes zum Zeitpunkt des Traumas – statistisch signifikant ist (siehe Anhang 2), was meine eigenen klinischen Beobachtungen und die meiner Kollegen verstärkt.

Marc: Familiäre Wiederholung von Unfällen

Wir werden nun das „psychische Erbe" von Auto- oder Flugzeugunfällen kritisch betrachten, und wir werden entdecken, dass es ähnlich ist: Es gibt „Wiederholungen". Beginnen wir mit einem Drachenfliegerunfall.

In eine meiner Psychodrama-Gruppen kommt ein charmanter junger Mann, der offen, freundlich, entspannt, dynamisch ist – sehr sympathisch – und der sich geschickt in einem Rollstuhl bewegt. Marc ist allein im Auto gekommen und hat eine Strecke von 600 km zurückgelegt, *um an diesem Seminar teilzunehmen*. Er fährt auch allein zurück. Um in sein Auto einzusteigen, rollt er neben den Wagen, öffnet die Tür, springt auf den Vordersitz, legt den Rollstuhl zusammen und wirft ihn hinter den Sitz. Das ist nicht nur sportlich, sondern ganz erstaunlich.

Ich bemerke „dummerweise": „Monsieur, wenn man Sie so sieht, so lebhaft und fröhlich, dann scheint es Ihnen gut zu gehen, und Sie werden wohl nur noch kurze Zeit einen Rollstuhl brauchen."

Er antwortet: „Sie täuschen sich, Madame, ich werde mein Leben lang im Rollstuhl sitzen. Ich bin querschnittsgelähmt. Ich hatte einen Unfall mit einem Drachenflieger, und ich kann die Beine nicht bewegen."

„Wie ist das passiert?", frage ich.

„Wenn Sie wüssten! Es war zu dumm! Ich liebe den Sport. Normalerweise sind wir immer eine ganze Gruppe. Dieses Mal konnten meine Freunde nicht mitkommen. Ich war trotzdem auf dem Gelände, und ein Unbekannter sagte zu mir: ‚Wenn du willst, ziehe ich dich.‘ Er hat mich hochgezogen. Wenn mein Freund mich sonst zieht, fragt er jedes Mal, und das tut er wirklich immer, ob ich gut angeschnallt bin. Dann überprüfe ich das und antworte ihm: ‚Ja.‘ Dieser Fremde hat mich nichts gefragt. Ich habe vergessen, mich anzuschnallen, der Drachenflieger hob ab, und ich bin auf den Rücken gefallen. Ich habe mir den Rücken verletzt, nun bin ich querschnittsgelähmt. Das ist blöd! Ich habe nach einem Grund gesucht. Ich habe eine Psychoanalyse gemacht, Gestalttherapie, Bioenergetik. Und ich habe nicht verstanden, wie und warum ich etwas so Dummes habe tun können!“

Ich schlage ihm vor, ein Genosoziogramm zu machen.

Ich frage ihn nach seinem Alter; er antwortet: „Zweiunddreißig.“

„Haben Sie Kinder?“

„Nein!“

„Sind Sie verheiratet?“

„Nein, aber so gut wie: Ich lebe mit meiner Freundin zusammen.“

„Hat irgendjemand in Ihrer Familie im Rollstuhl gesessen?“

„Das habe ich schon überlegt, nein, niemand!“

„Das erstaunt mich sehr. Überlegen Sie gut!“

„Ach ja, das stimmt, mein Vater!

(Und das hatte er vergessen!)

„Warum war Ihr Vater im Rollstuhl?“

„Mein Vater war während des Krieges einer von den Zwangsarbeitern, die nach Deutschland abtransportiert wurden, um da zu arbeiten. Er arbeitete in einer Gießerei mit einer Gruppe Franzosen. Eines Tages konnte diese Mannschaft, mit der er arbeitete, nicht kommen, er ging ganz allein zur Fabrik. Jemand anderes arbeitete mit ihm, und dieser andere hat vergessen, den Schmelzkessel zu arretieren, der sich mit glühender Eisenschmelze über die Füße meines Vaters ergoss. Es war schrecklich, er konnte nie mehr gehen.“

Wir haben miteinander die Daten zusammengetragen: Dieser Unfall ist seinem Vater im gleichen Alter passiert, mit 32 Jahren, und zudem im gleichen Monat: im Juli. An den Tag erinnert er sich nicht mehr.

Ein solcher Unfall kann nicht erblich sein! Dennoch ist er Teil einer Familiengeschichte über zwei Generationen, weiter konnten wir nicht zurückgehen. Unter riskanten Umständen übt jemand mehrfach eine gefährliche Aktivität aus, er fühlt sich sicher, weil seine

Vereinfachtes Genosoziogramm von Marc
Ein Fall, in dem ein schwerer Unfall wiederholt wird

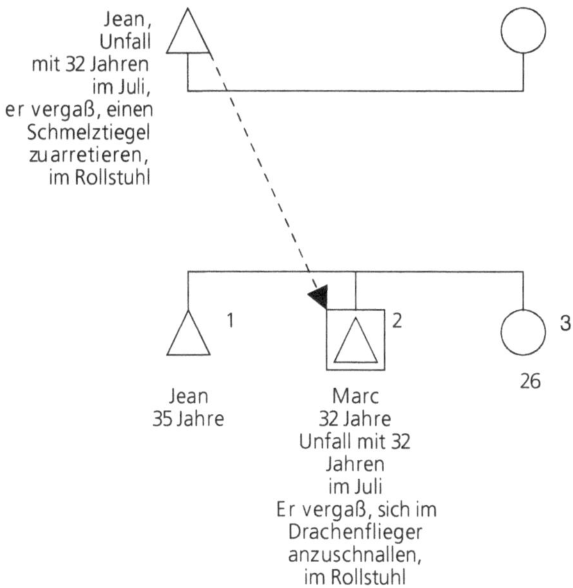

Freunde dabei sind. Eines Tages sind die Freunde nicht da, die Sicherheitsmaßnahme wird nicht getroffen, und der „dumme" Unfall passiert, und er verliert dabei seine Beine. Dem Vater und dem Sohn passiert der Unfall im gleichen Alter, im gleichen Monat und unter den gleichen psychischen Umständen.

Dass ein Zwangsarbeiter in Deutschland in einem Moment vergisst, einen Schmelzkessel zu arretieren, das kann vorkommen; aber dass man beim Drachenfliegen vergisst, sich anzuschnallen, ist äußerst selten.

Dies ist ein Beispiel für eine einfache Wiederholung, eine einfache „unbewusste und unsichtbare Loyalität" oder das Jahrestag-Syndrom, eine Wiederholung im gleichen Alter.

Wir haben viel mit Marc gearbeitet. Er war von der Übereinstimmung sehr überrascht und zugleich erleichtert, einen Grund zu finden für das, was geschehen war, selbst wenn er nicht vernünftig und die Sache nicht logisch war. Er lebt gut, er verdient seinen Lebensunterhalt, er bewegt sich allein umher, er „lebt mit einer Freundin", er macht sogar wieder Drachenfliegen. Er führt ein fast normales emotionales und soziales Leben mit Familie und Beruf. Zwei Jahre nach dieser Gruppe und der Arbeit an seiner Familie wird er sogar Vater.

Man könnte die Hypothese aufstellen, dass es sich um eine unsichtbare Familienloyalität handelt: Es gibt ein schwerwiegendes Ereignis, von dem niemand spricht; „das war nicht gerecht". Dann passiert etwas, als ob man nicht vergessen dürfte, aber nicht das Recht hätte, sich zu erinnern.

Nicht vergessen, zu vergessen

Als ich Marc frage: „Hat irgendjemand in Ihrer Familie im Rollstuhl gesessen?", ist seine erste Antwort „Nein". Er hat *vergessen,* dass seinem Vater dasselbe oder beinahe dasselbe passiert war. Gleichzeitig vergisst er *nicht,* denn er *vergaß nicht, zu vergessen,* sich im Drachenflieger anzuschnallen in dem Alter und in dem Monat, in dem sein Vater an den Füßen verletzt worden war durch etwas, was man vergessen hatte festzumachen, sodass er nie wieder laufen konnte.

Kant sagte: Erinnern wir uns daran, zu vergessen.

Es ist also wichtig, nicht zu vergessen, zu vergessen, ohne zu vergessen, auch wenn man nicht das Recht hat, es auszusprechen.

Das ist beinahe ein paradoxer Befehl (nach der Palo-Alto-Gruppe) oder eine doppelte Botschaft, die nach zwei Seiten bindend ist, ein Double-bind.

Was geschieht und wie es funktioniert, ist keineswegs klar; warum die Wiederholung? Und warum passiert Marc dieser Unfall und nicht seinem Bruder? Warum passiert es einem Familienmitglied und nicht einem anderen oder allen?

Man könnte sagen, dass man die familiäre Wiederholung sieht. Man könnte vorhersagen, dass es eine Wiederholung eines schlimmen Ereignisses geben wird, wenn man „den Stammbaum nicht pflegt". Aber es ist nicht möglich, vorherzusagen, welches der Kinder aus der Familie oder aus einer Gruppe von Cousins die unsichtbare Familienloyalität auf sich nehmen wird. Nach unseren jetzigen Kenntnissen kann eine Wiederholung nur im Nachhinein festgestellt werden.

Auch das ist ein Beispiel für das, was wir ein Jahrestag-Syndrom nennen.

In einer Gruppe, die ich in Frankreich leite, ist eine charmante junge Frau. Sie ist einverstanden, dass ich ihren Fall zitiere. Ich kann also sagen, sie heißt Jacqueline. Als ich sie das erste Mal treffe, trägt sie eine Halskrause, eine Art Stützkragen um den Hals. Ich frage sie, warum. Sie sagt, sie habe einen Autounfall gehabt. Wann? Kurze Zeit nach der Beerdigung ihres Kindes. Ich frage sie nach den genaueren Umständen: Sie war verheiratet, später wurde sie geschieden, sie hatte eine kleine Tochter, die mit zehn Jahren starb. Ihre Tochter wurde mit der Nabelschnur um den Hals geboren. Sie war lange Zeit im Koma, wurde reanimiert, aber sie blieb körperlich und geistig zurück und lebte zehn Jahre in einer Einrichtung. Sie starb im April 1986.

Ich frage sie nach ihrem Beruf: Sie ist Friseuse. Ich frage sie, ob sie noch mehr Kinder hat, sie sagt: „Nein, als ich meine Nichte gesehen habe, hatte ich keine Lust mehr auf weitere Kinder."

„Ihre Nichte?"

„Ja, die Tochter meiner Schwester."

Ihre Schwester hat eine Tochter, die mit einem Schädelbruch geboren wurde, sie sagt: „Das Gehirn rinnt aus dem Kopf heraus." Jede der Schwestern hat der anderen bei ihrer Niederkunft beigestanden. Beide hatten eine schwierige Geburt. Jacqueline hatte keine Lust mehr auf weitere Kinder.

Ich frage sie nach weiteren Details. Sie sind nur zwei Schwestern, und beide haben ein Kind, das schwere Probleme hat, die in irgendeiner Weise mit dem Kopf zusammenhängen. Seit wann? Seit der Geburt. Und die Heiraten? Beide Schwestern haben am gleichen Tag geheiratet. Ich fange an, das Genosoziogramm zu erstellen: Der Vater ist Friseur, die Mutter Friseuse. Wir gehen weiter zurück bis zur Großmutter: Sie ist Friseuse. Das ist also eine Familie, die sich seit drei Generationen um den Kopf kümmert.

Ich frage sie, wo sie geboren sind. Die Schwestern sind beide in Frankreich geboren, in den Bergen. Und ihr Vater? In Beirut. Und die Großeltern? Ihre Großmutter ist in der Türkei geboren. Ich sage: „In der Türkei? Aber warum sind Sie nach Frankreich gekommen?"

„Wir sind nach dem Völkermord an den Armeniern nach Frankreich gekommen. Es war furchtbar. Die Türken haben tausende niedergemetzelt. Meine Großmutter hat gesehen, wie die Köpfe ihrer beiden Schwestern und ihrer Mutter auf Lanzen aufgespießt wurden. Es waren so viele Köpfe!" Es gab damals mehr als zwei Millionen Tote. Ich frage sie nach dem Datum des Völkermordes, das ist der 24. April 1915; die Tochter von Jacqueline ist am 24. April 1986 gestorben.

Man kann über die Erblichkeit von Krebs oder die Neigung zu Krebs oder zu Herzkrankheiten diskutieren, aber Unfälle mit dem Auto oder mit dem Drachen oder andere – und abgeschlagene Köpfe –, das wird nicht in den Genen übermittelt. Das wird nicht körperlich weitergegeben.

Ich muss sagen, es war ein Schock, zu erfahren, dass alle diese Frauen Friseusen waren. Die Großmutter hatte die abgeschlagenen Köpfe gesehen; seither pflegen und verschönern alle Töchter Köpfe, außer einer, die Schwester von Jacqueline ist Anästhesistin – vielleicht macht sie den Tod wieder gut?

Mit dem Körper sprechen

Man hat den Eindruck, dass diese französischen Frauen armenischen Ursprungs und ihre Kinder auf eine ganz merkwürdige Art, nämlich mit ihren Körpern und den Körpern ihrer Kinder, das ausdrücken, was ihrer Gemeinschaft und ihrer Familie passiert ist. Als ob sie irgendwie den Völkermord wieder gutmachen und zugleich an ihn erinnern müssten und an die Ungerechtigkeit, an die ungerechten und vorzeitigen Tode.

Es gibt überhaupt keine Erklärung, weder medizinisch noch paramedizinisch noch psychoanalytisch noch durch Traumdeutung; es gibt keine Möglichkeit, zu erklären, wenn damals die Köpfe abgeschlagen und auf Lanzen aufgespießt herumgetragen wurden, warum dann drei Generationen später zwei kleine Mädchen geboren werden, die Probleme mit dem Hals und mit dem Kopf haben, und warum die Mutter, die davon erzählt – während sie davon spricht –, eine Halskrause trägt, um ihren eigenen Kopf zu stützen.

Als wir genauer über ihr Leben sprechen, stellt sich heraus, dass Jacqueline Gymnastiklehrerin werden wollte. Am Vorabend vor dem Auswahlwettbewerb verstaucht sie sich aber den Knöchel – Fehlleistung? Klassenneurose? Bedürfnis, zu versagen, um der Familientradition zu folgen? Sie nimmt daher am Wettbewerb nicht teil, ergreift den Friseurberuf wie ihre Mutter, ihre Großmutter und

Vereinfachtes Genosoziogramm von Jacqueline
Die Kinder aus dem armenischen Völkermord

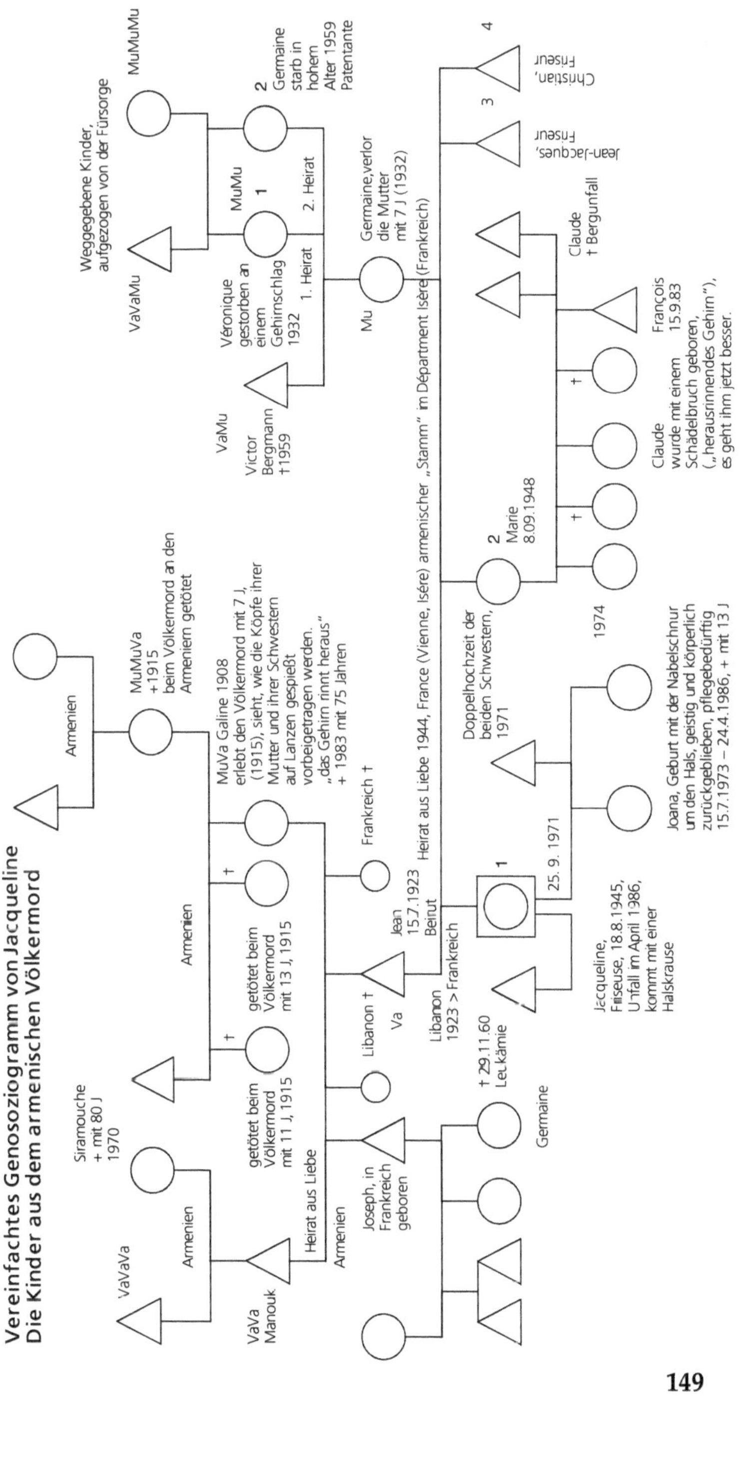

ihr Bruder und nimmt 10 Kilo zu. Ihre Mutter, die in Frankreich lebt, wurde früh Waise, genauso wie die Großmutter in der Türkei.

Den Kindern – vor allem den beiden Mädchen – wurden viele Gute-Nacht-Geschichten erzählt, die von den Terroranschlägen und den Grausamkeiten handelten, die die Türken verübt hatten.

Ich verstehe nicht, warum diese Wiederholungen geschehen, aber ich beobachte sie. Je mehr ich forsche, je mehr Genosoziogramme ich mache, desto mehr „unsichtbare Familienloyalitäten“ und Wiederholungen – unglaubliche Wiederholungen – sehe ich auftauchen. Können wir aus wissenschaftlicher Sicht sagen „purer Zufall“? Reine Koinzidenz? Die Geschichte dieser armenischen Familie ist auffallend, vielleicht die geheimnisvollste von allen, weil man überhaupt nicht versteht, wie so etwas möglich ist.

Mein Freund und Kollege, Pierre Weil, Psychologieprofessor an der Universität von Belo Horizonte in Brasilien, der drei Jahre, drei Monate und drei Tage meditierend in einem tibetischen Ashram in Frankreich verbrachte, denkt, dass man eventuell von Reinkarnation sprechen müsste. Aber das ist nicht mein Weg, und so argumentiere ich nicht.

Ich beobachte, ich sammle klinische Fälle und ich hoffe, dass die interdisziplinären Forschungen der Psychoneuroimmunologie und der transgenerationalen Psychoanalyse einige Antworten geben werden.

Valérie und Roger: Gibt es eine „Vererbung“ bei Autounfällen?

Ich werde jetzt über die „eventuelle psychische Erblichkeit“ einer Disposition zu Autounfällen sprechen, die aus einer unbewussten Familienloyalität heraus erwächst und als eine Art von Jahrestag-Syndrom angesehen werden kann.

Von Zeit zu Zeit leite ich in Kliniken Seminare für Krankenschwestern und Pfleger, die bei Schwerstkranken im finalen Stadium, vor allem von Krebs, arbeiten, und die auch Patienten auf chirurgische Eingriffe vorbereiten. Ich lasse das Klinikpersonal praktische Übungen machen. Damit sie verstehen, was Stress wirklich ist, lasse ich sie die letzte Stresssituation erzählen, die ihnen passiert ist, und wir analysieren sie miteinander.

Valérie, eine reizende Krankenschwester aus Nordfrankreich, erzählt:

„Mir ist nichts Ernsthaftes passiert, nur ein kleiner Autounfall, es war nicht wirklich Stress."

„Wie ist dieser Unfall passiert?"

„Ich fuhr mit meiner kleinen Tochter im Auto. Wir stießen mit einem leichtsinnigen Fahrer zusammen, der an dem Unfall schuld war."

„Wie alt sind Sie?"

„Ich bin 28, und meine Tochter ist vier."

„Haben Sie vorher Autounfälle gehabt?"

„Niemals."

„Überlegen Sie gut!"

„Oh, als ich ein kleines Mädchen war, hatte ich einen Unfall mit meinem Vater. Ich war vier Jahre alt. Ach, das stimmt, ich habe den Unfall mit meiner kleinen Tochter an genau der gleichen Stelle, auf der gleichen Straße gehabt, und meine Tochter ist so alt, wie ich war, als ich damals mit meinem Vater fuhr. Das ist komisch, ich habe nie daran gedacht. Ich hatte es vergessen."

Das war eine Übereinstimmung im Alter und eine Übereinstimmung der Umstände, eine Wiederholung eines doppelten Jahrestages, und sie hatte es vergessen.

Nehmen wir ein anderes Beispiel „psychischer Erblichkeit" bei einem Autounfall. Es geht um einen jungen Mann, der Roger heißt. Er ist 27 Jahre alt, Arzt, und er erzählt einen kleinen, ganz banalen Autounfall, der ihm in Paris an dem Tag passierte, an dem er sein Kind am ersten Schultag zur Schule fahren wollte. Er ist verheiratet, und sein Kind ist sechs Jahre alt. Im September hatte er einen Autounfall, nichts Besonderes, nur Blechschaden.

Ich frage ihn: „Hat in Ihrer Familie sonst noch jemand oder auch Sie selbst jemals einen Autounfall gehabt?"

„Nein, niemals."

„Denken Sie gut nach!"

„Ah doch, als ich Kind war."

Ich bitte ihn, seinen Vater und seine Großeltern über diesen Unfall zu befragen. Er erkundigt sich.

Als er ein Kind war, sechs Jahre alt, und an seinem ersten Schultag – es war der 1. Oktober – mit seinem Vater zur Schule ging, hatte er einen Autounfall. Sein Vater hatte ebenfalls einen Autounfall, als er ein Kind war und mit seinem Vater, dem Großvater, zu seinem ersten Schultag ging. Der Großvater hatte keinen Unfall an seinem ersten Schultag, denn er ging nicht zur Schule. Sein Vater war bei

Vereinfachtes Genosoziogramm von Roger
Wiederholung eines Autounfalls von Generation zu Generation

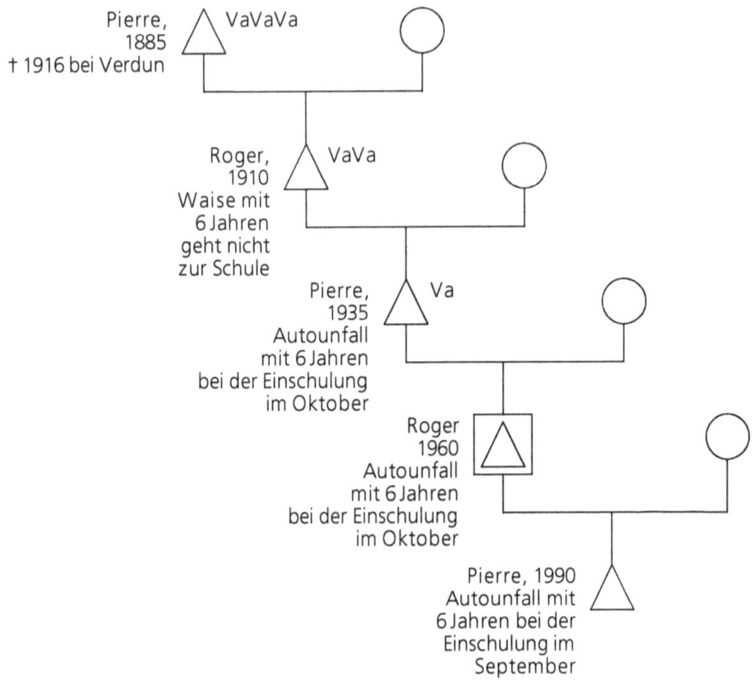

Verdun gefallen, und die Familie war sehr arm. Die jungen Kriegerwitwen erhielten damals keine Pension, zumindest nicht so schnell. Er ging also Kühe hüten und wollte eigentlich lieber zur Schule gehen.

Seitdem ist in jeder Generation der Schulanfang durch einen Autounfall auf dem Weg zur Schule gekennzeichnet. Der Erstklässler fährt mit seinem Vater, der sich extra freigenommen hat, im Auto. Normalerweise ist es eher die Mutter, die das Kind am Schulanfang zur Schule bringt. Schulbeginn ist manchmal im Oktober, manchmal im September, zu verschiedenen Daten, je nach Schuljahr.

Warum ein Autounfall, und warum nur einer?

Warum auf dem Weg zur Schule, am Tag der Einschulung?

Aus purem Zufall? Aber ist das statistisch wahrscheinlich?

Wirklich aus Zufall, über vier bis fünf Generationen? Oder passiert es aus einer inneren Notwendigkeit heraus?

Wie? Warum? Was ist wirksam im Gedächtnis? Was darf man nicht vergessen – weil es für irgendetwas anderes steht – hinsichtlich des Todes in jungen Jahren während des Krieges, der als ungerecht angesehen wird? Für die lange Zeit ausbleibende Kriegerwitwenrente für die Mutter? Für die Armut des Sohnes eines Helden, der auf dem Feld der Ehre gefallen ist? Für die Unmöglichkeit, zur Schule zu gehen? Für die Gleichgültigkeit der Nachbarschaft oder der Gesellschaft oder der Familie gegenüber ihrem Schicksal? – und für das Gefühl, vielleicht sogar den Groll, den man von Generation zu Generation weitergibt? Das Datum des Schulanfangs hat in fünf Generationen variiert, Oktober oder September, aber die Zeit bleibt dieselbe, die Einschulung, der erste Tag, unterwegs zur Schule, und es ist die gleiche Konstellation (doppelter Jahrestag) und der gleiche Kontext mit derselben Familiensituation: Der Vater begleitet seinen Sohn in die Schule, in einen neuen Lebensabschnitt.

Also liegt auch hier die Wiederholung eines doppelten Jahrestages vor unter den gleichen Umständen oder eher noch in der gleichen Konstellation.

11 Die Familienkonstellation und das Syndrom des doppelten Jahrestages

Mit Familienkonstellation meine ich Folgendes: ein Elternteil, Vater oder Mutter in einem bestimmten Alter – sagen wir einunddreißig, mit einem Kind in einem bestimmten Alter – sagen wir sechs Jahre, und ein *Lebensereignis*, z. B. der Unfall auf dem Weg zur Einschulung.

Ich habe nun mehr als zehn Jahre Erfahrung in der Arbeit mit dem Genosoziogramm und eine ansehnliche „Sammlung“ von klinischen Fällen, und ich habe sehr viele Wiederholungen der Konstellation des doppelten Jahrestages gesehen, über zwei oder drei Generationen hinweg, manchmal über fünf oder sechs.

So komme ich dazu anzunehmen, dass es vielleicht eine Zeit erhöhter Anfälligkeit der Menschen gibt, wenn sie in das Alter kommen, in dem irgendjemand in ihrer Familie „Schwieriges“ erlebt hat oder einer traumatischen Erfahrung ausgesetzt war, sei es einer schweren Krankheit, einem Unfall, einem Tod, einer Ungerechtigkeit. Dieser Zeitabschnitt wird zu einer „Jahrestag-Zeit“.

Jahrestag-Zeit mit erhöhter Anfälligkeit und mit Stress

Simone de Beauvoir starb in der Nacht des 14. April 1986, nur wenige Stunden vor dem sechsten Todestag ihres früheren Lebensgefährten Jean Paul Sartre († 15. April 1980).

Es gibt manchmal „schlechte Phasen“, „schwarze Zeiten“ mit Unannehmlichkeiten und „Zwischenfällen“. Die Menschen wissen nicht, warum sie Angst haben, sie sind nicht auf der Höhe, schlafen nicht gut, sie fühlen sich nicht wohl, sie „fangen jeden Bazillus auf“, es passiert ihnen ein Missgeschick nach dem anderen; eine Grippe, ein kleiner Autounfall, sie verstauchen sich den Knöchel, oder es geschieht etwas Schlimmeres, gar Tödliches. Sie empfinden ein Leiden, das man auf „auf dem Röntgenschirm" nicht sieht und auch bei einem Bluttest nicht entdeckt. Sie erleiden diese schlimme Zeit, ohne zu wissen, warum. Sie gehen von Arzt zu Arzt, der immer nichts findet, aber manchmal haben sie Krebs oder müssen sich operieren lassen und haben einen unerklärlichen Zwischenfall während der Operation oder bekommen postoperative Komplikationen oder haben einen Verkehrsunfall.

Wenn man ein Genosoziogramm macht und die wichtigen Fakten, die Lebensereignisse *(life events)* mit Daten und Alter notiert, dann sieht man sehr oft, dass genau dieser Moment, diese Phase, dieses Alter wie zufällig der Zeitpunkt des Todes von jemand anderem ist, der Zeitpunkt einer Trennung, einer Entfremdung, eines Krankenhausaufenthaltes *oder eines anderen traumatischen Ereignisses*.

Hier ist ein Beispiel: Jeanne hatte bei einem kleinen Autounfall einmal große Angst. Sie hatte eine Panne in einem Tunnel und musste ihr Auto schieben. Sie hatte Angst, getötet zu werden. Sie warf sich Nachlässigkeit vor, denn ihr Bordcomputer hatte ihr den Ausfall angezeigt, aber sie hatte diese mechanische „Warnung" vernachlässigt. Im Laufe der Arbeit mit uns erinnerte sie sich plötzlich daran, dass sie genau im gleichen Alter war wie ihr Vater, als der einen tödlichen Autounfall hatte. Es war das gleiche Datum, der 6. Dezember. Man könnte die Hypothese aufstellen, dass Jeanne unbewusst ein Risiko eingegangen war – das tödlich hätte sein können – an diesem Jahrestag eines Todes, dessen genaues Datum sie vergessen hatte.

Am 22. November 1963 entschied sich Präsident Kennedy, ohne das kugelsichere Dach auf seinem Auto durch Dallas zu fahren. Er hatte die Morddrohungen „vergessen", ebenso die Tatsache, dass sein Urgroßvater, Patrick, am 22. November 1858 gestorben war. Das Ereignis hatte er vergessen, er hatte aber nicht vergessen, ein Risiko einzugehen.

Zwei Brüder, nur einer überlebt

Seit mehreren Jahren halte ich jedes Jahr an der Universität Nizza einen Kurs über das „Ungesagte" von den Gefühlen in Familien. Ich wollte das mit einem Genosoziogramm an der Tafel demonstrieren.

Ein etwas apathisch wirkender Student war bereit, als Freiwilliger mitzumachen. Er war dreiunddreißig Jahre alt, nennen wir ihn Bernard.

Als wir das Genosoziogramm machten, seinen Stammbaum, zeigte sich, dass sein älterer Bruder an einer versehentlich eingenommenen Überdosis von Medikamenten starb – ich würde nicht sagen, dass er Selbstmord beging –, mit dreiunddreißig Jahren. Als Bernard sich dem Alter von dreiunddreißig näherte, dem Alter, das sein Bruder Lucien hatte, als er starb, erlebte er eine ganze Reihe von Krankheiten und Unfällen: Grippe, Bronchitis, Pneumonie, Autounfall usw.

Als man darüber sprechen konnte und die eventuellen Verbindungen zum Tod seines Bruders ans Licht kamen, verschwanden die Symptome, ohne eine richtige Psychotherapie, aber vermutlich infolge der therapeutischen Wirkung der Demonstration und einiger nachfolgender Gespräche.

Bernard entdeckte, dass er tatsächlich „das Leben meines Bruders übernommen hatte, so wie es gewesen war".

Sein Bruder Lucien hatte zwei Kinder, im Abstand von drei Jahren; er selbst hatte zwei Kinder mit drei Jahren Abstand. Sein Bruder bewohnte ein großes Haus, er hatte gerade ein großes Haus gekauft, das dem seines Bruders ähnlich war. Bernard hatte sich sozusagen mit Lucien identifiziert und wartete mit großer Furcht auf seinen dreiunddreißigsten Geburtstag und – auf das Ende seines Lebens.

Er machte keine Pläne mehr. Er schlief schlecht. Die Menschen um ihn herum verstanden nicht, was mit ihm los war – weder seine Familie noch sein Arzt noch der Psychotherapeut, den er aufgesucht hatte.

Wir fingen an, zusammen zu arbeiten, und versuchten, das innere unbewusste Programm – sein Lebensskript –, das er sich gemacht hatte,[1] zu verstehen und eine „Deprogrammierung" und eine „Neuprogrammierung" zu machen.

1 Wir streiften seine Kindheit, die er brav und fleißig in einem katholischen Internat verbracht hatte, sahen die Bedeutung, die sein Bruder, mehr als er, dem Leiden Christi und Christi Tod mit dreiunddreißig Jahren gegeben hatte, und dessen Interesse an Lektüre zur Nachfolge Christi.

Vereinfachtes Genosoziogramm von Lucien und Bernard
Identifikation mit einem verstorbenen älteren Bruder

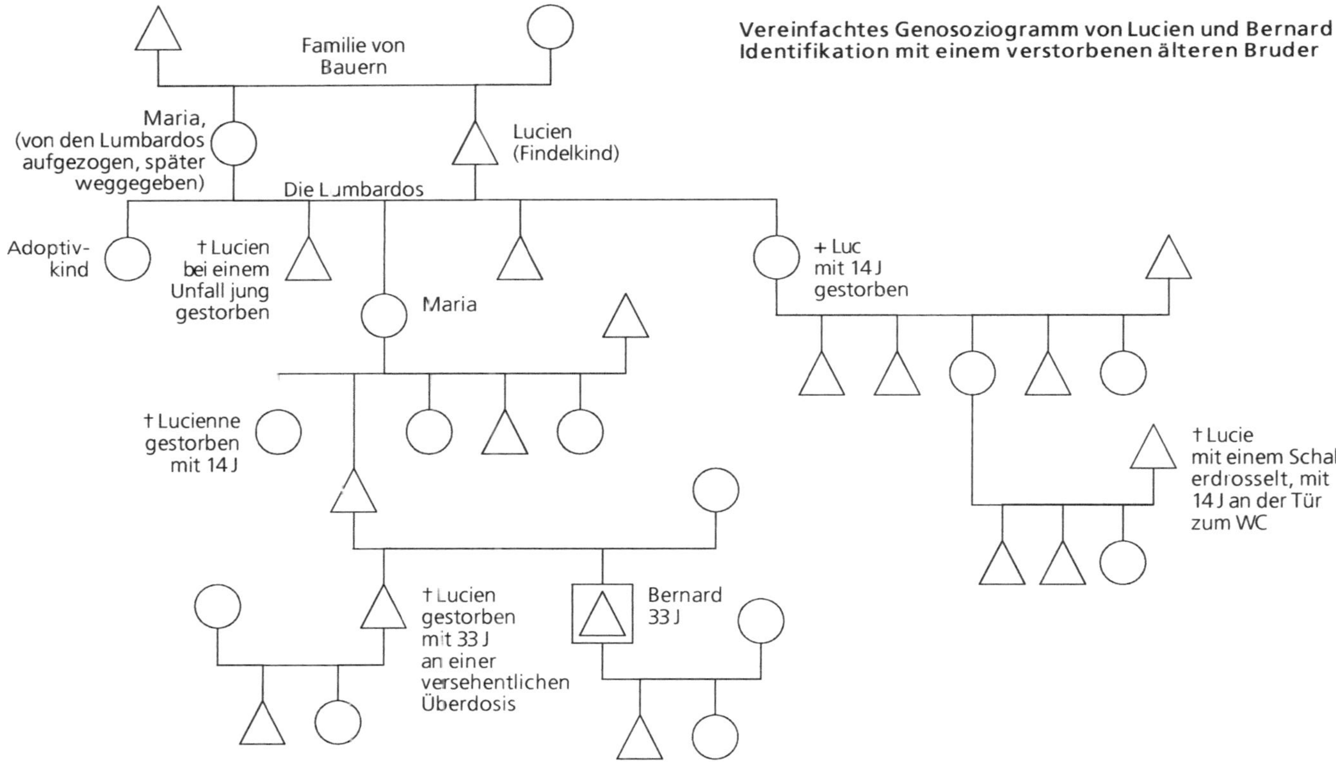

Mit meiner Hilfe entschied sich Bernard, dass er nicht verpflichtet war, im gleichen Alter wie sein Bruder zu sterben. Als er die Wiederholung einmal verstanden hatte und entschieden war, nicht aus „Familienloyalität" in die Wiederholung einzusteigen, da ging es wieder bergauf mit ihm. Er blühte auf, bekam wieder Kraft und veränderte sein Leben vollständig. Er wurde Vater eines dritten Kindes, worüber er sehr glücklich war. Seine Frau und er planten sogar noch ein viertes. Er wechselte in einen anderen Beruf, verkaufte sein großes Haus und nahm sich eine Wohnung an einem anderen Ort. *Als ich ihn zehn Jahre später wiedersah, ging es ihm sehr gut.*

Diese unbewusste Identifikation mit seinem Bruder ist relativ leicht zu verstehen, aber wir müssen auf Bernards Familiengeschichte zurückkommen, denn wir sind da auf viele per Vernunft nicht erklärbare Ereignisse gestoßen. Man könnte sagen, dass diese unerklärlichen Ereignisse sich zufällig in dieser Familie wiederholen. Aber es stellt sich wieder die Frage: War es Zufall oder innere Notwendigkeit? Schauen wir genauer auf seine Familiengeschichte.

Lucien und Frau André: Der genealogische Inzest

Wenn man das Genosoziogramm von Bernard genau anschaut, zeigt sich, dass er sechsundzwanzig Cousins und Cousinen ersten und zweiten Grades hat, ihre Kinder eingeschlossen. Von diesen sechsundzwanzig heißen vierzehn Luc, Lucien, Lucie, Lucienne; neun von ihnen sind unter tragischen Umständen oder durch Unfälle jung gestorben.

Geht man seinen Stammbaum weiter zurück, entdeckt man, dass – vor mehr als einem Jahrhundert – sein Ururgroßvater italienischen Ursprungs ein Findelkind war. Er wurde auf den Stufen einer Kirche von einem Arzt gefunden, der das Kind von einer Bauernfamilie adoptieren ließ. Diese Leute waren sehr arm. Sie nahmen im folgenden Jahr noch ein anderes Baby auf, das im Dorf gefunden worden war. Der kleine Junge und das kleine Mädchen wuchsen zusammen auf und liebten sich sehr, selbstverständlich wie Bruder und Schwester. Die Bauersleute hatten nicht die Mittel, beide Kinder zu behalten. Sie adoptierten daher das kleine Mädchen nicht, sondern brachten es in ein Kloster, damit andere sich um das Kind kümmerten.

Der kleine Junge, der das kleine Mädchen sehr liebte, unternahm große Anstrengungen, sie wieder zu finden. Er fand sie tatsächlich

Vereinfachtes Genogramm von „Frau André"
Ein „genealogischer Inzest"

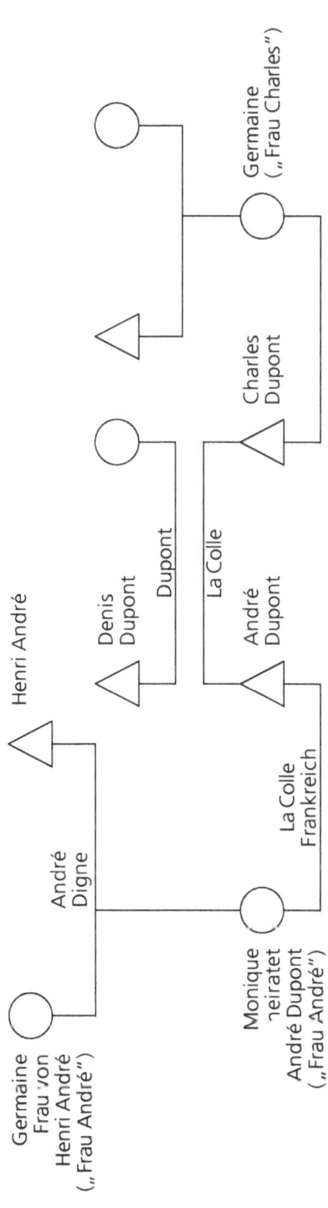

wieder, bezahlte ihr Studium und heiratete sie. Die beiden waren nicht wirklich Bruder und Schwester, sie waren nicht einmal beide von der Familie nach dem Gesetz adoptiert worden, sie waren auch nicht Milchbruder und Milchschwester, sondern nur eine Zeit lang von der gleichen Pflegemutter aufgezogen worden, die eines von ihnen behalten und das andere weggegeben hatte. Es gab also keinen „Inzest". Sie waren nur zusammen aufgewachsen.

Wir nennen das einen „genealogischen Inzest". Der Junge hieß Lucien. Die meisten der Nachkommen, die den gleichen Vornamen trugen, starben unter tragischen Umständen – gemäß der Familiengeschichte. *Warum*? Wir wissen es nicht. Es gibt keine Erklärung, nur verschiedene Gründe, für jeden von ihnen andere. *Wie*? Wir wissen es nicht. Ist es wirklich nur „Zufall"?

Es scheint, als ob man sich in dieser Familie für diesen „genealogischen", „nicht realen" Inzest bestrafen wollte, indem man immer wieder den Vornamen Lucien gab, dessen Träger dann durch wiederholte tödliche Unfälle gestraft wurden. Damit stellt sich das Problem des Nichtgesagten und der Wiederholung.

Ist es die Folge einer belastenden Prophezeiung?

In dieser Geschichte haben wir einen kleinen Jungen und ein kleines Mädchen, die nicht Bruder und Schwester sind, weil sie beide Findelkinder sind und nur bei der gleichen Pflegemutter aufgewachsen sind. Sie heiraten und haben mehrere Kinder. Von den Nachkommen sind viele von denen, die, wie der erste, Lucien hießen, durch Unfälle ums Leben gekommen. Lucien, der Bruder Bernards, starb zufällig, und der verbleibende Bruder wäre beinahe gestorben, hätten wir nicht durch die transgenerationale Arbeit die Kette unterbrochen und „durchbrochen".

„Genealogischer Inzest" kommt häufig vor.

Nehmen wir den Fall einer jungen Frau, die, sagen wir, Monique heißt, Monique André, Tochter von Henri André. Sie heiratet „André Dupont". In ihrem Dorf nennt man sie „Frau André", um sie von ihrer Schwiegermutter und ihrer Schwägerin zu unterscheiden. Aber so gebraucht man für sie den gleichen Namen wie für ihre Mutter. Sie heißt „Frau André", als ob sie die Ehefrau ihres Vaters wäre. Das ist kein Inzest, es hat nicht einmal den Reiz des gleichen Namens. Es ist nicht gesetzlich verboten, aber es kann eine Reihe von Problemen verursachen, die sehr ernst werden können: Fälle von Krebs, Selbstmorden, Depressionen. Didier Dumas, ein französischer Psychoanalytiker, hat in *L'Ange et le fantôme* (1985a) eine Familie dieser Art beschrieben: Zwei Schwestern heiraten zwei Männer mit gleichen Familiennamen, und eine Schwester begeht das, was man einen „genealogischen Inzest" nennt. Das nahm ein schlimmes Ende. Es gab eine Reihe von Todesfällen bei den Ehemännern und Kindern und Selbstmorde usw.

Die Familie Martin-Leroux: Dreifacher genealogischer Inzest

Ich möchte auf den Fall von genealogischem Inzest, den Didier Dumas zitiert, zurückkommen. Eine unserer Studentinnen an der Universität Nizza, Catherine Mesnard, hat dazu das Genogramm und die Analyse gemacht: Alphonse Martin heiratete in der Mitte des 20. Jahrhunderts Victorine Rosier, die ihm drei Töchter schenkte, Marie, Augustine und Joséphine. Die beiden letzten Kinder trugen Vornamen, bei denen die weibliche Form von der männlichen abgeleitet ist, denn eigentlich wollte Alphonse Martin Jungen haben.

Joséphine Martin heiratete einen Mann mit dem Vornamen Martin. Sie hieß also dann: Madame Martin-Leroux. Das war der erste genealogische Inzest (Mesnard 1986, p. 115 s.).

> „Marie Martin, ihre jüngere Schwester, heiratete einen Mann, der auch Leroux hieß, aber mit Vornamen Émile." Zweiter genealogischer Inzest. „Diese beiden Männer waren nicht verwandt. Im Endeffekt erschienen nun Joséphine und Marie, nachdem sie ihren Mädchennamen aufgegeben hatten, als miteinander verheiratet. Als Joséphine wieder den Namen Martin annahm, stiftete sie genealogisch Verwirrung über ihren Platz. Dadurch, dass sie die Funktion des Mädchennamens leugnete, entstand der Eindruck einer imaginären Hochzeit zwischen den beiden Schwestern, was wiederum ihre Weiblichkeit verleugnete" (Dumas 1985a, p. 80).

Nachdem Martin Leroux mit Joséphine sieben Kinder gezeugt hatte, erhängte er sich. Als Witwe lebte Joséphine eine Zeit lang mit einem Mann zusammen. Als sie von ihm schwanger wurde, trennte sie sich von ihm, und er verschwand somit aus dem Familienroman.

Der Mann von Marie starb ebenfalls, an Tuberkulose, daraufhin heiratete Marie einen Auguste. Da wir wissen, dass Maries Schwester Augustine hieß, könnten wir die Hypothese eines doppelten genealogischen Inzests bei Marie aufstellen.

Vereinfachtes Genosoziogramm der mütterlichen Seite von Jean-Michel Lebois
Klinischer Fall, zitiert von D. Dumas, das Genogramm wurde erstellt von Cathérine Mesnard.

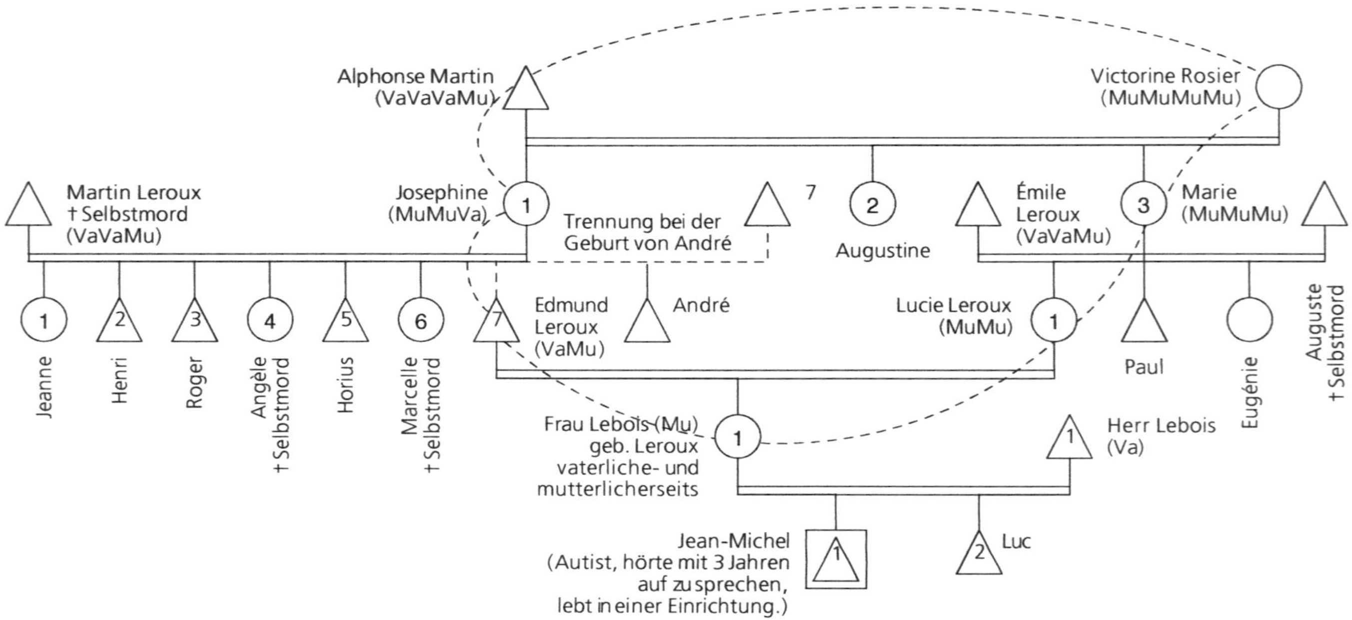

Sie hatte von ihrem zweiten Mann zwei Kinder, dann beging dieser Selbstmord.

Lucie, das einzige Kind aus der Verbindung Marie – Émile, war sechs Monate alt, als ihr Vater starb. Lucie Leroux, die Großmutter von Jean-Michel, heiratete ihren Cousin zweiten Grades, Edmond Leroux, Witwer. Seine Frau war an Tuberkulose gestorben. Dritter genealogischer Inzest. Ihr Enkel, Jean-Michel, war ein autistisches Kind, das mit drei Jahren aufhörte zu sprechen und sich von der Welt zurückzog.

Zweimal „die junge Frau Ravanel": Ein ungelöster genealogischer Inzest

Um den „genealogischen Inzest" und „Heiraten mit doppelter Verschwägerung" besser zu verstehen, nehme ich das Beispiel eines anderen klinischen Falles.

Josée, eine nette Frau von zweiundvierzig Jahren, hat Brustkrebs. Ich forsche mit ihr, unter welchen Umständen sie den Brustkrebs bekommen hat, zu welchem Zeitpunkt und was damals in ihrem Leben geschehen ist. Sie antwortet mir, dass in ihrem Leben nichts Besonderes passiert sei, und sie verstünde auch nicht, warum sie Krebs bekommen habe. Ihr Leben verläuft angenehm, leicht. Sie arbeitet in einer mittelgroßen Provinzstadt als Sekretärin in einem medizinischen Zentrum, das gut eingeführt ist. Es gibt kein Stressereignis, das das Auftreten dieser Krebskrankheit im Jahr 1986 erklären könnte.

Ich frage sie:

„Was ist ein Jahr vor 1986 passiert?"

„Nichts."

„Und davor?"

„Meine Schwester hat geheiratet."

„Wen?"

„Meinen Schwager."

Wir sehen hier zwei Schwestern, die zwei Brüder geheiratet haben. Unsere Kranke war „die Jüngste", die ihre ganze Kindheit darunter gelitten hatte, die kleine Schwester zu sein. Sie hatte kein eigenes Zimmer, sie war nicht mehr geplant gewesen, daher hatte man einfach ein drittes Bett in das Zimmer ihrer beiden Schwestern gestellt. Sie trug die Kleider der großen Schwestern auf, sie hatte nichts „Eigenes", bis sie heiratete. Da wurde sie – sagen wir – „die junge

Vereinfachtes Genosoziogramm von Josée,
Zweimal „die junge Frau Ravanel“,
zwei Schwestern heiraten zwei Brüder

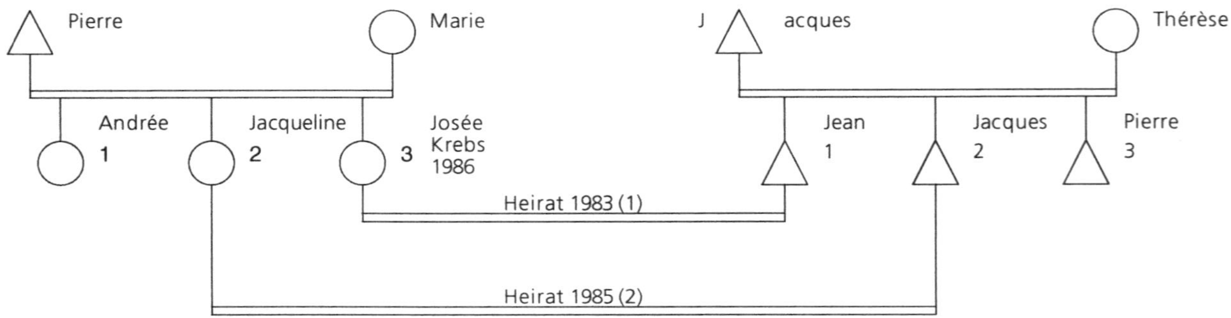

Frau Ravanel". Sie blühte auf und wurde eine Schönheit. Da sie „nett" war, lud sie ihre Brüder, ihre Schwestern, ihre Schwager und ihre Schwägerinnen ein. Da geschah es, dass eine ihrer Schwestern, Jacqueline, ihren Schwager Jacques heiratete und so auch eine „junge Frau Ravanel" wurde. Josée fühlte sich ihres neuen Familiennamens und ihres Platzes an der Sonne beraubt. Es gab eine neue „junge Frau Ravanel", damit vielleicht eine zu viel.

Es kam noch schlimmer: Ihre Schwiegermutter mochte ihre Schwester sehr, so wie die Mutter bereits die Schwester vorgezogen hatte. Josée erlaubte sich nicht einmal, Groll zu empfinden über dieses Eindringen in ihr Gebiet und über ihre Entthronung. Stattdessen quälte sie sich und „bekam Krebs", wie sie spontan sagte. Man hatte ihr ihr „Eigenes" gestohlen, nämlich die „junge Frau Ravanel" zu sein. Nun, da es zwei gab, stimmte es nicht mehr für sie. Sie fühlte sich aufs Neue ihrer Identität und ihres Raumes durch ihre Schwester beraubt.

Es wurde unerträglich! Zudem fühlte sie sich ohne Schutz, „ohnmächtig" in dieser Situation, ohne jede Hoffnung. Hoffnungslos und hilflos würden die Spezialisten diesen Zustand nennen. Es war ein hoher Verlust an Identität und in der Situation *ein zweiter Verlust eines Liebesobjektes*, der das Trauma und den größeren Verlust eines Liebesobjektes in ihrer Kindheit wieder wachrief, einen Verlust, über den sie nie hatte sprechen, nie hatte weinen können, der nie zu Ende betrauert worden war. Das ist eine Situation, die man oft beim Auftreten von Krebs antrifft, wie der amerikanische Psychologe Laurence LeShan (1999) beschreibt.[2]

Nachdem wir das alles hatten ans Licht bringen und durcharbeiten können, wurde Josée gesund, gleichzeitig wurde sie natürlich medizinisch behandelt, machte Sport, Entspannungsübungen mehrmals am Tag, positive Visualisierung, Yoga und eine Psychotherapie.

In diesem Fall handelt es sich vielleicht auch um einen „genealogischen Inzest".

2 LeShan spricht von einem „Verlust eines Liebesobjektes" im Leben von Kranken, einem zweiten Verlust, der das Trauma und die Verletzung durch einen ersten noch größeren Verlust eines Liebesobjektes in der Kindheit wachruft, einen Verlust, über den nicht gesprochen, nicht geweint werden konnte – und der nicht betrauert wurde. Das findet man oft bei Krebspatienten, vor allem, wenn sie recht zurückhaltende Menschen sind.

Josée blieb mit ihrer Herkunftsfamilie sehr verbunden. „Zufällig" hatte sie einen Mann geheiratet, der ihren Mädchennamen als Spitznamen hatte, aber einen anderen Familiennamen. Wir sollten nebenbei anmerken, dass viele Beziehungen und Verbindungen, die zu einer Heirat führen, bei Familientreffen und Familienfeiern, Taufen, Hochzeiten, Beerdigungen entstehen.

Das Inzestverbot betrifft und berührt nicht die durch Heirat Anverwandten und ihre Familie. Es gibt nicht einmal eine Bezeichnung für diese Beziehungen zwischen zwei Familien, die durch die Heirat ihrer Kinder miteinander verbunden sind – auch nicht für die Kinder von zwei Geschiedenen, die einander heiraten und als eine erweiterte Patchwork-Familie unter einem Dach leben. Jeder der Brüder ist frei, sich zu verlieben, in wen er will, sogar in die Schwester der „neuen Schwester" (Schwägerin). Die doppelten Hochzeiten und die doppelten Verschwägerungen haben manchmal einen „Inzest in Stellvertretung" zur Folge. (Siehe dazu die Geschichte von der Konzeption von Guy de Maupassant im Anhang 4.)

Doppelte Verschwägerung

Es gibt kein Gesetz, das zwei Brüdern verbietet, zwei Schwestern zu heiraten, oder einer Schwester und einem Bruder, einen Bruder und seine Schwester zu heiraten.

Freud[3], beispielsweise, und seine Schwester Anna haben Bruder und Schwester Bernays geheiratet.

1882 begegnet Freud (1856–1939) Martha Bernays (1861–1951). Seine Schwester Anna (1858–1955) heiratet 1883 Éli Bernays (1860–1923), Bruder von Martha. Dann, 1896, heiratet Freud seine angeheiratete Schwägerin, Martha Bernays, Schwester des Ehemannes seiner Schwester Anna. Jeder gibt der Lieblingstochter den Namen der anderen.[4]

3 Freud erwähnt übrigens seine Geschwister in seiner Autobiographie nicht, außer Anna.

4 Jedes der Paare gab seiner Tochter den Vornamen der anderen Schwester: Éli und Anna Bernays nannten ihre Tochter Martha, und Sigmund Freud und seine Frau Martha nannten ihre Tochter Anna (1895–1982). Diese Lieblingstochter Freuds arbeitete mit ihm zusammen und wurde Psychoanalytikerin. Im Jahr 1896 kam die Schwägerin Freuds, Minna Bernays (1865–

In einigen Gegenden, in der Bretagne und in der Normandie z. B., sind diese doppelten Hochzeiten von zwei Brüdern, die zwei Schwestern heiraten, oder unter Cousins oft Tradition, und zwar, um den Familienbesitz an Land zu erhalten.

Es gibt eine häufige transgenerationale Wiederholung von Heiraten zwischen Cousins. Martine Segalen konnte sogar 1985 in *Quinze générations de Bas-Bretons* schreiben: „Zwei Paare der Vorfahren heiraten immer wieder untereinander über mehrere Generationen." Sie wies auf diese mehrfachen Verschwägerungen hin.

Aber viele Frauen leiden darunter, dass ihre Schwester den Bruder ihres Mannes heiratet. Es ist schwierig für sie, ihren neuen Familiennamen mit einer Schwester zu teilen, von der sie gehofft hatten, sie los zu sein, als sie ihre Herkunftsfamilie verließen. Manche Schwiegermütter können ihren Namen nicht mit „einem Anhängsel", der neuen Schwiegertochter, teilen. Es sind verschiedene Familienkombinationen möglich, die manchmal Probleme, meistens Dramen heraufbeschwören.

„Unechte" Brüder und Schwestern, die unter dem gleichen Dach aufwachsen oder: Die Patchwork-Familie

Nehmen wir das Beispiel von zwei Frauen, Mutter und Tochter, die einen Vater und einen Sohn[5] heiraten und die daher zum zweiten

1941), in das Haus Freud. Ihr Schlafzimmer lag neben dem der Freuds, die ihre sexuelle Beziehung beendeten. Wenig später, noch im Jahr 1896, starb Freuds Vater Jacob (1815–1896), und Freud begann seine Eigenanalyse. Es scheint, dass Freud leicht traumatisiert war durch den Tod seines jüngeren Bruders Julius, mit neun Monaten (1857–1858), im gleichen Jahr 1858 starb sein Onkel Julius, mit zwanzig Jahren, der kleine Bruder seiner Mutter Amalie. Freud behielt aber seinen Platz als privilegierter ältester Sohn. Sigmund Freud und Anna Freud-Bernays waren die einzigen in ihrer Verwandtschaft, die emigrierten und nicht in den Jahren 1942–1943 getötet wurden.

5 In meiner Arbeit *Précis de psychodrame* (1966; dt. 1979: Psychodrama) habe ich von einem Fall berichtet: Gisèle war psychotisch geworden und in ein psychiatrisches Krankenhaus gekommen, weil sie versucht hatte, ihre Mutter zu ermorden. Die Mutter und die Tochter hatten einen Vater und einen Sohn geheiratet. Sie trugen also den gleichen Namen und wohnten im selben Haus. Dadurch, dass die Mutter einen Witwer geheiratet hatte, wuchs

Mal den gleichen Namen tragen. Sie leben unter dem gleichen Dach, sie streiten um ihr Revier, die Küche, das Haus oder das Land und das Erbe, selbst wenn dieses finanziell nicht von Bedeutung ist.

Man begegnet sich im Haus, und diese Heiraten vereinen im Allgemeinen Sohn und Tochter aus vorangehenden Ehen eines wieder verheirateten Paares zu einer erweiterten oder „Patchwork-Familie".

Manchmal aber heiratet der Stiefvater, der zweite Mann oder Lebensgefährte der Mutter oder Vater des Ehemannes seine Schwiegertochter oder Stieftochter. Das ist auch ein Fall von „genealogischem Inzest", eine Verwirrung der Beziehungen und der Generationen – das bleibt nicht ohne unheilvolle Folgen, selbst wenn es gesetzlich nicht verboten ist (siehe Anhang 7).

Gisèle mit dem Sohn ihres Stiefvaters, einem Jugendlichen, unter dem gleichen Dach auf. Die „Eltern" zogen sie zusammen auf als Bruder und Schwester in einer „zusammengesetzten Familie". Die beiden Jugendlichen aber „gingen miteinander" und heirateten. Nach der Geburt ihres Kindes erlitt Gisèle einen psychotischen Zusammenbruch und wurde in die Psychiatrie eingewiesen.

12 Vermächtnisse und Familienstruktur

Wenn man Familienstrukturen aus der Nähe betrachtet, entdeckt man eine bestimmte Anzahl von „erblichen Strukturen“ mit Wiederholungen, über die nicht bewusst entschieden wurde und die nicht bemerkt werden.

Das, was wie erblich, „zufällig“ erscheint, ohne klar umschrieben zu sein, kann beispielsweise die Zahl der Kinder sein, der Abstand zwischen ihnen, die Anzahl der Heiraten, der Fehlgeburten und Abtreibungen. Es gibt Familien, in denen es üblich ist, nur einmal zu heiraten, und Familien, in denen man mehrmals heiratet und sich auch wieder verheiratet. Es gibt Familien, in denen die Partner das zweite, dritte oder vierte Mal verheiratet sind. Ich habe bisher keine Familie angetroffen, in der die Partner das fünfte Mal verheiratet sind, aber in den USA gibt es das. In manchen Familien gibt es eine Scheidung oder Witwenschaft, einen Suizid, gewaltsamen Tod, uneheliche Kinder, Kinder aus einem Ehebruch oder nur legitime Kinder. Es gibt leichtsinnige Familien und sparsame Familien, solche, die die soziale Leiter hinabsteigen und solche, die sie hinaufsteigen.

Es ist, als müsste die Komposition und Struktur der Familie sich wiederholen und sei erblich, psychisch erblich; als gäbe es eine ungeschriebene Regel, die *jedes Familienmitglied* in seinem Geist und in seinem Körper befolgt.

Manche Vermächtnisse, manche „Erbschaften“ können besondere Begabungen sein, wie die musikalische Begabung der Familie Bach – Johann Sebastian, Johann Christian. Andere erben *Eigenschaften* wie Geduld, Geschicklichkeit, eine sportliche oder künstlerische Veranlagung, technische oder manuelle Fertigkeiten. Aber in diesen erblichen[1]

1 Erblich ist hier mehr psychisch oder mental gemeint als biologisch – vielleicht nach Art eines Engramms, d. h. wie eine bioelektrische Spur, die im Gedächtnis durch Ereignisse zurückgelassen wird.

Strukturen tauchen manchmal Dinge auf, die schwer zu verstehen sind.

Die Familie Mortelac: Tod von kleinen Kindern über mehrere Generationen

Hier ist die Geschichte der Familie – sagen wir – Mortelac, eine alte, bekannte französische Adelsfamilie, deren Ursprünge bis in die Zeit der Kreuzzüge zurückgehen. Am Ende eines Vortrags über *Repetitive transgenerationale Bindungen* schlug mir ein unbekannter Zuhörer vor, noch etwas „trinken zu gehen" und ein wenig zu diskutieren, denn er wollte mit mir über das sprechen, was mein Vortrag in ihm angerührt hatte: die dramatischen Lebensereignisse, die sich in seiner Familie von Generation zu Generation wiederholen. Als Kind erlebte er ein Trauma durch den Tod seines kleinen Bruders. Er erzählte mir, dass dieser – sagen wir – Jean de Mortelac hieß, und soweit er die Familiengeschichte kenne, eine Geschichte von mehr als tausend Jahren, sei es immer so gewesen, dass in jeder Generation ein Kind von drei Jahren oder jünger im Wasser stirbt, in einem See, im Meer, in einem Teich. Diese wiederholte Bedrohung ängstigte ihn im Voraus so sehr, dass er sein Problem dadurch gelöst hatte, dass er nicht heiratete und keine Kinder hatte.

Wir wissen, dass Familiennamen ihren Ursprung häufig in Spitznamen haben, die verbunden sind mit einem Ort (Bach, Kornfeld), mit einer Gegend (Schwaben, Franken), mit einem Beruf (Müller, Fischer), mit einer körperlichen (Klein, Schwarz) oder moralisch-intellektuellen Eigenart (Fromm, Zweifel) oder an ein Ereignis erinnern sollen (Faller).

Der Name de Mortelac (franz. *mort* – „tot" und *le lac* – „der See") weist darauf hin, dass sich wahrscheinlich früher ein schrecklicher Todesfall ereignet hatte, dass ein Erwachsener oder ein Kind im Wasser umgekommen war, in einem Teich, einem See, einer großen Pfütze, einem Fluss, im Meer. Das würde den Ursprung des Spitznamens bzw. des Familiennamens erklären.

Aber warum die Wiederholung des Ereignisses? Was ist los, dass noch heute in jeder Generation ein kleines Kind mit Namen „de Mortelac" im Wasser stirbt?

Ich habe nicht mit ihrer Familiengeschichte gearbeitet, auch keinen Stammbaum und kein Genosoziogramm angefertigt. Ich habe mich nur lange mit diesem jungen Mann aus der Familie de Mortelac unterhalten – und anschließend mit einer seiner jüngeren Cousinen, einer geborenen de Mortelac, die sowohl einen kleinen Bruder als auch ein eigenes kleines Kind durch einen Unfall verloren hatte. Ihre Mutter hatte ebenfalls einen Bruder verloren, hatte der Tochter aber „zu ihrem Besten" nichts davon gesagt, um sie zu schützen.

Man muss in Betracht ziehen, dass der Tod eines kleinen Kindes früher häufig vorkam, selbst bei den Königen: Ludwig XIV. hat zwei Kinder früh verloren. Beinahe die Hälfte der Säuglinge wurden früher kein Jahr alt, sogar im 19. Jahrhundert war es noch so. Aber in der Familie de Mortelac ist es ein Kind, das bereits laufen kann, das im Wasser stirbt. Das geschieht im 13. Jahrhundert ebenso wie unter Ludwig XIV., um 1990 und in den Zeiten dazwischen.

Es liegt kein Fluch auf dieser Familie, ich glaube nicht an Verwünschungen. Aber man ist versucht, nach einer Erklärung zu suchen, nach einer Ursache. Vielleicht gab es eine unbewusste „Prophezeiung" oder einen Versuch, begangenes Unrecht wieder gutzumachen, vielleicht sollte etwas als Erinnerung dienen oder ein Hinweis sein auf eine unsagbare oder sogar undenkbare Tatsache?

Prophezeiungen und Verwünschungen in der Geschichte

Die Geschichte Frankreichs ist voll von Prophezeiungen von Verwünschungen und von Prophezeiungen, die wahr geworden sind. Der König Philipp der Schöne (1285–1314) hatte den Templerorden aufheben lassen und dessen Großmeister, Jacques de Molay, zum Tode verurteilt. Dieser schrie auf dem Scheiterhaufen, bevor er am 18.3.1314 starb: „Papst Clemens! Ritter Wilhelm! König Philipp! Bevor ein Jahr um ist, befehle ich euch, vor dem Gericht Gottes zu erscheinen, um eure gerechte Strafe zu bekommen! Verflucht! Verflucht! Verflucht sollt ihr sein bis in das dreizehnte Glied eures Geschlechts!"

In den folgenden Monaten, im Laufe des Jahres 1314, haben die drei, die für seine ungerechte Verurteilung verantwortlich waren, bezahlt: Der König von Frankreich starb, der Papst Clemens starb, der Kardinal, der Präsident des Gerichts war, starb im Lauf des Jahres, ebenso der älteste Sohn Philipps des Schönen, Ludwig X., der wahrscheinlich achtzehn Monate später ermordet wurde.

Das Geschlecht der Könige von Frankreich erlosch in sehr kurzer Zeit.

Das war das Ende der direkten Linie der Kapetinger.

Ihre Cousins aus dem Hause Valois folgten 1328 auf die Kapetinger, dann kamen ihre Cousins, die Bourbonen Heinrich IV., 1589–1610, ermordet; Ludwig XIII.; Ludwig XIV.; Ludwig XV.; Ludwig XVI., durch die Guillotine hingerichtet. Auf dem Weg zur Guillotine verließ Ludwig XVI. das Gefängnis, die Conciergerie, durch die gleiche Tür wie Jacques de Molay vierhundertsiebenundsechzig Jahre zuvor. Und er war die dreizehnte Generation.

Kann man da von „göttlicher Gerechtigkeit" sprechen? Man wagt nicht, an einen Fluch zu denken: Das Unheil, das feierlich ausgesprochen wird, hat Einfluss auf die Zukunft der Menschen – und doch, Jacques de Molay hatte auf dem Scheiterhaufen einen Fluch ausgesprochen. Das sind die Fakten: der Scheiterhaufen, der Fluch, der Tod des Königs, die dreizehnte Generation. Ist es purer Zufall, Koinzidenz? In der Zeit versetzte Synchronie? Eine sich selbst erfüllende Prophezeiung?

Cartesianer würden gewiss sagen, dass es reiner Zufall ist. – Ludwig XVI. ist die dreizehnte Generation der Könige von Frankreich seit Philip dem Schönen.

Nehmen wir ein anderes geschichtliches Ereignis in der gleichen Familie der Könige von Frankreich.

Es war sicher reiner Zufall, dass zwei Jahrhunderte später, im Jahr der Zweihundert-Jahr-Feier der Französischen Revolution, am Montag, dem 30. Januar 1989, der Großcousin Ludwigs XVI., der Prinz Alphonse de Bourbon, Herzog von Anjou, Präsident des Komitees der Olympischen Winterspiele, im Alter von 52 Jahren durch einen vergessenen Draht auf einem Feld „enthauptet"[2] wurde, als er die olympische Skipiste von Beaver Creek inspizierte. Er wurde im

2 „Enthauptung" lauteten die Schlagzeilen der Pariser Presse. Genau genommen ist das falsch, der Prinz starb an einer Schädelfraktur – auch wenn der Tod durch diesen Draht verursacht worden war. Für die Royalisten war Alphonse de Bourbon der wahre „König" von Frankreich – Ludwig XX. Kurz zuvor hatte er bei den Feierlichkeiten zur Tausendjahr-Feier der Kapetinger präsidiert. Eine große Menschenmenge versammelte sich am 9. Februar 1989 zu Mittag in der königlichen Basilika von Saint-Denis, um am Requiem für den Herzog von Anjou, Cousin von Juan Carlos von Spanien und Großcousin von Ludwig XVI. teilzunehmen.

gleichen Monat, im Januar, bis auf einige Tage genau am Jahrestag des Todes seines Vorfahren Ludwigs XVI., dem 21. Januar 1793, tödlich am Kopf getroffen.

Einen Monat vor diesem Unfall, am 21. Dezember 1989, hatte Alphonse de Bourbon einen Prozess gewonnen, den sein Cousin, Heinrich von Orleans, gegen ihn angestrengt hatte. In diesem Prozess ging es um das Erbrecht. Nun war er als echter Bourbone anerkannt, potenzieller Anwärter auf den Thron von Frankreich. Seit 1789 hatte auch der Gesandte von Madrid die Rechte der spanischen Bourbonen auf den französischen Thron beansprucht, für den Fall, dass Ludwig XVI. und seinen Nachfolgern etwas zustoßen sollte. Auf Ludwig XVI. folgten seine Brüder Ludwig XVIII. und Charles X., dann seine französischen Cousins, die Nachfahren von Philippe Égalité, der für den Tod Ludwigs des XVI. gestimmt hatte, danach kam Louis-Philippe, der bis 1848 regierte.

Wirkungen eines „starken Wortes" – Der Fluch Catos: „Karthago muss zerstört werden!"

Ohne an Verwünschungen zu glauben, kann man sich fragen, welche Wirkung wohl von *einem starken Wort ausgehen wird, das von einer starken Emotion begleitet ist* und das von einer Autoritätsperson[3] gesprochen wird, Priester, Heiler, Eltern, Lehrer.

Wir können uns fragen, was passiert ist bei den Kapetingern, bei den Letzten aus der Linie der Kapetinger, was den Einfluss und die „Selbsterfüllung der Voraussage" bei den Hauptpersonen und ihren Nachkommen anbetrifft. Aber im Moment sind das nur Feststellungen und Fragen ohne Antworten.

3 Ich traue der Astrologie, dem Kartenlesen, dem Handlesen, dem Hellsehen nicht, weil das, was gesagt oder vorhergesagt wird, auf das Unbewusste einwirkt – denn, wer weiß, ob das vorhergesehene Unglück, das manchmal auch eintritt, nicht vielleicht gerade wegen dieser gesprochenen Worte eintritt, die den Tod, den Unfall, das Unheil in den Geist der Menschen pflanzen und es somit möglich oder vorhersehbar machen und damit den Körper – den Raum – die Zeit – die Zukunft verändern. Das ähnelt den sich selbst erfüllenden Prophezeiungen, die einen *Prophzeiungsstress* schaffen. Das erklärt vielleicht den „bösen Blick", den man in vielen Märchen, Legenden, Geschichten von Hexen und unglücklichen Schicksalen findet.

Aber es kann den Stress einer negativen Prophezeiung geben, so wie eine positive Vorhersage und eine positive Sicht – Pygmalion-Effekt – auch helfen kann.

Delenda: Der Zorn eines Vaters und das Geschlecht eines Kindes

Als Letztes in diesem Überblick über meine Erfahrung mit transgenerationaler Arbeit möchte ich noch Folgendes anführen: Ich habe die Kraft der Worte – ich weiß nicht, wie ich es anders sagen soll – in einer anderen Kultur als der französischen entdeckt. Ich habe außerhalb Frankreichs mit Familien an ihrer Geschichte mit ihren Stammbäumen gearbeitet, auch mit arabischen Familien in Nordafrika und Tunesien.

Ich möchte die Geschichte einer arabischen Familie mit einer Reihe von Töchtern erzählen: Djamila, Aicha, Leila, Oriane, Yasmine; es wird eine sechste Tochter geboren, die der Vater Delenda nennt. Im folgenden Jahr wird „der Sohn“, Mohamed, geboren, danach ein zweiter Sohn, Ali. Das geschieht in der Gegend von Karthago. Diese Konstellation einer Reihe von Mädchen habe ich bereits mehrmals angetroffen, mit einer Delenda vor diesem ersten Sohn. Was bedeutet „Delenda“? Delenda ist kein arabischer Vorname, sondern ein lateinisches Wort. Delenda kommt von der Verwünschung Catos des Älteren, *die er während der Punischen Kriege zwischen Rom und Carthago im römischen Senat immer wieder ausstieß und die zu dem viel zitierten Sprichwort wurde:* „Ceterum censeo, Carthaginem esse delendam!“ – „Im Übrigen bin ich dafür, dass Carthago zerstört wird.“

Seit zweitausend Jahren ist es in der Gegend von Karthago so: Wenn ein Bauer oder Städter „die Nase davon voll hat“, nur Mädchen zu haben, nennt er die Zuletztgeborene in einem großen Zornesanfall Delenda, das Geschlecht der Mädchen soll zerstört werden. Damit geschieht Delenda nichts Böses, weder ihrer Nachkommenschaft noch anderen Mädchen. Nur die Serie der Mädchen hört auf und es werden Jungen geboren.

Vereinfachtes Genosoziogramm von Delenda
Eine Reihe von Mädchen in einer Familie in der Gegend von Karthago

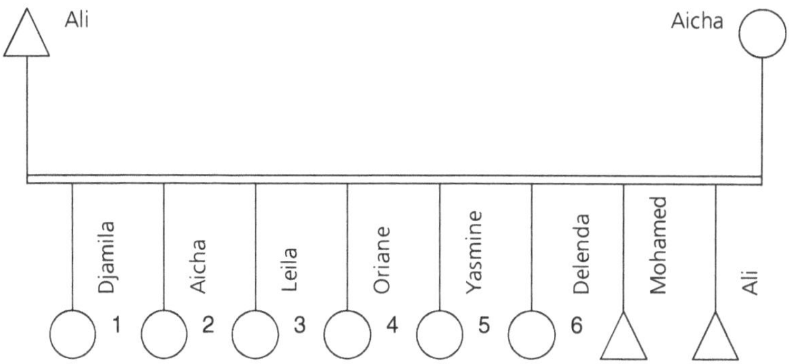

Diese Tradition besteht seit zweitausend Jahren in dieser Gegend. Ist das Zufall? Es gibt keinerlei Erklärung dafür. Man könnte sagen, das ist Aberglaube. Aber wie kann Aberglaube das Geschlecht eines Kindes bestimmen? Die Kraft des Wortes? Aber wie beeinflusst die „Macht des Wortes" die Genetik? Und warum funktioniert es nicht, wenn dieser Vater sich sagt „Hoffentlich bekomme ich einen Sohn" oder „Ich will einen Sohn". Es bedarf eines „Zornesausbruchs" des Vaters, er muss außer sich sein nach einer langen Reihe von Mädchen bei der Geburt einer fünften, sechsten oder siebten Tochter, die er dann Delenda nennt, damit ein Sohn geboren wird. Diese Tradition sieht man auch bei ungebildeten Fellachen, die niemals etwas von Punischen Kriegen gehört haben. So sagt man und so gibt man es in ganz Nordafrika[4] weiter.

Der Priester: Die Wirkung eines „starken Wortes"

Ein falsch verstandenes starkes Wort

Nehmen wir eine andere Familiengeschichte. In einer Psychodramagruppe sagt vor einigen Jahren eine Frau:

4 Ich hatte Präsident Bourgiba geschrieben und um eine statistische Untersuchung gebeten, aber er hat nicht geantwortet.

„Ich bin besorgt, meine kleine Tochter hat sehr schweres Asthma. Ich habe Angst, dass sie daran stirbt."

„Warum?", frage ich.

„Weil sie meine älteste Tochter ist; sie ist krank … meine älteste Schwester ist gestorben … meine Mutter hat ihre älteste Schwester verloren … meine Großmutter hat ihren ältesten Bruder verloren … seit Generationen stirbt immer das älteste der Kinder früh." Und sie fügt hinzu: „Ich will das durchbrechen und kann es nicht. Ich habe darüber mit unserem Arzt gesprochen, und er macht sich auch Sorgen um meine Tochter."

Ich bitte sie, ausführlich von der Geschichte ihrer Familie zu erzählen, und während sie spricht, zeichne ich ihre Psychogenealogie, ihr Genosoziogramm, an die Tafel. Wir arbeiten mit dem, was mehrere Generationen vorher passiert ist. Wir forschen geduldig nach bedeutsamen Ereignissen im Leben der Ururgroßeltern, wir gehen rückwärts in der Zeit, in die III. Republik in Frankreich, in die Zeit des Empire, in die Zeit der Revolution. Das macht sieben bis acht Generationen über zweihundert Jahre.

Ihre Vorfahren waren Bauern, Bauern in Savoyen, die auf ihrem Land sesshaft waren. Während der Schreckensherrschaft und der Revolution hielten sie einen Priester versteckt. Nach dieser Zeit kam der Priester aus seinem Versteck heraus und dankte ihnen. Er segnete sie und sagte: „Als Dank wird der Älteste jeder Generation auf euch aufpassen."

Seither, seit zwei Jahrhunderten, war zufällig der Älteste jeder Generation zu einem „kleinen Engel im Himmel" geworden, der auf die Familie aufpasste. Und diese Frau erlebte voller Schrecken die Tode der Kinder in jeder Generation wie einen unverständlichen Fluch auf der Familie.

Jedes System ist von seinem Ökosystem abhängig. Ich dachte an den Kontext und den Bezugsrahmen dieser Familie, damals und heute. Ich sprach lange mit dieser Frau und machte ihr verständlich, dass man Dinge verschieden verstehen kann, je nach dem eigenen Bezugsrahmen, dass es einen Unterschied zwischen einem Segen und einem Fluch gibt. Der Satz: „Der Älteste jeder Generation wird auf euch aufpassen", kann auf verschiedene Weise interpretiert werden. Wenn ihre Tochter zufällig Ärztin oder Krankenschwester werden würde, könnte sie folglich auf die Familie aufpassen, wenn die anderen älter geworden oder krank wären. Es gibt mehrere Weisen, auf die Familie aufzupassen … in einem Pflegeberuf (als Arzt, Krankenschwester, Apotheker), als nützlicher Bürger (Bäcker, Bauer, Polizist, Notar, Bankangestellter), als Pfarrer, Nonne, Psychotherapeut …

Wir haben den Satz und die Vorhersage in einen neuen Bezugsrahmen gestellt. Von da an hat sich etwas in ihrer Wahrnehmung und ihrer Lebensweise verändert, die kleine Tochter wurde gesund, sie starb nicht, und zehn Jahre später ging es ihr immer noch gut. Das war das erste Mal seit der Französischen Revolution, dass in dieser Familie das älteste Kind nicht mehr starb.

Wie kann sich ein Ereignis in jeder Generation über zwei Jahrhunderte hinweg wiederholen? Warum? Was ist geschehen? Wo steht das im persönlichen und familiären Unbewussten geschrieben? Wie geschieht die Weitergabe? Ist es eine Art von Engramm? Welche Bedeutung hat es?

Wie unterbricht man die Kette? Warum und wie kann ein (therapeutisches) Wort sie unterbrechen?

Was ist los in dieser Familie, dass das älteste der Kinder stirbt? Es sind verantwortungsbewusste, seriöse Leute; sie leben in guten Verhältnissen; sie passen auf ihre Kinder auf.

Was ist los, dass es seit der Revolution bis heute über sieben Generationen hinweg eine „Fehlleistung" gibt und das älteste Kind krank wird, sich verletzt und stirbt?

Und warum, wenn man den Satz anders beleuchtet und ihn in einen anderen Bezugsrahmen stellt, ein *reframing* macht, geschieht das Vorhergesagte nicht mehr?

Es ist, als ob man irgendwo nicht das Recht hätte, zu wissen und davon zu sprechen; und zugleich als ob man nicht das Recht hätte zu vergessen und als ob man das alles bekannt machen sollte, aber nicht explizit aussprechen und nicht einmal wissen dürfte, was man weiß und was man weitergibt: eine doppelte Verpflichtung, die unlösbar bindet (Double-bind), ein doppelter gordischer Knoten. Damit haben wir ein typisches Merkmal eines Geheimnisses. Guy Ausloos (2000) hat, wie wir auch, festgestellt, dass es *„verboten ist, zu wissen"*, und dass es *„verboten ist, nicht zu wissen"*.

Es ist, als ob das Unbewusste ein gutes Gedächtnis hätte und Wert darauf legte, an Tatsachen zu erinnern und ohne Worte oder Erklärungen auf sie hinzuweisen. Aber die Art und Weise, wie das Unbewusste das tut, hängt auch davon ab, wie die Familie das, was geschieht, interpretiert und versteht und wie sie darauf reagiert.

Man betrachtet einen Text, ein Leben, im Kontext, man liest und interpretiert es in einem gegebenen Rahmen. Man kann etwas aus einem Kontext herausnehmen und es in einen anderen stellen, in einen anderen Bezugsrahmen. Dann bekommt der gleiche Satz einen anderen Sinn. Wir können ein Ereignis in einen anderen Bezugsrahmen stellen, ein *reframing* machen, so kann aus einem Fluch ein Segen werden. Ein solches Phänomen sieht man übrigens auch bei Krebs im Endstadium. Eine Situation kann zunächst unüberwindlich aussehen, dann erscheint sie als schwer zu überwinden, bis hin zu schwierig zu überwinden, aber den Versuch wert. Das ist das Konzept der Zähigkeit, wie es Überlebende aus Konzentrationslagern bestätigen.

Das Erstaunliche ist, in den Genosoziogrammen diese Wiederholungen festzustellen, von Generation zu Generation, als ob etwas spräche.

„Ça parle sur l'autre scène", wie Freud (vgl. Anhang 10) und Groddeck (1923) sagten, aber der ausgelegte rote Faden führt uns tiefer in die Kulissen des Unbewussten.

Joseph Conrad schrieb in *Typhoon*, dass alles so geschehe, als ob eine riesige, mächtige und unsichtbare Hand bereit sei, auf den Ameisenhaufen Erde herunterzufallen, jeden von uns an den Schultern zu packen, unsere Köpfe aneinander zu stoßen und unsere unbewussten Kräfte in unerwartete Richtungen und zu unvorstellbaren Zielen zu lenken, als ob eine außergewöhnliche Kraft uns unserem Schicksal zuführe.

Und wenn man sich mit körperlich schwer Kranken beschäftigt, wie mit Krebspatienten, wenn man mit ihnen ein kommentiertes Genosoziogramm aufzeichnet, eine Psychogenealogie, einen vollständigen Stammbaum, der die Vornamen erwähnt, „wer mit wem zusammenlebt", die Krankheiten, die Unfälle, die bedeutenden Lebensereignisse, die wichtigen Ortswechsel, die Trennungen und Entwurzelungen und die bedeutsamen Bindungen, dann findet man oft *Wiederholungen.*

Wenn man diese Wiederholungen hervorhebt und ans Licht bringt, gibt man dem Patienten, dem es schlecht geht, der schlecht zurechtkommt in einer schwierigen Phase erhöhter Anfälligkeit, die Möglichkeit, die Situation dadurch zu verbessern, dass er ein *reframing* macht und das „Lebensskript", das Krankheit und Tod, viele Unfälle und Misserfolg vorsieht, in ein positives Skript umwandelt.

Der Klient wird – wird wieder – ein handelndes Subjekt und wird seine Wahl treffen – und endlich leben.

Wenn man im Gesamt einer Familie, in der es Wiederholungen gibt, eine schwere Krankheit in einen anderen Bezugsrahmen stellt, bekommt die Krankheit einen anderen Sinn, und oft ändert sich auch ihr Verlauf.

Ich will nicht sagen, dass dadurch sicher der Tod oder die schlimmen Folgen eines Unfalls abgewendet werden, aber diese Ereignisse können auf andere Weise gelebt werden.

Oft bessert sich die Lage, und der Klient kommt aus seiner Anfälligkeit heraus, wenn er über das reden kann, was passiert ist, wenn man mit ihm seine Geschichte entschlüsselt, wenn man am roten Faden der Ereignisse zieht und ihm folgt, wenn man einen Bezugsrahmen setzt oder einen anderen Bezugsrahmen nimmt, wenn man das Geheimnis ausspricht, wenn man das Ungesagte konfrontiert. Man kann dahin kommen, die Liebe zur Familie, den Respekt, die Loyalität für die Familie zu unterscheiden von der Identifikation mit dem anderen, der „unsichtbaren Familienloyalität", die so weit gehen kann, dass man das Leben des anderen lebt oder so stirbt wie er. Ein solcher Prozess kann oft dann in Gang kommen, wenn man auf das Jahrestag-Syndrom hinweist.

Während meiner ganzen therapeutischen Praxis, besonders seitdem ich mit der transgenerationalen Methode arbeite, habe ich Familien gesehen, die Krankheiten, Unfälle, überraschende Todesfälle in ein, zwei oder mehreren Generationen wiederholten, ohne dass man verstand, warum. Man kann es aber klinisch wie ein Zeichen auf dem Körper und einen Einschnitt in der Zeit feststellen.

Ich habe auch bemerkt, dass diese Arbeit, diese Dekodierung, bei der man die Bindungen und die Wiederholungen ans Licht bringt, den Ereignissen einen Sinn gibt und einen Einfluss auf sie hat: Wenn man sieht, wenn man versteht, taucht der Sinn auf, der Kontext verändert sich, eine andere Form kommt aus dem Hintergrund nach vorn, und die Dinge ändern sich: Der Klient atmet frei, er wirft das Gewicht der Vergangenheit ab, oft verändert sich sein Körper, sein Leben ändert sich. Er wird ein anderer Mensch … und (manchmal) wird er obendrein noch geheilt.

Man beobachtet unerklärliche Tatsachen auch, wenn es um ein Kind geht, das „jemand anderen ersetzen soll", ein so genanntes „Ersatzkind", ein Kind, das gezeugt wurde, um ein kleines Kind oder einen kürzlich gestorbenen Elternteil zu ersetzen, und das oft den Vornamen des Toten trägt und/oder am Jahrestag seines Todes geboren wird, ohne dass bereits zu Ende getrauert ist. Wenn dieser Tod überschattet ist und die Trauer noch unvollendet, ist der Lebensweg dieses „Ersatzkindes" nicht besonders glücklich.

Eines der ergreifendsten Beispiele ist das Leben des Malers Vincent van Gogh, der am 30. März 1853 geboren wurde, auf den Tag genau ein Jahr nach dem Tod eines anderen Vincent, seines kleinen älteren Bruders. Die Familie wollte von diesem verstorbenen Kind nicht sprechen – aber sie gab seine beiden Vornamen weiter an das nächste Kind, Vincent Wilhelm. Vincent van Gogh hatte ein tragisches Leben, als hätte er irgendwie nicht die Erlaubnis zu existieren. Er war seinem Bruder Theo sehr nahe, der für ihn wie ein Vater, aber auch ein liebevoller Bruder war. Theo heiratete und bekam einen Sohn, dem er gerade aus Liebe zu seinem Bruder den Namen Vincent Wilhelm gab. Mehrere Monate später schrieb er an seinen Bruder, den Maler, und sagte von seinem Sohn: „Ich hoffe, dass dieser Vincent leben wird und sich selbst verwirklichen kann." Als Vincent van Gogh diesen Brief erhielt, beging er Selbstmord, als ob für ihn nicht zwei Vincent van Gogh hätten gleichzeitig leben können, als ob sein Bruder ihn auf die Unvereinbarkeit hingewiesen hätte, gleichzeitig zu leben.

Das ist das Beispiel eines Ersatzkindes, das den Platz eines Toten eingenommen hat, um den noch nicht zu Ende getrauert worden war, und das daher keinen Platz zum Leben hatte. Er war ein Ersatzkind, das nicht einmal die Möglichkeit hatte, vom Tod seines Bruders zu sprechen. Er fühlte sich daher wie ein „Usurpator", weil er einen Platz einnahm und einen Namen trug, der nicht für ihn bestimmt war.

Dalí dagegen konnte die bösen Geister von seinem „Ersatzplatz" vertreiben. Seit seiner Kindheit wusste er gut, dass ein anderer Salvador Dalí, sein älterer Bruder, sein gestorbener kleiner Bruder, der „richtige" Salvador Dalí war. Zweimal in der Woche ging die Mutter an dessen Grab, um zu weinen. Da entschied er, so erzählt er selber, sich von diesem Salvador Dalí, der ein kleiner toter und begrabener Engel war, zu unterscheiden, indem er den Hanswurst machte. Und Salvador Dalí, das „Ersatzkind“, das beschlossen hatte, sich nichts gefallen zu lassen, malte vierundsechzig Mal auf seine Weise den „Angelus“ von Millet, Kopien des berühmten Bildes *L'Angelus du Soir:* Ein Bauer und seine Frau beten mit gefalteten Händen und mit gesenktem Kopf in einem Kornfeld, oberhalb eines Korbes mit Kartoffeln.

Als man Millets Bild mit Röntgenstrahlen durchleuchtete, entdeckte man unter dem Kartoffelkorb ein *pentimento,* Spuren einer Korrektur durch den Maler: Darunter war der Sarg eines Kindes. Millet erzählt in seinen Memoiren, als er dieses Bild mit dem toten Kind ausstellen wollte, habe ihm ein Freund geraten, das Thema zu wechseln, weil es zu traurig sei, er würde es nicht verkaufen können … daher überdeckte er den kleinen Sarg schnell mit einem Kartoffelkorb. Als man Dalí diese Geschichte erzählte, sagte er: „Ich habe immer den Tod eines Kindes in diesem Bild gerochen.“

Er denkt darüber nach, wer er ist, und versteht zum Teil den Mechanismus, wie er es geschafft hat, als Ersatzkind zu überleben:

„Ich, ich habe den Tod gelebt, bevor ich das Leben gelebt habe … Mein Bruder starb … drei Monate vor meiner Geburt. Meine Mutter war darüber in ihrem tiefsten Wesen erschüttert … Und im Bauch meiner Mutter spürte ich bereits die Angst meiner Eltern. Mein Fötus badete in einer schrecklichen Plazenta. Ich habe seine fortdauernde Anwesenheit zutiefst gespürt – wie ein Raub an Zuneigung … Dieser tote Bruder, dessen Geist mich empfangen hat … es ist nicht zufällig, dass er auch Salvador hieß wie mein Vater und ich. Ich habe gelernt, zu leben und die Leere mit der Zuneigung zu füllen, die nicht wirklich mir galt.“[5]

Da wir bei dem Thema sind, muss ich unbedingt eine herrliche Passage aus einem Interview mit dem japanischen Romancier Kenji Nagakami im *Nouvel Observateur* (25. Juli 1991) erwähnen. Er spricht vom Tod seines Bruders, eines gewalttätigen Mannes, den er gar nicht mochte: „Als er starb … empfand ich ein starkes Gefühl der Erleichterung … Aber sein Tod lässt mich nicht in Ruhe, in meinen Romanen kommt er unaufhörlich wieder, genauso wie mein Schuldgefühl

5 Dalí (1974) und in einem Gespräch im *Centre Pompidou* anlässlich einer Dalí-Ausstellung 1980 in Paris.

wegen dieser Freude, die ich damals empfunden habe. Lange Zeit habe ich geglaubt, dass ich sterben würde, sobald ich vierundzwanzig Jahre alt wäre, so alt wie mein Bruder, als er sich tötete. Dann kam dieses Datum, aber mein Sohn wurde geboren – er nahm den Platz meines toten Bruders ein. Da wusste ich, dass ich nicht sterben würde."

Ein Kind, das nach einem Todesfall geboren wird, ist nicht notwendigerweise ein „Ersatzkind" oder Kind einer „toten Mutter", die trauert und deprimiert ist. Im Gegenteil, manchmal ist es das Zeichen, dass das Leben mit Kraft und Freude bei der Geburt des „Ausgleichskindes" zurückkommt. Der kleine Sigmund Freud z. B. wurde aufgezogen wie ein verhätscheltes Einzelkind. Er wurde drei Monate nach dem Tod seines Großvaters Shlomo Freud (1856) geboren. Auch die Trauer beim Tod seines kleinen jüngeren Bruders Julius und seines jungen Onkels Julius, des Bruders seiner Mutter, der mit zwanzig Jahren gestorben war, 1858, hat seine privilegierte Position als geliebtes Kind nicht verändert.

Aber dieser Tod eines kleinen Babys, als er selber noch so klein war, hat vielleicht seine Spuren hinterlassen. Man kann vermuten, dass er in der Analyse seines Traumes *Non Vixit* auf seinen jüngeren Bruder als einen *Revenant* anspielt (Freud 1969–1975b, S. 468): „Es ist niemand unersetzlich. Sieh, nur Revenants; alles, was man verloren hat, kommt wieder."

Sigmund Freud spricht von „Revenants", Françoise Dolto sprach von „Unsichtbaren" und erinnerte daran, dass Jules Laforge oft den Satz des heiligen Augustinus zitierte: „Die Toten sind unsichtbar, aber sie sind nicht abwesend." Für Dolto sind die Unsichtbaren um uns herum anwesend, und sie leiten uns. Die Unsichtbaren Doltos sind dem sokratischen Daimonion nahe. Das ist vielleicht eine andere Intuition im Hinblick darauf, wie Ereignisse und Traumata zwischen den Generationen weitergegeben werden.

Cendrine und einige andere: Ein Jahrestag mit Hinweischarakter

Bei den beiden Brüdern Lucien und Bernard, von denen der eine starb, der andere überlebte, haben wir schon vom Jahrestag-Syndrom gesprochen und von der Zeit erhöhter Anfälligkeit – im gleichen Alter oder in der gleichen Jahreszeit, bis hin zum gleichen Datum, auf den Tag genau – für bestimmte schwierige Ereignisse, Krankheiten, Unfälle, Tod, „Unwohlsein" etc.

„Der Tote greift nach dem Lebenden", sagt das römische Sprichwort – es ist, als gäbe es ein „Zusammenfallen" in der Zeit und der Generationen des einen toten Kindes oder Jugendlichen mit einem vorangegangenen toten Kind oder Jugendlichen. Das ist oft das Drama des „Ersatzkindes", von dem wir gesprochen haben.

Gregory Bateson erzählte mir 1976, wie sehr er von dem Selbstmord seines Bruders mit zweiundzwanzig Jahren getroffen war, am 22. April 1922. Martin Bateson erschoss sich mit dem Revolver mitten in London, auf dem *Trafalgar Square*, am Jahrestag des Geburtstages seines älteren Bruders John (22.4.1898–14.10.1918), der am Ende des Ersten Weltkrieges getötet worden war.

Als eine unserer Studentinnen an der Universität Nizza, nennen wir sie Cendrine, ihr Genosoziogramm an die Tafel schrieb und es bearbeitete, entdeckte sie so etwas wie eine Kettenreaktion in ihrer Familie. Ihre Mutter starb an Krebs, am 12. Mai. Im folgenden Jahr hatte ihr Onkel, der Bruder der Mutter, einen tödlichen Unfall am 12. Mai. Anschließend kam sie im Genosoziogramm zum Tod ihrer Großmutter, die eines natürlichen Todes an Altersschwäche starb, auch am 12. Mai. Als sie die Papiere der Familie sichtete, entdeckte sie, dass ihr Großvater durch einen Unfall am 12. Mai starb und dass ihr Großonkel väterlicherseits und Patenonkel im Krieg am 12. Mai getötet worden war.

Sie selbst fühlte sich im Frühling „schlecht". Sie hatte Schwierigkeiten beim Atmen und sollte am 12. Mai operiert werden, ein Termin, der vom Chirurgen zufällig so festgesetzt worden war. Aber was zu viel ist, ist zu viel. Sie verschob den Operationstermin nach unserem Gespräch. Die Operation war erfolgreich.

Nachdem sie ihr Genosoziogramm gemacht hat, stellt Cendrine jetzt weitere genealogische Nachforschungen an. Sie will noch über den Großonkel ihres Großvaters und die Revolution von 1789 hinausgehen, um das Warum und das Wie dieses Datums zu verstehen, das wiederkehrt und Mitglieder ihrer Familie in unterschiedlichem Alter betrifft und so wirkt, als ob es den Takt angäbe im Leben ihrer Familie.

Nehmen wir ein anderes Beispiel, in dem der Jahrestag auf einen Toten hinweisen soll, der nicht zur Familie gehört, aber zu den ganz engen Freunden, den Vertrauten des Hauses, den Nächsten, der

Wahlfamilie, die einem genau so nahe ist wie die Blutsverwandten. Beide, die einen wie die anderen, gehören zum sozialen Atom einer Person, wie Moreno es nennt, zu seiner affektiven Umgebung, den in Liebe und Hass mit ihm Verbundenen, die irgendwo in seinem Unbewussten, Vorbewussten und Bewusstsein sind.

Dazu gehören auch die geliebten Tiere in der Familie, besonders für die Kinder, die manchmal für ihr Leben gezeichnet sind durch den tragischen Verlust eines Haustieres, das oft gar nicht oder nicht ausreichend beweint worden ist. Das ist oft auch der Fall bei allein stehenden Frauen, bei denen eine Katze, ein Hund, ein Papagei die Kinder ersetzt, die sie nicht hatten oder die das Haus verlassen haben. Man sieht dieses Phänomen auch manchmal zwischen einem Herrn und seinem Hund.

Die Personen oder Dinge, die das soziale Atom bilden – Großmutter, Kindermädchen, mütterliche Nachbarin, Hund, Klavier, Elternhaus, Bild –, müssen oft in das Genosoziogramm eingezeichnet werden, aber mit einer anderen Farbe.

Livia und Maria sind zwei Busenfreundinnen – sie sind sich seit ihrer Teenagerzeit sehr nahe, in der Schule und im Leben. Eines Tages heiratet Maria und erwartet ein Kind. Da entschließt sich Livia, auch ein Kind zu bekommen. Maria stirbt in den Wehen am 27. Dezember an einer Fibrinolyse, einem sehr seltenen Unfall. Ihr Kind überlebt. Die allein stehende junge Mutter Livia bringt ihr Kind sechs Monate später zur Welt. Marias Kind sollte an Silvester geboren werden und hieß daher Marie-Sylvain, das Kind von Livia Sylvain-Marie. Ohne von Vorhersage zu sprechen, muss man erwähnen, dass Maria gesagt hatte, das Kind, das sie trage, sei ein „Trübseliger", der nur Traurigkeit und Probleme bringen würde.

Zehn Jahre später entdeckt man am 27. Dezember, dass Livia Krebs hat, und man operiert ihn sofort. Danach geht es ihr gut.

Im Jahr zuvor hatte sie sich am 27. Dezember eine Verstauchung zugezogen, ein Unfall, der ernsthaft genug war, dass sie zwei Wochen lang an Krücken gehen musste. Das Jahr darauf, elf Jahre nach Marias Tod, fährt sie mit der Familie in den Winterurlaub und hat einen kleinen Skiunfall am 27. Dezember.

Zwei Jahre später „fühlt sie sich nicht gut", sie hat Angst, sie ist von einer diffusen Bangigkeit erfüllt – wie immer während der Feiertage –, und sie bleibt zu Hause im Bett. Drei Jahre später fährt sie in die Berge, rutscht aus, fällt und verletzt sich gerade vor Weihnachten an der Hand und verrenkt sich die Schulter – am 27. Dezember. Die Röntgenaufnahme zeigt, dass sie sich nichts gebrochen hat, aber sie hatte Angst und ihre Familie ebenfalls.

So kommt sie zu mir, und wir sprechen zusammen über das alles. Wir machen ihr komplettes Genosoziogramm, mit ihrem sozialen Atom, das ihre Familie umfasst und ihre nahen Freunde. Wir unterstreichen die Daten der wichtigen Ereignisse, und mit Rot unterstreichen wir die Alter und die Daten, die sich wiederholen. Die Wiederholungen springen umso mehr ins Auge, als wir auch die Verbindungen zwischen den Daten mit Rot einzeichnen (soziometrische Verbindungen).

Die Wiederholung am 27. Dezember erscheint ihr einleuchtend, ebenso die Beziehungen und Verbindungen zwischen ihren Unfällen und der chirurgischen Operation und dem Jahrestag des Todes ihrer liebsten Freundin. Jedes Mal ist dieser traurige und tragische Jahrestag von einer Unannehmlichkeit gekennzeichnet und verweist auf diesen „frühen und ungerechten Tod".

Wir hoffen, dass nach dieser Arbeit, bei der nun offen gelegt ist, wie auf den Jahrestag hingewiesen wird, Livia keine Unfälle mehr am 27. Dezember haben wird. Vielleicht kann sie nun wirklich ihre tote Freundin begraben und ihre Trauer beenden, denn nun konnte sie von ihrer Trauer sprechen und nicht nur weinen und agieren wie damals, als sie niemanden hatte, mit dem sie hätte darüber sprechen können.

Vier andere Beispiele

Das Unbewusste hat seine eigene Art, die Jahrestage und die Daten zu berechnen; das ist nicht ohne Bedeutung.

Hier sind vier kurze Beispiele.

Kommen wir noch einmal auf die wichtigen Daten der Kreuzzüge zurück und auf den Text von Amin Maalouf (1996), *Der Heilige Krieg der Barbaren. Die Kreuzzüge aus der Sicht der Araber*:

„Am Freitag, den 17. Juni 1291, marschiert die muslimische Armee, die über eine überwältigende militärische Überlegenheit verfügt, endlich mit Gewalt in die belagerte Stadt [Acre] ein. Der König Henry … flieht nach Zypern. Die anderen Franjs werden gefangen genommen und getötet. Die Stadt ist dem Erdboden gleichgemacht.

Die Stadt Acre wurde zurückerobert, so erklärt Aboul-Fida, zu Mittag des siebzehnten Tages im zweiten Monat der Jumada im Jahre 690 der Hegira. Nun, das ist ganz genau der gleiche Tag, zur gleichen Stunde, zu der die Franjs Saladin im Jahr 587 Acre genommen hatten und alle Muslime, die sich dort befanden, gefangen genommen und getötet hatten. Ist das nicht eine seltsame Übereinstimmung?

Nach dem christlichen Kalender ist diese Übereinstimmung nicht weniger erstaunlich, denn der Sieg der Franjs über Acre fand 1191 statt, beinahe 100 Jahre auf den Tag genau vor ihrer endgültigen Niederlage."

Das bedeutete das Ende der Besetzung von Ägypten, Syrien und Palästina durch die Kreuzfahrer.

Aber die Konten sind noch nicht ausgeglichen. Acht Jahrhunderte später, am 13. Mai 1981, zielt der Moslem Ali Agca in Rom auf den Papst, Johannes Paul II. und verletzt „das Oberhaupt der Kirche, das für die Kreuzzüge verantwortlich ist". Es wäre zu einfach, hier von der Tat eines „fanatischen" Moslems zu sprechen. Obwohl schon so viele Jahrhunderte vergangen sind, ist das Unheil nicht wieder gutgemacht, die Moslems sprechen bei den Kreuzzügen noch immer von Völkermord.

Françoise Dolto-Marette erzählt in ihren Memoiren *Autoportrait d'une psychanaliste,* dass ihre Schwester Jacqueline fast auf den Tag genau am Jahrestag des Todes ihres kleinen Bruders Jacques geboren wurde. Sie wurde wie ihr Bruder nach dem heiligen Jakobus benannt. Jacqueline sollte auch früh sterben.

Ein Ostermontag (1965) / Nach einem zufälligen Tod in Sewastopol (1855)

Unser kleiner Nachbar Michel wurde am Ostermontag bei einem Fahrradunfall auf dem Weg zur Kirche getötet. Als wir mit seiner Familie nach sich wiederholenden Ereignissen forschten, sahen wir, dass sein Großvater bei einem Unfall im Frühling verletzt worden war, aber zu einem anderen Datum. Als wir in einem Kalender die beweglichen Feiertage überprüften, entdeckten wir, dass es auch der Ostermontag war. Weiter zurück in der Geschichte seiner Familie fanden wir, dass sein Urgroßvater in einen Prozess wegen fahrlässiger Tötung verwickelt gewesen war. Er hatte einen Fahrradfahrer getötet, der ein Stoppschild nicht beachtet hatte und mit seinem Wagen zusammengestoßen war. Der Urgroßvater wurde freigesprochen. Als wir das Datum, den Tag und die beweglichen Feiertage überprüften, stellte sich heraus, dass dieser Unfall an einem Ostermontag passiert war. Noch weiter zurück fanden wir einen Vorfahren, der Artillerist war und bei der Schlacht von Sewastopol ungewollt den zufälligen Tod eines Kanoniers verursachte, der die Befehle falsch verstanden hatte.[6]

In meiner eigenen Familie sind meine Tochter und ihre Kinder alle im Oktober geboren, wie ihr Vater, außer ihrer ältesten Tochter, die zufällig Mitte Januar geboren ist. Als ich nach dem wirklichen Geburtsdatum von Moreno für eines meiner Bücher suchte, wurde ich damit konfrontiert, dass die Daten der Lebensereignisse sich ändern, je nachdem, ob man nach dem „alten" oder nach dem „neuen", dem aktualisierten gregorianischen Kalender rechnet. Diese Aktualisierung zum Aufholen der Mondphasen wurde erst vor relativ kurzer Zeit in Zentral- und Westeuropa vorgenommen (in Russland erst 1917). Da erinnerte ich mich, dass wir den Geburtstag meiner Mutter Isabelle am 25. Januar gefeiert hatten. Am Ende ihres Lebens warf sie uns vor, den 13. Januar vergessen zu haben: Sie war in Moskau geboren am 13. Januar nach dem alten Kalender, aber sie war aufgewachsen in Montreux, Schweiz. Ihr Geburtsdatum hatte sich geändert und war auf den 25. Januar „gefallen". Am Ende ihres Lebens verwechselte sie die beiden Daten. Und sie war in der Nacht vom 13. auf den 14. Januar (1892) geboren – kurz vor Mitternacht, am 13. laut Geburtsurkunde, während ihre Mutter, meine Großmutter, auf dem Ball der heiligen Tatjana, der Schutzpatronin von Moskau, tanzte. Meine erste Enkeltochter wurde mit wenigen Stunden Differenz

6 Zur Belagerung von Sewastopol (September 1854 – September 1855) sind viele interessante Dinge anzumerken. Sie wurde ausgelöst durch Meinungsverschiedenheiten über die heiligen Orte – der Zar verteidigte die Orthodoxen und der Kaiser die Katholiken – und durch die Pro-forma-Anerkennung von Napoleon III. durch den Zaren Nikolaus im Mai 1851 (Krimkrieg 1853–1856). Eine unerwartete englisch-französische Allianz gegen die Russen brachte den Engländer Raglan und den Franzosen Pelissier dazu, den 18. Juni, den Jahrestag von Waterloo, auszuwählen, um Malakoff anzugreifen – was in einer tragischen Niederlage endete. Raglan starb am 28. Juni an Cholera, und Pelissier nahm Malakoff am 8. September 1855 ein. – Das brachte den Frieden. (Lavisse 1989, t. X.)

zum gleichen Datum geboren, in der Nacht vom 14. auf den 15. Januar. Laut Geburtsurkunde am 15. Januar: Sie heißt Aude Isabelle. Meine Tochter kennt diese Geschichten von dem korrigierten Kalender nicht.

Noelle: Konflikte wegen Habitus und Nahrungsmittelidentität

Die Konflikte in Ehe und Familie sind nicht immer an Ehen zwischen verschiedenen Kulturen, Volksstämmen oder Ethnien geknüpft. Sie können mit Unterschieden der sozialen Klasse verbunden sein (Klassenneurose), mit unterschiedlichen politischen oder religiösen Meinungen oder ganz einfach mit Sitten und Gebräuchen des Alltagslebens. Die „Frühaufsteher" und die „Nachteulen" haben Probleme miteinander. Es gibt Konflikte um das geöffnete oder geschlossene Fenster im Schlafzimmer, um eine großzügige oder sparsame, sportliche oder geruhsame Lebensweise, um die Vorliebe für klassische Musik oder Rockmusik, Bach versus Wagner oder Oper versus Operette.

Viele Konflikte sind mit Geld verbunden, mit dem Budget und dem unbewussten Sinn für Wirtschaftlichkeit: Wer gibt Geld aus und wofür, wofür der Mann, wofür die Frau, wer spart, wer entscheidet über das Budget, und wer verwaltet es, wie teilt man es ein, gibt es ein gemeinsames Konto oder getrennte Konten? Man kann das Genosoziogramm, erweitert durch ein Rollenspiel, benutzen, um solche Probleme zu klären und sie dann zu lösen.

Aus diesem Bereich des Banalen und Alltäglichen nehmen wir nun das Beispiel von Konflikten mit der Ernährung – welche oft an eine Nahrungsmittelidentität gekoppelt sind.

Noelle, eine junge Medizinstudentin am Ende ihres Studiums, lebt mit ihrem Mann und ihrem Sohn in Südfrankreich. Sie ist Französin, aufgewachsen in Algerien, ihre Großmutter stammt aus Spanien (Küche mit Öl), ihr Urgroßvater väterlicherseits aus Savoyen (Küche mit Butter). Sie kommt aus einer einfachen Familie: Der Vater war Mathematiklehrer in Algerien. Er war gezwungen, das Land 1962 zu verlassen, als Algerien seine Unabhängigkeit erklärte. Die Familie ließ sich 1968 in Fréjus nieder. Wie Noelle sagt, hatten sie nur die Wahl, „mit einem Koffer oder im Sarg" nach Frankreich zurückzukehren.

Ihr Mann, ein Arzt, kommt aus dem gleichen Milieu.

In ihrer Herkunftsfamilie wird gern gegessen. Ihr Vater ist ein guter Esser, er isst viel Fleisch. Aber seitdem er Probleme mit dem Cholesterinspiegel hat, hat ihn seine Frau, Noelles Mutter, auf Diät gesetzt. Sie brachte ihn dazu, auf Fleisch zu verzichten, in Wasser gekochtes Gemüse zu essen, manchmal mit einer Spur von Olivenöl. In ihrer Jugend lebte Noelle unter dem Diktat der Diät; sie litt ihr ganzes Leben darunter, nicht so zu „essen wie alle anderen“. Ihr einziges Schlupfloch war, sich von ihrer Patentante einladen zu lassen, „die von allem aß, ganz normal“. Sie dachte, dass die Heirat ihren „Magen befreien“ würde und sie studierte Medizin, um „ihre Eltern zu heilen“.

Ihr Mann, ein Arzt, hat wechselnde Vorlieben für spezielle Arten der Ernährung. Er zwingt seine ganze Familie, ihm zu folgen, und setzt sie alle auf Diät. Bei der Ernährung des Sohnes – auf der Basis von Reis und Linsen – ist er sehr streng, genauso streng und diätorientiert, wie Noelles Mutter bei ihrem Vater war. Noelle erlebt daher den gleichen Stress und den gleichen Zwang bei der Ernährung.

Zuerst begeistert sich ihr Mann für die „Instinktotherapie“: Man isst die Nahrungsmittel nur roh und wählt sie nach dem Geruch aus, in dem Augenblick, wo man sich zu Tisch setzt. Das ist für die Hausfrau problematisch. Sie muss mehr einkaufen, als gegessen wird, sie bereitet es vor, richtet es an und muss bereit sein, einen Teil davon wegzuwerfen. Dann geht ihr Mann mit ebenso viel Überzeugung und Begeisterung zur „Makrobiotik“ über, hauptsächlich auf der Basis von Reis und Gemüsesprossen, ohne Fleisch, ohne Fisch. Dabei entsteht das Problem, dass das Gemüse keimen muss und die Hausfrau eine lange Vorbereitungszeit braucht, sie muss auch in spezialisierten Geschäften einkaufen, ganz zu schweigen von den Schwierigkeiten, Mahlzeiten mit Gästen einzunehmen, mit der Familie und zusammen mit Freunden zu essen, die andere, so genannte normale Gewohnheiten haben.

Noelle leidet unter diesen Zwängen und darunter, anders zu sein als die anderen. Das schafft eine soziale Distanz. Sie ist auch desorientiert in ihrem Geschmacks- und Geruchssinn, in Bezug auf Konsistenz und Aussehen der Nahrung und auch was Stil und Art der Geschäfte anbetrifft, in denen sie einkauft. Das ist ein Anlass zu häufigen Streitereien und ehelichen Auseinandersetzungen und ständiger Spannung.

Aber das Schlimmste, das Verborgenste, das Heimtückischste ist, dass ihr Mann sie durch seine Ablehnung von Fleisch von ihren familiären Wurzeln abschneidet, von ihrer Nahrungsmittelidentität, von der Vorstellung, die ihr Vater von einer „normalen" Nahrung hatte, und von der Vorstellung, was „ein Mann, ein richtiger Mann" essen sollte, d. h. vor allem Steak mit Pommes frites. Ihr Mann beraubt ihren Sohn dieser wichtigen Komponente und schneidet ihn somit von der Familie, den Traditionen und seiner „männlichen Nahrungsmittelidentität" ab. Die Ablehnung bestimmter Nahrungsmittel trennen ihren Mann sogar von seiner eigenen Familie, die ihn als etwas verrückt betrachtet.

In Noelles Familie legt die Frau die Nahrungsmittelidentität fest und macht sie verpflichtend; in der Familie ihres Mannes ist es der Mann, der festlegt und bestimmt.

Vereinfachtes Genogramm von Nahrungsmittelkonflikten

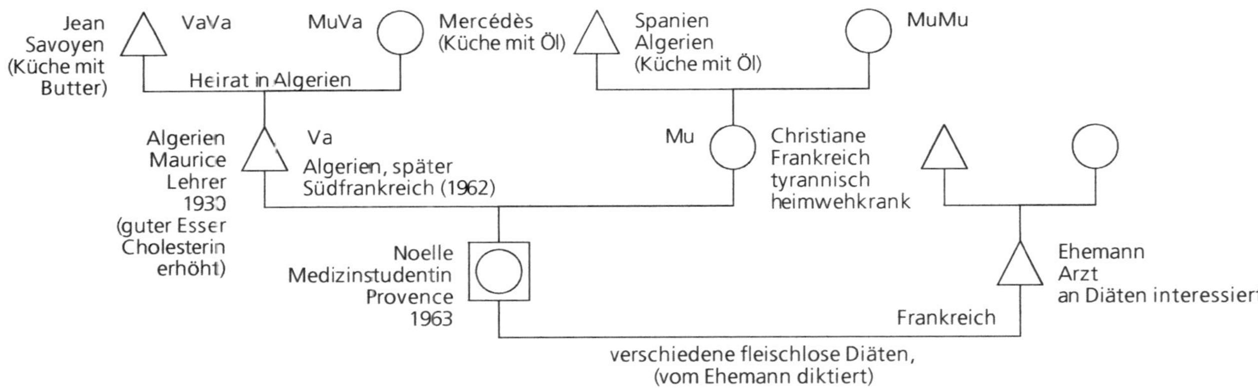

13 Schlusswort
Die menschliche Kanope

Bei dem momentanen Stand der Kenntnisse und der wissenschaftlichen Untersuchungen können dieser Streifzug durch das Genosoziogramm und die transgenerationale Methode nur dazu beitragen, den Weg zu bereiten für eine klinische Arbeit, die sich zum Ziel setzt, die familiären Wiederholungen zu erkennen, um mit ihnen aufzuhören, wo es nötig ist, und um die Schäden, die durch das Ungesagte entstanden sind, wieder gutzumachen und sie zu heilen. Diese Arbeit macht es einer Person möglich, sich den lebenswichtigen Fragen zu stellen.

Nun, es ist klar, dass sich die Identität jedes Einzelnen auf der Basis der eigenen Geschichte bildet – auf der Basis seiner Familiengeschichte wie seiner persönlichen Geschichte, die alle beide an den historischen Kontext gebunden sind. Es ist besser, seine Geschichte zu kennen, als sie passiv zu erleiden.

Die Genealogie ist um die Jahrhundertwende in Mode. Wir leben in einer Zeit radikaler Veränderungen unseres Milieus und unserer Denkweisen, unserer Lebensbezüge und ihrer Zusammenhänge. Das ist, wie Toffler (1983) sagt, ein Stress, ein „Zukunftsschock", der von vielen Menschen als beängstigend erlebt wird. Es gibt so viele Unbekannte, von denen das Überleben unserer Kultur, ja sogar unseres Planeten abhängt. Alle Ausbilder, alle Therapeuten, auch alle Ärzte, aus welcher Schule auch immer, sind mit „schwierigen Fällen" befasst, die sich mithilfe klassischer Theorien nicht erklären lassen. Sie alle begegnen einer „Entwurzelung" der Person in ihrer eigenen Geschichte, einer oft verborgenen Geschichte, die nur in besonderen Augenblicken wie ein Blitz aufleuchtet und sich in Worten offenbart, oder die „Sache" zeigt sich im Körper oder durch Krankheit, Unfall oder Tod.

Es ist Aufgabe des Therapeuten, seinen „Klienten" zu begleiten, ihn zu „analysieren" und ihm dabei zu helfen, seine Geschichte durch das Wort wieder zu finden, sodass er sie sich als eine zusammenhängende Geschichte vorstellen kann und den roten Faden sieht und den Sinn versteht. Wenn es sich um eine persönliche Geschichte mit schwierigen Erfahrungen handelt, geht es darum, dass der Klient aus dem Chaos, dem Undenkbaren und dem Unsagbaren – und aus der Wiederholung – herauskommt und die Verantwortung für seine Familiengeschichte und seine Vergangenheit übernimmt. Man kann erst „neu anfangen", etwas Neues beginnen, wenn das Alte gesehen und anerkannt wird und entweder real oder symbolisch berücksichtigt wird.

Nur zu diesem Preis kann eine Frau oder ein Mann ihr oder sein Leben neu gestalten, es „neu erfinden".

Im Frühjahr 1957 war ich allein zu einer ethnologischen Expedition in den Urwald des Amazonas aufgebrochen. Ohne groß nachzudenken, hatte ich mich einer Gruppe von Großwildjägern und Goldsuchern angeschlossen. Ein kleines Flugzeug, das von einem dieser wagemutigen Piloten gesteuert wurde, sollte uns an einen bis dahin unbekannten Platz bringen, zur Lagune von Canaima, an einer Schleife des Orinoco und des Rio Carrao. Wir fanden unseren Weg dank der Wracks verloren gegangener Flugzeuge und landeten auf der so genannten Engelssprung-Lichtung. Wir übernachteten unter Bäumen in der Nähe der riesigen Wasserfälle von Salto del Angel, die mehr als tausend Meter hoch sind, und schliefen in Hängematten.

Ich werde das Erwachen am frühen Morgen niemals vergessen: ein Wunder von Serendipity.[1] Es war wie bei den drei Prinzen von Serendip, die durch glückliche Umstände voller Freude etwas entdeckten, wonach sie nicht gesucht hatten, aber was sie brauchten und was sie sich wünschten.

Unten spielte sich ein unerwartetes Leben ab: Eingeborene Frauen, die aus dem Urwald gekommen waren, spielten mit meinen

1 *Serendipity* ist ein Ausdruck von Horace Walpole (1717–1797). Er stammt aus einer Erzählung von der Insel Ceylon über die drei Prinzen von Serendip (*The three Princes of Serendip*, 1778), die die besondere Gabe hatten, zufällig erfreuliche und unerwartete Entdeckungen zu machen. Der Terminus wird von Existenzialpsychologen gebraucht, vgl. Oxford Dictionary 1964. Die Griechen verwendeten schon denselben Stamm, *tychè* von *eutychia* – „Glück", um auszudrücken: „ein Ziel erreichen" und „viel Glück haben".

Sachen. Sie ahmten mich nach, indem sie sich zurechtmachten, Antimückenspray, Kamm, Parfum, Seife benutzten, meine Kleider anzogen, ohne zu wissen, wie man es macht und wozu. Später stieg ich dann aus meiner Hängematte, wir machten Bekanntschaft miteinander, und sie luden uns in ihr Dorf ein. Das ist eine der unvergesslichen Begegnungen in meinem Leben.

Und oben, ganz oben, gab es ein noch geheimnisvolleres und völlig unbekanntes Leben, das Leben unter dem Blattwerk tausendjähriger Bäume, mit einer eigenen unbekannten Fauna und Flora.

Seither studieren Botaniker, Biologen, Zoologen und Verhaltensforscher das, was man die „Kanopen" der großen Bäume des tropischen Regenwaldes genannt hat *(the canopies, the treetops)*, die Baumkronen. Sie gebrauchen dazu ein „Baumkronenfloß"[2]„ auf das sie über kleinere, gut lenkbare Ballons gelangen.

So entdeckten sie ein Geflecht von unbekannten Schlingpflanzen, eine eigene Welt von Lebewesen an der Schnittstelle zwischen Urwald und Atmosphäre, dreißig oder vierzig Meter über dem Boden, mit einer Vegetation und kleinen Tieren, die nur dort leben.

Die Kanope bildet einen Blätterschirm für die Organismen, die tiefer auf der Erde leben, sie könnte der Generator für die Sonnenenergie sein, die dem ganzen Wald Wachstum und Miteinanderleben ermöglicht.

Diese Forscher, Verhaltensforscher im weitesten Sinn, nehmen die Kanope zum Ausgangspunkt, um die Ursprünge des Lebens und des Menschen zu erforschen, und sie stellen Hypothesen über die Zukunft unserer Erde auf.

Es erschien mir vergleichbar, wenn wir uns in die Wipfel unseres Stammbaumes begeben, seine „Psychogenealogie" erforschen und die verschiedenen Schnittstellen und Verflechtungen verstehen, dass wir dann den roten Faden unseres familiären und persönlichen Lebens – unser Genosoziogramm – entwirren und unser Leben verstehen könnten. Das ist die Perspektive einer *menschlichen Kanope.*

Gehen wir noch einmal zu Freud (1969–1975b, S. 468 f.) zurück. In der *Traumdeutung* spricht er von „Revenants": „... zur Namenge-

2 Die „Kanope" wurde von einigen Forschern nach dem Krieg, Ende der Vierzigerjahre, entdeckt. Bedeutendere Forschungsexpeditionen wurden zwischen 1986 und 1989 im Amazonasgebiet, in Guyana und in Kamerun durchgeführt.

bung bei meinen eigenen Kindern. Ich hielt darauf, daß ihre Namen nicht nach der Mode des Tages gewählt, sondern durch das Andenken an teure Personen bestimmt sein sollten. Ihre Namen machen die Kinder zu ‚Revenants'."

Ich möchte noch einmal an einige psychoanalytische Wurzeln meiner Arbeit, in der Nachfolge von Freud und Ferenczi, erinnern. Man hat damals glückliche wie tragische „familiäre Wiederholungen" festgestellt, ebenso Synchronien in Alter und Datum und „Jahrestag-Syndrome".

1973 hat Ivan Boszormenyi-Nagy die unsichtbaren Bindungen entdeckt, die unsichtbaren familiären Loyalitäten (dt. 1981). Sie verbinden jeden mit seiner Familie, mit einem Hauch von Moral, was die Gerechtigkeit und den Ausgleich der Familienkonten anbetrifft.

Nicolas Abraham und Maria Török (1978) trafen auf ein Phänomen, das sie mit in Gruften eingeschlossenen Geistern oder „Phantomen" verglichen. Diese Phantome würden von Zeit zu Zeit die geheimen „Familiengruften" verlassen und Geist und Körper von Lebenden heimsuchen, wie in den Erzählungen von Spukhäusern oder Büchern von Agatha Christie.

Aber wie ist das möglich? Sollte es sich um eine Art von Engramm[3] handeln, das eher psychisch als physisch ist?

Um es zu vereinfachen, könnten wir sagen, dass das Kind, die Person, bei seiner Geburt bestimmte Botschaften erhält: Man gibt ihm einen Familiennamen und einen Vornamen, hat eine Rollenerwartung, der es entsprechen soll oder der es sich entzieht. Das kann positiv oder negativ sein. Man projiziert z. B. auf das Kind, dass es „ganz Großonkel Jules" ist, und man erwartet daher, dass es Forscher, Abenteurer, „ein schwarzes Schaf" wird, ganz wie dieser, und dann wird man einen Sündenbock aus ihm machen, dem man die Kleider des Toten anzieht, den es ersetzen soll.

Wie die Feen an der Wiege von Dornröschen wird man Dinge, Gebote, Skripts, eine Zukunft in Worte fassen und damit vorhersagen – man wird Dinge aussprechen oder sie verschweigen – als nicht ausgesprochenes und drückendes Geheimnis: So wird ein Kind „programmiert".

3 Engramm ist eine Spur, die durch das bioelektrische Arbeiten des Gehirns von jedem Ereignis im Gedächtnis hinterlassen wird.

Dann wird die Familie, die Umgebung, dieses Programm in die Psyche des Kindes eingraben, ein Programm, das Leben und Tod enthält, Heirat oder Zölibat, Beruf oder Berufung. So wird die Zukunft von der Gesamtheit des ausgesprochenen und des nicht ausgesprochenen Familienkontextes abhängig sein.

Aber man weiß nichts darüber. Jeder verarbeitet es je nach seinem eigenen Denksystem und der Schule, der er angehört.

Als gesichert gelten die Untersuchungen von Joséphine Hilgard (1989), die bewiesen haben, dass das Jahrestag-Syndrom in einer Reihe von Fällen statistisch signifikant ist. Diese Arbeiten geben die klinische Bestätigung signifikanter Übereinstimmungen im Datum von Geburten und Todesfällen und unbestreitbaren familiären Wiederholungen in zahlreichen Familien.

Eines scheint mehr als wahrscheinlich: Wir befinden uns im Bereich des Ursprungs, der, in der Sprache der Psychoanalyse, einem Vergessen zu unterliegen scheint, welches die Grundlage für das Werden einer Person ist.

Um das etwas mehr auszuführen, möchte ich einen Fall nehmen, den eine Psychoanalytikerin, Silvana Olindo-Weber, zitiert hat. Ihre Untersuchungen konzentrieren sich auf Somatisierungen, d. h. auf den Einfluss, den das Unbewusste auf den Körper hat (Olindo-Weber et Mazeran 1991). Sie berichtet die Geschichte einer Frau, deren viertes Kind Nacht für Nacht schreiend aufwachte. Im Verlauf der Therapie erinnerte sich die Patientin daran, dass ihr kleiner Bruder im Alter von zwei Jahren eines Nachts am plötzlichen Kindstod gestorben war. Zwei weitere Brüder hatten das gleiche tragische Ende.

In der gleichen Nacht, nachdem sie ihrer Analytikerin von dieser Erinnerung an die Todesfälle erzählt hatte, schlief ihr eigener Sohn ganz ruhig. Das erinnert an zahlreiche klinische Fälle, die Françoise Dolto in ihrem Seminar berichtete, und an ihre Art, mit Babys und Kindern umzugehen.

All das, was in der transgenerationalen Therapie geschieht, ist meiner Meinung nach von ähnlicher Art.

Übrigens ahnte Freud die Bedeutung der transgenerationalen Weitergabe. In *Totem und Tabu* (1969–1975f, S. 440 f.) schreibt er:

> „Setzen sich die psychischen Prozesse der einen Generation nicht auf die nächste fort, müßte jede ihre Einstellung zum Leben

> neu erwerben, so gäbe es auf diesem Gebiet keinen Fortschritt und so gut wie keine Entwicklung … Welcher Mittel und Wege bedient sich die eine Generation, um ihre psychischen Zustände auf die nächste zu übertragen? Ich werde nicht behaupten, daß diese Probleme weit genug geklärt sind oder daß die direkte Mitteilung und Tradition, an die man zunächst denkt, für das Erfordernis hinreichen. Im allgemeinen kümmert sich die Völkerpsychologie wenig darum, auf welche Weise die verlangte Kontinuität im Seelenleben der einander ablösenden Generationen hergestellt wird … Das Problem erschiene noch schwieriger, wenn wir zugestehen könnten, daß es seelische Regungen gibt, welche so spurlos unterdrückt werden können, daß sie keine Resterscheinungen zurücklassen. Allein solche gibt es nicht. Die stärkste Unterdrückung muß Raum lassen für entstellte Ersatzregungen und aus ihnen folgende Reaktionen."

Ohne etwas vergleichen zu wollen, was nicht verglichen werden kann, zur Zeit gehört die Übermittlung noch in den Bereich des nicht Bekannten und der offenen Fragen. Aber wir hoffen, dass demnächst die Fortschritte in der interdisziplinären Forschung – welche Bereiche der Humanwissenschaften, der Biologie, der Quantenphysik, der tierischen und menschlichen Verhaltensforschung umfasst – wie auch die Erforschung und Entdeckung neuer Neurotransmitter es möglich machen werden zu präzisieren, wie die Übermittlung geschieht und wie sich die Kommunikation sowohl zwischen Individuen als auch zwischen Generationen herstellt, das, was Moreno erahnte und mit dem Terminus *télé* bezeichnete.

Karl Pribram (1971) hat gezeigt, dass man sich die Funktionsweise des Gehirns wie die Funktionsweise eines Hologramms vorstellen kann. Die Arbeiten von Ilia Prigogine, David Bohm und Fritjof Capra über die Zeit und den Zusammenhang Körper – Raum – Zeit haben gezeigt, dass man sich alles als miteinander verbunden vorstellen kann.

Die Verhaltensforschung bei Tieren von Charles Darwin bis Hinde und Rupert Sheldrake beschäftigt sich ebenfalls mit den Problemen der Übermittlung. So stellt sich auch Rupert Sheldrake (1991, 1992, 1993) diese Frage der Übermittlung, und er geht von einer Art von „Engramm" aus, nach dem Muster, wie britische Meisen sich das Öffnen der Milchflaschen, die in Großbritannien an die Haustür geliefert werden, von Generation zu Generation weitergeben, denn es sieht so aus, als ob sie es nicht lernen müssten.[4]

Dieses Problem der Übermittlung, des Ursprungs und des Vergessens – der ursprünglichen Verdrängung – hat nicht nur Freud (1915b, 1915c) und vor kurzem Anzieu und Kaes (vgl. Kaes 1992) beschäftigt.

Dieses Problem wurde bereits von Platon in seinem Mythos *Er, ein Pamphylier* aufgeworfen: Platon (vgl. Platon 1958, S. 440–448) beschreibt, wie die Seelen ihr Gedächtnis verlieren und alles vergessen, was sie vor ihrer Geburt gesehen haben. Wir könnten sagen, dass dieses Vergessen eines früheren Wissens es möglich macht, im Hier und Jetzt zu leben und sich eine mögliche persönliche Zukunft zu schaffen, des Gewichtes der Vergangenheit in gewisser Weise ledig. Wenn ich Platon recht verstehe, würde Lethe eine Rückkehr zum Ursprung bedeuten.

Seit einigen Jahren arbeiten Psychoanalytiker über die Generation der Kinder der Holocaust-Opfer, sowohl in den USA, seit 1982 vor allem Martin Bergmann und Hilton Jacouy, als auch in Frankreich, besonders Françoise Dolto-Marette, Nicolas Abraham und Maria Török, ebenso wie Didier Dumas und Serge Tisseron. Sie stellen erneut die Hypothese von einer „bewahrenden Verdrängung" auf, *d. h., eine verschwiegene oder ausgeschlossene Realität bleibt weiterhin erhalten*, und von einer Kette von Ungesagtem, das von einer Generation an die nächste weitergegeben wird. Dieses *Ungesagte* oder *Unsagbare* wird für die Kinder, die Träger des Geheimnisses sind, von dem man nicht spricht, eines verschlüsselten Geheimnisses also, zu einem *Leiden, das gezeigt werden, aber nicht ausgesprochen werden kann.* Man hat nicht das Recht, es auszusprechen. Es gräbt sich wie eine innere Struktur in das Unbewusste ein. In der dritten Generation wird das nicht ausgesprochene Geheimnis, das Unsagbare, zu einem *Undenkbaren,* das nicht einmal mehr gedacht werden darf. Da es nicht mehr darstellbar ist, *ein genealogisch Undenkbares* ist, wird es zum Phantom, das oft unwissentlich denjenigen heimsucht, der ungeklärte Symptome hat. Die Symptome sind Hinweise auf das Geheimnis eines Vorfahren, welches auf ihn projiziert wurde, ohne dass er es weiß.

4 Sheldrake bezieht sich auf Fisher und Hinde (1949), was das Öffnen von Milchflaschen betrifft, von 1935, 1941, 1945 bis 1947.

Die Transaktionsanalytikerin Fanita English geht sogar so weit zu sagen, dass man sich „die heiße Kartoffel“ von einer Generation zur nächsten weitergibt, um sie loszuwerden, wie in einem geschlossenen System. Nach English (1981) macht sich ein kleines Kind, das große Schwierigkeiten mit den Eltern hat, ein „Episkript“: eine Geschichte, einen geheimen Plan, der auf dem magischen Glauben beruht, dass es für sich selbst ein unheilvolles Schicksal abwenden kann, wenn es ihm gelingt, dieses auf ein Opfer oder einen Sündenbock zu übertragen. Das nennt sie ein hamartisches Skript[5]: „Man gibt das Problem an einen anderen weiter“, die Person selber wird frei von ihrem destruktiven Skript.

Montaigne, der mit dreißig Jahren seinen Freund La Boétie verlor, lebte, als sei er von diesem besessen. Er versuchte, ihn dadurch wieder lebendig zu machen, dass er dessen Schriften veröffentlichte und von ihm und von seiner eigenen Liebe und Freundschaft für ihn sprach. In seinen *Essais* (1580–1582; dt. 1998) beschreibt er diesen Seelenzustand: „In der Freundschaft, von der ich spreche, verbinden sich und verschmelzen unsere Seelen, die eine mit der anderen in einer so universalen Mischung, daß sie die Naht, die sie verbunden hat, auflösen. Wenn ich sagen sollte, warum ich ihn liebte, fühle ich, daß ich das nur ausdrücken kann, indem ich antworte: weil er es war, weil ich es war.“

La Boétie beschreibt, zitiert in Sainte-Beuve (1857): „Manche Seelen kann nichts mehr trennen, wenn sie einmal verbunden sind. Das, was dich mir, oh Montaigne, verbunden hat, für immer, was auch geschehen mag, ist die Kraft der Natur, der wohltuende Zauber der Liebe, die Tugend.“

Montaigne war sich seiner lebenslangen Besessenheit bewusst. Er hat La Boétie in seinen *Essais* lebendig gemacht und uns seine Erinnerung an ihn übermittelt. Im Übrigen spricht er auch von der „Quintessenz dieses ganzen Gemisches“, das bewirkt, dass man das Denken des einen nicht mehr vom Denken des anderen unterscheiden kann.

Nach Nicolas Abraham und Maria Török soll die Arbeit des Phantoms im Unbewussten eine Besessenheit dieser Art erzeugen, aber eine unbewusste Besessenheit.

5 Hamartie: nach Aristoteles Irrtum, Sünde als Ursache für die Verwicklungen in der altgriechischen Tragödie.

Diese Hypothesen gehören in den Bereich der analytischen Forschungen, die mit den Konzepten der Projektion, der Inkorporation, der Verdrängung und der Spaltung arbeiten. Aber vergessen wir nicht, dass Freud auch in Kategorien der Phylogenese dachte als „Biologe des Geistes". Er führt in *Fünf Psychoanalysen* aus: „Die phylogenetischen Schemata, die das Kind bei seiner Geburt mitbringt ... da bin ich geneigt, zu denken, daß es sich um den Niederschlag der Geschichte der menschlichen Zivilisation handelt" (1973), auch wenn dieser Hypothese von manchen Leuten als Fantasievorstellung widersprochen wurde.

Eine ähnliche Idee finden wir in einigen Veröffentlichungen über das Rebirthing in der Zeitschrift *Somatothérapie,* 1991–1992, erwähnt. Die Autoren haben beobachtet, dass das Kind bereits im Uterus vom siebten Schwangerschaftsmonat an anfängt zu träumen, und sie nehmen an, die Mutter übermittle ihm ihre Träume. Wenn es die gleichen Träume hat, hat es Zugang oder könnte es Zugang zum Unbewussten der Mutter haben.

Diese Intuition trifft sich mit Intuitionen von Françoise Dolto, nach denen das Unbewusste der Mutter und des Kindes miteinander verbunden sind, das Kind weiß, errät und erfühlt die familiären Angelegenheiten über zwei oder drei Generationen hinweg.[6]

In gewisser Weise passen diese Theorien zu unserer klinischen Erfahrung. Wenn im Psychodrama jemand seine Geburt wieder erlebt, zeigt der Erwachsene die Haltung, die Lippenbewegungen und die Stimme eines Babys. Diese Stimme vor dem Stimmbruch bei einem erwachsenen Mann ist ergreifend. Manchmal entdeckt er wichtige Ereignisse und Traumata seiner Geburt oder vor seiner Geburt wieder. In einigen Fällen wurden diese Entdeckungen im Nachhinein bestätigt.

Nicolas Abraham und Maria Török schreiben übrigens: „... das Phantom ist eine Bildung des Unbewussten, dessen Besonderheit es ist – aus guten Gründen –, niemals bewusst gewesen zu sein. Es wird vom Unbewussten eines Elternteils an das Unbewusste des Kindes weitergegeben – wie, bleibt noch genauer zu bestimmen."

Sokrates sagte bereits, dass er seinen Weg nach eigenem Gutdünken gehe, außer wenn die leise Stimme seines „Daimonions", – sei-

6 Dolto-Marette, F. (1908–1988): Vgl. ihr Gesamtwerk (u. a. 1973, 1988, 1991); mündliche Mitteilungen (1953–1988).

nes „inneren Führers“, seines „guten Geistes“, seines Vertrauten – ihn anhalten und umkehren lasse.[7]

Aber wir haben nicht immer die Weisheit oder die Geduld, uns die Zeit zu nehmen, auf unsere innere Stimme zu hören.

Mir scheint, wenn ich den gegenwärtigen Stand der Kenntnisse betrachte, dass wir Kliniker die Aufgabe haben, diese, gelinde gesagt, etwas seltsamen Phänomene der Übermittlung von einem Unbewussten an ein anderes Unbewusstes zu beobachten, ausführlich davon zu berichten, Fakten und klinische Beschreibungen dazu zu sammeln und zu veröffentlichen und, wie Joséphine Hilgard für das Jahrestag-Syndrom, klinische und statistische Forschung zu betreiben. Dann, vielleicht bald, wird das Verständnis dieser „Phantome“ des Unbewussten, dieser „Wiederholungen“, der „Jahrestage“ zu dem Wissen hinzukommen, das wir von uns als Wesen in Interaktion, mit Intuition und mit Sprache haben.

Der Tote greift nach dem Lebenden, so sagen das römische Sprichwort und das römische Recht.

7 Platon (1987, 31d, S. 24; 40a, S. 35 f.; 41d, S. 36). „Der Grund dafür ist … daß mir etwas Göttliches, [31d, S. 24] etwas Dämonisches zu widerfahren pflegte … Mir wird dies seit meiner Jugend zuteil: eine Stimme, die zu mir spricht, die mir, sooft sie , spricht, stets von dem abrät, was ich gerade zu tun beabsichtige, und die sich niemals zuratend vernehmen läßt … Die weissagende Stimme, die sich sonst gewöhnlich in mir regt, die dämonische, hat sich in der ganzen früheren Zeit sehr oft und auch bei ganz unwichtigen Dingen bemerkbar gemacht, wenn ich im Begriff stand, etwas Verkehrtes zu tun. [30a, S. 35 f.] Mir aber ist weder heute früh, als ich das Haus verließ, das göttliche Zeichen in den Weg getreten, noch als ich hierher ins Gerichtsgebäude ging, noch auch während meiner Rede, wenn mir irgend etwas auf der Zunge lag. [40b, S. 36] Dabei hielt es mich bei anderen Reden vielfach mitten im Satz zurück. [40b, S. 36] Hierfür ist mir ein gewichtiger Beweis zuteil geworden; denn mir wäre ganz gewiß das gewohnte Zeichen in den Weg getreten, wenn das, was ich vorhatte, nicht gut gewesen wäre.“ [40c, S. 36]

Anhang 1

Definition der Gruft und des Phantoms nach Nicolas Abraham und Maria Török

In bestimmten Fällen, unter anderem bei Geheimnissen, sieht es so aus, als ob jemand, der unter dramatischen, beschämenden oder ungerechten Umständen gestorben ist, nicht gehen könnte und als Phantom oder als Geist an die Familie gebunden bliebe, im Herzen eines Nachkommens wie in einer Gruft versteckt oder schlecht begraben wäre. Dieses Phantom drückt sich manchmal wie ein Bauchredner aus und manchmal in Form von Symptomen, die sich wiederholen und die vom Unbewussten eines Elternteils an das Unbewusste eines Kindes weitergegeben werden.

> „Um eine Gruft entstehen zu lassen, muss das beschämende Geheimnis mit einem Objekt zu tun haben, das die Rolle eines Ich-Ideals spielt. Dabei geht es also darum, das Geheimnis zu wahren, die Scham zu verbergen" (Abraham et Török 1978).

Die Autoren definieren den Platz, den die Gruft im psychischen Apparat einnimmt:

> „Die Gruft entspricht einem definierten Platz in der Topographie. Sie ist weder das dynamische Unbewusste noch das Ich der Introjektionen. Es ist eher ein zwischen den beiden eingeschlossener Raum, eine Art von artifiziellem Unbewussten, das in der Mitte des Ich wohnt … Nichts darf nach außen dringen. Das Ich selbst hat die Aufgabe des Friedhofswächters" (ebd., p. 254).
>
> Die Einrichtung der Gruft beruht nach den Autoren auf einer konservativen (bewahrenden) Verdrängung, die sie der konsti-

tutiven Verdrängung (allgemein dynamische Verdrängung genannt) gegenüberstellen, besonders deutlich zu sehen in der Hysterie. Der wesentliche Unterschied zwischen diesen beiden Arten der Verdrängung ist der: In der Hysterie sucht sich ein verbotenes Begehren eine Form des Ausdrucks und findet sie in symbolischen Erfüllungen (hysterische Konversion), während „in dem Menschen, der Träger einer Gruft ist, ein bereits direkt erfülltes Begehren begraben liegt, das weder neu entstehen noch in Staub zerfallen kann … Die Vergangenheit ist in dem Menschen gegenwärtig wie ein Stück Realität, auf die man durch Verneinung und Verleugnung verweist" (ebd., p. 255).

Zusammenfassend könnte man sagen, dass die Gruft wie ein Einschluss mitten im Ich ist, dessen Folge die bewahrende Verdrängung ist. Um die gleiche Begrifflichkeit wie Maria Török und Nicolas Abraham zu gebrauchen, schlage ich folgendes Resümee vor:

Eine Gruft ist eine Art von artifiziellem Unbewussten im Innern des Ich, das aus dem Verlust eines unentbehrlichen Liebesobjektes hervorgeht, wobei dieser Verlust nicht einmal als solcher zugegeben werden kann, weil der Träger der Gruft und das verlorene Objekt miteinander ein Geheimnis teilen. Der Inhalt des Geheimnisses wird als ein „Verbrechen" betrachtet, das nicht eingestanden werden kann, das mit Scham besetzt ist und das für den Träger der Gruft die Realität – im metapsychologischen Sinn des Wortes – darstellt.

Die Arbeit des Phantoms im Unbewussten

„Das Phantom ist eine Bildung des Unbewussten, dessen Besonderheit es ist, niemals bewusst gewesen zu sein … Es wird vom Unbewussten eines Elternteils an das Unbewusste des Kindes weitergegeben, das Wie ist noch genauer zu bestimmen … Das Phantom ist das, was im Unbewussten arbeitet, infolge eines Geheimnisses, das zu einem anderen gehört und das nicht eingestanden werden kann, wie Inzest, Verbrechen, uneheliche Kinder … Sein Gesetz ist die Verpflichtung zum Nichtwissen. Das Phantom, das zurückkehrt, um keine Ruhe zu lassen, gibt Zeugnis von der Existenz eines Toten, der in einem anderen begraben ist … Es hat keine eigene Energie … es macht still sein Werk, den Toten in Erinnerung zu rufen. Ich möchte hinzufügen, dass es unterstützt wird durch geheime Worte, die wie unsichtbare Zwerge arbeiten und die sich vom Unbewussten her bemühen, den Zusammenhang der Verbindungen zu stören … Vom Unbewussten her lassen die Worte, die das Phantom stützen, keine Ruhe … Oft sind es die Schlüsselworte einer ganzen Familiengeschichte, Anzeichen bedauernswerter Verbindungen. […] Sie verweisen auf eine Lücke, sie beziehen sich auf etwas Unsagbares …

Das Erscheinen des Phantoms wäre ein Hinweis darauf, dass das, was für ein Elternteil eine Verletzung oder narzisstische Kränkung bedeutet hat, Auswirkungen auf den Nachkommen hat. Sein Erscheinungsbild, die Angst, zeigt in seltsamen Worten und Handlungen, in Symptomen (phobischen, zwanghaften) usw. die Rückkehr des Phantoms an. Das zwanghaft und regelmäßig wiederkehrende Phantom wirkt wie ein Bauchredner, wie ein Fremder in der mentalen Topographie der Person … Somit befindet sich die ‚heimgesuchte' Person in der Gewalt zweier Strebungen: Sie muss um jeden Preis das Nichtwissen des Geheimnisses eines nahen Menschen bewahren, daher dieses betreffend den Anschein des Nichtwissens erwecken; aber gleichzeitig muss sie auch den Zustand des Geheimnisses aufheben, daher bildet sie das Geheimnis in Form unbewussten Wissens ab … *Dieses gegenläufige Bestreben zeigt sich in Symptomen und gibt Anlass zu zusammenhanglosen und unpassenden Worten und Taten und schafft unheimliche Folgen wie Halluzinationen und Delirium.* So zeigt und verbirgt sich das, was wie ein totes und lebendiges Wissen zugleich von dem Geheimnis eines anderen in den Tiefen des Unbewussten ruht" (Abraham et Török 1978, p. 391–432).

Dyade und Angst

Nicolas Abraham und Maria Török sind der Ansicht, dass nur die Einführung des Konzeptes von der Dyade – eines genealogischen Konzepts par excellence – es möglich macht, das „Phantom" und sein Erscheinungsbild, die Angst, als metapsychologische Tatsachen zu verstehen.

Das Konzept der Einheit hat einen fundamental dualen Charakter: Die ursprüngliche Dyade ist die Beziehung Mutter – Kind (oder Elternteil – Kind).

„Die Dyade ist das nicht getrennte Getrennte oder die Trennung, eingeschlossen im Nichtgetrennten. Das Nichtgetrennte, das Individuum, kommt gerade durch die Trennung zustande, die im Innern stattgefunden hat" (ebd., p. 397).

Die konkrete Natur dieser Trennung ist das phylogenetische Ereignis der Trennung von der Mutter. Als ein Ergebnis:

„Die Trennung des paido-métér wird in beiden Partnern nur die Wunde eines einzigen Mangels tragen, des Mangels der Mutter. Das ist in der Tat das Paradox: Wenn dem Kind die Mutter fehlt, so fehlt der Mutter ihrerseits das ‚Mutter-des-Kindes-Sein', das sie war" (ebd., p. 396).

Im Laufe der Reifung „verwandelt sich die Dyade Mutter – Kind in eine innere duale Einheit zwischen Unbewusstem und Ich" (ebd., p. 399).

Anhang 2

Die statistischen Untersuchungen über das Jahrestag-Syndrom von Joséphine Hilgard (Arbeiten aus der Zeit 1952–1989)

Joséphine Hilgard beschreibt in einem kleinen Artikel von 1953 einige klinische Fälle von „Jahrestag-Reaktionen“ bei Eltern und dadurch „ausgelöste“ oder „reaktivierte“ Reaktionen bei ihren Kindern, als diese das Alter erreichten, das die Eltern zu dem Zeitpunkt hatten, als ihre eigenen Eltern starben oder in die Psychiatrie eingewiesen wurden. Nachfolgend zitiere ich zwei von diesen Fällen:

> „Marie Bancroft, Mutter eines kleinen Mädchens von sechs Jahren mit Namen Jenny, bekam eine Lungenentzündung, eine Rippenfellentzündung und eine Psychose. Als sie selber ein Kind von sechs Jahren war, starb ihr Vater an einer Rippenfellentzündung und Lungenentzündung mit einer Gehirnhautentzündung im Endstadium …
>
> Möglicherweise handelt es sich bei Mrs. Bancrofts Krankheit um eine Jahrestag-Reaktion, weil die akuten Symptome auftraten, als ihre Tochter in das Alter kam, das sie selber zum Zeitpunkt des Todes ihres Vaters hatte, und weil ihre Lungenentzündung und ihre Rippenfellentzündung die Symptome ihres Vaters im Endstadium seiner Krankheit nachahmten. Die psychotischen Symptome tauchten auf, als sie noch wegen ihrer Lungenentzündung im Krankenhaus war … Eines Morgens erzählte die Patientin, dass sie mit Gott gesprochen habe und dass sie von göttlichem Wesen sei … und unsterblich … und sie fing an zu singen, zu pfeifen und zu schreien“ (Hilgard 1953, p. 73).

„Die Patientin war bereits seit einem Jahr in der Klinik, als ich sie sah, und sie erhielt dreimal eine Serie von Elektroschock-Behandlungen, die die Psychose aber nur vorübergehend besserten."

Im Verlauf der Psychotherapie mit Joséphine Hilgard „verknüpfte Mrs. Bancroft häufig die Erfahrung ihrer Tochter mit ihrer eigenen Erfahrung als Kind: wie Jenny gesehen hat, dass man sie auf einer Trage wegbrachte, *wie sie selbst gesehen hatte, dass ihr Vater auf einer Trage weggebracht worden war,* dass ihre Mutter sie abgelehnt hatte, und wie sie selbst dabei war, Jenny durch ihre Abwesenheit abzulehnen ... Sie fand, dass sie viele Dinge tat, die ihre Mutter getan hatte, Dinge, die ihr selber gar nicht ähnlich waren. Als wir anfingen, über ihre gegenwärtige Krankheit als einer Wiederholung *(Neuinszenierung)* von etwas zu sprechen, das sie als Kind nicht bewältigen konnte, gab es offenkundige therapeutische Erfolge". Sie konnte das Krankenhaus verlassen und wieder mit ihrem Mann zusammenleben, aber noch nicht wieder mit ihrer Tochter (ebd., p. 74).

James Carson, dreiundvierzig Jahre alt, kam ins Krankenhaus wegen unerträglicher Kopfschmerzen, die er seit mehr als vier Jahren hatte. Kurz zuvor hatte er einen Selbstmordversuch mit 5o Tabletten Phenobarbytal unternommen. Die akuten Symptome hatten angefangen, als sein Sohn vier Jahre alt, also in dem Alter war, das er selber hatte, als sein eigener Vater plötzlich an Influenza (Grippe) starb.

„Bei der Geburt seines Sohnes wechselte er die Arbeitsstelle. Er war Angestellter im Büro eines großen Warenhauses und wurde nun ‚Kriminologe' bei einer privaten Polizei ... und als sein Sohn vier Jahre alt war, trat er in den Dienst der Bahnpolizei, genau der gleichen Gesellschaft, für die sein Vater gearbeitet hatte, obwohl er sich geschworen hatte, das niemals zu tun. Ist das möglicherweise eine Jahrestag-Reaktion? Eine unbewusste Identifikation mit dem Vater?

Zu der Zeit, als ich mich das erste Mal mit dem Fall befasste, wurde die Situation als hoffnungslos beurteilt. Mr. Carson hatte Halluzinationen und war höchst gefährdet, sich selbst und andere zu töten. Als ihm die Hypothese von dem Jahrestag-Charakter der

Krankheit vorgestellt wurde, ging es ihm sehr viel besser. Er rief spontan: ‚Sch…, wenn mein Vater nicht tot wäre, säße ich nicht hier in dieser … Wissen Sie, jetzt fällt es mir ein, mein Vater hatte einen Sohn und eine Tochter, und ich habe einen Sohn und eine Toch-ter … Irgendwie habe ich das Gefühl, dass er [mein Vater] ich war und ich er.‘

Der Aspekt der Inkorporation und der Identifikation mit dem toten Vater zeigte sich auf symbolische Weise, insofern der Patient, wenn er von seinen Bauchschmerzen sprach, sagte, er fühle sich aufgebläht, als habe er etwas wie einen Kadaver in sich“ (ebd., p. 75–77).

Mehrere Jahre später schreibt Hilgard (1989) im Hinblick auf diese beiden Fälle:

„Bevor das zentrale Thema, das Jahrestag-Syndrom, nicht entdeckt war, schienen diese beiden Fälle nicht erklärbar, und sie wurden als Schizophrenien diagnostiziert. Die Symptome schienen ohne erkennbare Ursache. Als die zentralen Episoden verstanden wurden, ordnete sich der Rest des klinischen Materials … Einer der Gründe, warum Fälle dieser Art nicht erkannt werden, ist der, dass die zentrale Gestalt ein kleines Kind ist, das nicht besonders betroffen ist – das aber den Schlüssel liefern kann, um die Krankheit oder die elterliche Schwierigkeit zu erklären.“

Um die Hypothese vom Jahrestag-Syndrom zu überpüfen, machte Joséphine Hilgard zwei systematische Studien über die Aufnahmen in zwei kalifornische Krankenhäuser[1]. Ihre Arbeit erfasst 8680 Kranke, die in das staatliche Agnews-Krankenhaus eingeliefert worden waren.

Sie sichtete mit ihrem Team alle Krankenakten und die Anamnesen aller Aufnahmen über einen Zeitraum von neun Monaten pro Jahr über vier Jahre hinweg, 1954–1957. Dabei schloss sie die Fälle aus, in denen die Patienten älter als fünfzig Jahre waren, an

1 Das war ihre Doktorarbeit in Psychologie, unterstützt durch ein Stipendium des *Nationalen Instituts für Geistige Gesundheit* (NIMH) von 1954–1959, bevor sie Medizin studierte.

Alkoholismus litten, organische Krankheiten hatten oder Psychopathen waren. Es blieben 2402 (weiße) Patienten, mit folgenden Diagnosen: drei Fünftel „schizophren", ein Fünftel „manisch-depressiv" und ein Fünftel „psychoneurotisch". Von diesen kamen für die Untersuchung nur die Patienten infrage, die bei ihrer Erstaufnahme verheiratet waren und Kinder hatten und im Alter zwischen zwei und sechzehn Jahren einen Elternteil durch Tod verloren hatten. Dabei musste das Datum des Verlustes eines Elternteils durch mündliche Gespräche und schriftliche Dokumente und Bestätigungen der Standesämter und Krankenhausberichte gesichert feststehen.

Von dieser großen Anzahl der Aufnahmen (8680), reduziert auf 2402 wegen des erforderlichen Alters und der Elternschaft und nach strengen Kriterien weiter reduziert, blieben nur 184 Patienten in der Studie, 8 % insgesamt, davon 37 Männer und 147 Frauen (50 % Protestanten, 35 % Katholiken, 1 % Juden):

> „Bei den weiblichen Patienten erscheint die Übereinstimmung im Alter (Jahrestag-Syndrom) bei 14 von 65 Frauen, deren Mutter gestorben ist, aber nur bei 9 von 82 Frauen, deren Vater gestorben ist … Diese Zahlen reichen für eine statistische Untersuchung aus … Für jeden Patienten wurden zwei Altersangaben festgehalten. Die erste Angabe war das Alter bei ihrer Erstaufnahme ins Krankenhaus und die zweite war das Alter, das hypothetisch dem Jahrestag-Syndrom entspräche, d. h. das Alter, das der Patient haben müsste, wenn das älteste seiner Kinder das Alter erreichen würde, das er selber hatte, als sein Vater oder seine Mutter starb. Dann war es Aufgabe des Statistikers, zu sagen, ob die Übereinstimmung zwischen beiden Altersangaben größer war als entsprechend dem Zufallsprinzip. Die Korrelationen zeigen an, dass es sich nicht um Zufall handeln kann: Das Jahrestag-Syndrom erscheint häufiger als erwartet: D. h., es ist statistisch signifikant. Bei Frauen, die ihre Mutter verloren hatten, d. h. einen Elternteil gleichen Geschlechtes, zeigt das Testergebnis einen p-Wert von .032 an.
>
> Das Jahrestag-Syndrom ist daher bei in die Klinik eingewiesenen verheirateten Erwachsenen mit psychotischen Episoden statistisch erwiesen."

Leider ist die Anzahl der Männer, die diesen Kriterien entsprechen, zu klein für eine statistische Analyse, aber sie ist ausreichend, um bei den Männern, die ihren Vater verloren haben, auch eine ähnliche Tendenz anzuzeigen. Sie ist aber statistisch nicht signifikant bei dem Verlust eines Elternteils des anderen Geschlechtes.

Man kann über diesen Unterschied zwischen Männern und Frauen spekulieren.

Hilgard untersuchte noch eine weitere Gruppe von Patienten, die wegen Alkoholismus in die Klinik kamen, insgesamt 930, davon 670 Männer.

Wenn man von der Hypothese ausgeht, dass es für Männer möglich ist, eine „Wahl" zwischen einer Psychose und anderen pathologischen Problemen zu treffen, und dann die Übereinstimmungen von Alter und Verlust bei erwachsenen männlichen Alkoholikern überprüft, hat Joséphine Hilgard gezeigt, dass „der Alkoholismus eine Alternative zur Psychose ist, um auf das konflikthafte Gefühl, das mit der Ankunft eines Babys im Haus verbunden ist, zu reagieren (Hilgard a. Newman 1959; 1961).

Eines der wichtigen Ergebnisse dieser Studie ist die Entdeckung des Jahrestag-Syndroms, ergänzt durch das Syndrom des doppelten Jahrestags und des sukzessiven Jahrestags – das bei einer Mutter vorkommen kann, die zwei Kinder hat und die jedes Mal eine Depression mit psychotischen Episoden bekommt, wenn nacheinander eines der Kinder in das Alter kommt, das sie selbst beim Tod ihrer Mutter hatte. *Hilgard führt den Fall von Martha Newell an, die jeweils in die Klinik kam, wenn eines ihrer Kinder dreizehn Jahre alt wurde. Ihre eigene Mutter starb, als sie dreizehn war.*

Ich wiederhole, der Ausbruch einer Psychose mit Krankenhauseinweisung ist zu .03 statistisch signifikant, wenn es sich um ein Mädchen und den Verlust der Mutter (durch Tod oder Psychose) handelt, und nur wahrscheinlich, wenn es sich um den Verlust des Vaters handelt. Sie bricht also häufiger aus und muss als signifikant angesehen werden bei dem Verlust des gleichgeschlechtlichen Elternteils. Die Tatsache, dass bei Männern in weniger Fällen Psychosen ausgelöst werden, erklärt Joséphine Hilgard damit, dass Männer eine größere Rollenflexibilität haben und mehr Wahlmöglichkeiten als Frauen, in der Gesellschaft und im Leben eine Rolle einzunehmen. Viele Männer nehmen bei Schwierigkeiten „Zuflucht zur Flasche", d. h. zum Alkoholismus.

Hilgard und Newman führen noch weitere klinische Beispiele in ihren Artikeln von 1959 und 1961 an.

Studien über den Verlust der Mutter durch Psychose (mit Einweisung) haben das gleiche Jahrestag-Phänomen gezeigt: Wenn die Tochter das Alter bei der Einweisung der Mutter erreichte, hatte auch sie eine psychotische Episode und wurde in die Klinik eingewiesen.

> „Man sieht im Erwachsenenalter die fortdauernde Existenz eines Kernes von Verwirrung und nicht integrierter Identifikationen ... Als sich die Umstände des ursprünglichen Traumas wiederholten – nun, da sie Mutter war und nicht Tochter –, wurde das Trauma, das seit der Kindheit eingekapselt war, reaktiviert" (vgl. Hilgard a. Fisk 1960).

Wenn jemand in einem bestimmten Alter einen Elternteil verloren hat, gibt es eine hohe Wahrscheinlichkeit dafür, dass erneut eine Krise mit psychotischen Episoden im gleichen Alter oder am Datum des Jahrestages ausbricht, wenn der Betreffende das „kritische Alter" erreicht, was man besonders beim doppelten Jahrestag beobachten kann. Er wird jedes Mal relevant, wenn eines der Kinder das Alter erreicht, in dem der Patient den gleichgeschlechtlichen Elternteil verlor.

Das passiert häufiger, wenn Kind und Elternteil den gleichen Platz in der Geschwisterreihe innehaben und wenn die Familie oder die Person selbst diesen Zusammenbruch voraussieht: Das ist die „Saga der Psychose", ähnlich dem, was Robert Rosenthal die „sich selbst erfüllende Prophezeiung" genannt hat, das „Familienspiel der Ähnlichkeiten" und der Identifikationen.

Immerhin, eine große Anzahl von Menschen wird nach dem Verlust eines Elternteils in der Kindheit nicht psychotisch und nicht neurotisch. Es ist daher wichtig, zu verstehen, warum das Problem auftritt, und genauer zu bestimmen, unter welchen Umständen der Tod von Vater oder Mutter in der Kindheit eine solche erhöhte Anfälligkeit in der Zeit des Jahrestages schaffen kann.

Andere Studien von Joséphine Hilgard erstrecken sich auf eine Kontrollgruppe von 2000 Haushalten mit Personen zwischen neunzehn und neunundvierzig Jahren, ausgewählt aus der Normalbevölkerung. Diese Gruppe der so genannten Normalpopulation zeigt eine geringere Auswirkung des Jahrestag-Syndroms als die untersuchte Population im Krankenhaus.

Was ist der Unterschied zwischen diesen beiden Populationen?

> „Faktoren, die die Kontrollpopulation [*community sample*] vor schweren psychischen Schäden bewahrt haben (keine erhöhte Anfälligkeit mit psychotischer Episode):
> - Harmonie und eine stabile Ehe vor dem Tod eines der Elternteile ist ein gutes Vorzeichen für die nachfolgende Generation;
> - der zurückbleibende Elternteil war stark genug, um die Familie zusammenzuhalten;
> - die Trauer konnte zu Hause ausgedrückt und miteinander geteilt werden (Ausdruck von Kummer, Tränen …), und es wurden bestimmte kompensatorische Maßnahmen ergriffen;
> - es konnte ein Netz familiärer und sozialer Unterstützung, das auch die Hilfsmittel der örtlichen Gemeinde einbezieht, bereitgestellt und genutzt werden."

Viele Menschen leben in Angst, wenn sie der Zeit oder dem Alter eines größeren Verlustes näher kommen oder es erreichen. Hilgard nennt dieses Phänomen „Auftreten einer leichten Jahrestag-Reaktion" *(mild anniversaries)*. Sie beobachtete, wenn einmal das Jahr erhöhter Anfälligkeit vorüber war, dass die Personen (die ehemaligen Kinder wurden erwachsen), die das Alter des toten oder eingewiesenen Elternteils erreicht hatten, dann besser fertig wurden mit dem Leben. Einige heiraten später sogar. Sie beobachtete nebenher auch, dass das Funktionieren des Haushalts nach dem Tod eines Elternteils schwieriger wird. Das Kind muss irgendwie zurechtkommen und mehr Schwierigkeiten bewältigen, und das Trauma kann fixiert bleiben und ins Unbewusste absinken. Das bedeutet eine Rückkehr des Verdrängten.

Für Joséphine Hilgard ist es Aufgabe des Psychotherapeuten, in Jahrestag-Zeiten, diesen Phasen, die schwer zu bewältigen sind, vor allem dadurch Unterstützung zu geben, dass die Ereignisse ans Licht gebracht werden und Vergangenheit und Gegenwart integriert werden, sodass die schmerzhafte Erinnerung daran besser heilen kann.

> „Neu daran ist die Erkenntnis eines speziellen Syndroms. Es entsteht, wenn die Übereinstimmung der Umstände zum Wieder-

erleben früher Traumata führen, die schwere Geisteskrankheiten auslösen könnten" (Hilgard 1989, p. 247).[2]

Statistik[3]

Übereinstimmungen zwischen dem Patientenalter zum Zeitpunkt des Elternverlustes und dem Alter des ältesten Kindes zum Zeitpunkt der ersten Einweisung des Patienten in eine psychiatrische Klinik (bei Frauen, die zwischen zwei und fünfzehn Jahren ihre Mutter verloren haben)

	Verlust des Vaters	**Verlust der Mutter**
Stichprobe	82	65
Erhaltene Übereinstimmungen	9	14
Standardfehler	2.99	2.57
Standardabweichung	–.35	2.143
Wahrscheinlichkeit	NS	.032

Tabelle 1: Kontinuität korrigiert nach den Tafeln von Lincoln E. Moses.

Die Übereinstimmungen zwischen dem Patientenalter zum Zeitpunkt des Verlustes (Todes) des Vaters und dem Alter des ältesten Kindes des Patienten bei seiner ersten Einweisung können zufällig sein, die Übereinstimmungen bei Verlust der Mutter sind mit .032 statistisch signifikant.

Man könnte daher die Hypothese einer unbewussten Identifizierung der Eltern mit ihren Kindern aufstellen.

2 Ich möchte mich bei Professor Ernest R. Hilgard von der Universität Stanford bedanken, dass er mir die Dokumente mit den Arbeiten seiner Frau geschickt hat und mich liebenswürdigerweise berechtigt hat, sie zu zitieren.

3 Veröffentlicht in Hilgard a. Newman (1961).

Anhang 3

Über die Seele der Frau

Die Frau wurde im 6. Jahrhundert verteufelt. Zu Unrecht hat man dafür das Konzil von Nizäa, 325, im Zeitalter Konstantins, verantwortlich gemacht. Damals verglich man die Seele der Frau mit der Seele von Tieren und von Blumen.

Lateinkenner haben festgestellt, dass das auf einen Übersetzungsfehler und auf mangelnde Kenntnis des Lateinischen zurückzuführen ist. Es wurde übrigens auf dem kleinen Konzil von Mâcon, 538, korrigiert. Aber Missverständnisse, Fehler und Vorurteile sind langlebig, dieser Fehler wurde im Dezember 1993 von der Presse noch einmal aufgegriffen.

Anhang 4

Beispiel aus der Literatur von einem Inzest in Stellvertretung

Im 19. Jahrhundert sind in Rouen die Familien Le Poitevin und Flaubert gute Freunde, der junge Le Poitevin heiratet die beste Freundin der jungen Mme. Flaubert. Jeder wird Pate des Sohnes des anderen: Der Chirurg Achille Flaubert (1717–1846) wird Pate von Alfred Le Poitevin (1817–1849), und Paul-François Le Poitevin wird fünf Jahre später Pate von Gustave Flaubert (1821–1880). Ihre Kinder: Alfred Le Poitevin, seine Schwester Laure und Gustave Flaubert entwickeln eine leidenschaftliche Freundschaft – die beiden Jungen nehmen sich vor, sich niemals zu trennen und zusammen in den Orient zu reisen, die kleine Schwester ist ihre Vertraute. Aus verschiedenen Gründen heiratet Alfred 1846 (im Todesjahr seines Vaters) mit neunundzwanzig Jahren die Schwester eines anderen Gustave: Louise de Maupassant. Sein Herzensfreund, Gustave Flaubert, stirbt beinahe vor Kummer darüber, und seine Schwester Laure Le Poitevin heiratet den anderen Gustave, ihren neuen Schwager, Gustave de Maupassant. Alfred stirbt sehr plötzlich, zwei Jahre später, 1849.

Ein Jahr nach dem unerwarteten Tod von Alfred Le Poitevin, mit zweiunddreißig Jahren, schifft sich sein Freund Gustave Flaubert mit einem Freund (Ersatzfreund?), Maxime du Camp, am 4. November 1849 nach Ägypten ein. Zur gleichen Zeit wird Laure auf Schloss *Miromesnil* schwanger mit Guy de Maupassant (1850–1893). Laure wird ihren Mann kurz danach verlassen und ihr Kind allein aufziehen.[1]

1 Für weitere Einzelheiten siehe die Briefe von Gustave Flaubert (1989) und die Arbeiten von Pierre-Marc de Biasi über Flauberts *Carnets de travail* (1988).

Man kann hier vielleicht von einem genealogischen Inzest sprechen oder eher von einem Inzest in Stellvertretung wegen der doppelten Hochzeit von Bruder und Schwester, gefolgt von der symbolischen Empfängnis zu einem bestimmten, sehr wichtigen Zeitpunkt für diesen Bruder und diese Schwester. Es gibt sogar eine Dreierbeziehung als Ersatz: Alfred, der seine Schwester Laure und seinen Freund Gustave zärtlich liebt, heiratet die Schwester eines anderen Gustave – und seine Schwester heiratet seinen Schwager und bekommt von diesem ein Kind, als ihr Freund Gustave mit einem anderen Freund in den Orient aufbricht – eine Reise anstelle der vorgesehenen Reise von Alfred und Gustave?

Laure de Maupassant bittet den Herzensfreund ihres geliebten verstorbenen Bruders, Gustave Flaubert, „wie ein Vater" für ihren Sohn zu sein, was Flaubert auch tun wird. Gustave Flaubert wird ein bekannter und anerkannter Schriftsteller, und er bringt das, was er weiß, Guy de Maupassant bei. Als dieser 23 Jahre alt ist, führt er ihn von 1873 an in die literarische und mondäne Pariser Welt ein, stellt ihn Zola vor und lässt ihn bei den *Soirées de Médan*, einem literarischen Salon, mitarbeiten.

Im Januar 1880, mit 30 Jahren, veröffentlicht Guy de Maupassant *Boule de suif*. Flaubert gratuliert ihm schriftlich dazu und sagt ihm, dass es ein Meisterwerk sei; er schreibt ihm sogar: „Mein lieber Sohn". Kurze Zeit später stirbt Flaubert mit neunundfünfzig Jahren plötzlich an einem Gehirnschlag. Er hat, wenn man so sagen kann, sein Werk und seine *Aufgabe* als stellvertretender Vater auf vollkommene Weise erfüllt.

Dringen wir nicht zu sehr in Flauberts Inneres ein, in seine vertrauliche Mitteilung: „Ich bin Madame Bovary", in seine Zusammenbrüche und in seine Klagen. Nehmen wir es einfach zur Kenntnis.

Guy de Maupassant leidet unter vielen Krankheiten, er führt ein zugleich lustiges, berühmtes und schwieriges Leben. Er lernt und erbt die Liebe zum Leben von seinem Onkel Alfred und von seinem Freund Gustave Flaubert. Wie sie, kostet er die Genüsse des Fleisches. Dafür zahlt er einen hohen Preis, nämlich seine geistige Klarheit und sein Leben. Er wird in die Psychiatrie eingewiesen, vermutlich wegen der Folgen einer Syphilis, die zur damaligen Zeit noch schlecht behandelbar war. Er stirbt jung mit dreiundvierzig Jahren an einer Geschlechtskrankheit.

Anhang 5

„Ich erinnere mich"
Spuren familiärer Erinnerung von unvollendeter Trauer

Das *nationale* kanadische Motto *„Ich erinnere mich"* kann als symbolisch gelten für unvollendete Trauer, die man aber als Spuren wieder findet in Unfällen, die sich von Generation zu Generation wiederholen, in Krankheiten, bei denen der psychisch-psychosomatische Aspekt nicht gesehen wird, in Albträumen bei den Nachkommen von Familien, die durch ein sehr schlimmes oder sehr ungewisses Schicksal oder einen Tod ohne Begräbnisstätte traumatisiert wurden, wie einen Tod auf See, auf dem Schlachtfeld, in Konzentrationslagern, bei Entführungen oder auf der Flucht einen befürchteten Tod bei Vermissten. Diese Familien hoffen noch immer auf eine Rückkehr, weil sie den Körper des Toten nicht gesehen haben.

Bei diesen Fällen können therapeutisch die Schreilaute des *Roy Hart Theatre,* die aus den Hilferufen der auf dem Schlachtfeld sterbenden Soldaten entstanden sind und von Wolfsohn in eine Therapie umgewandelt wurden, der „Urschrei" nach Janov, das Psychodrama oder andere Formen emotionaler Therapie angewendet werden. Sie eignen sich auch für die Behandlung von Stöhnen in wiederholten Albträumen einiger Nachkommen von Vermissten oder Kriegstraumatisierten.

Anhang 6

Traumata durch den „Luftzug der Kanonenkugel"

Im Zusammenhang mit den Gedenkfeiern zum Kriegsende (1945), mit dem fünfzigsten Jahrestag der Landung der Alliierten in der Normandie (6. Juni 1944), mit der Befreiung Frankreichs (Paris, 25. August 1944), mit der Befreiung der Konzentrationslager und mit den Friedensschlüssen (1945) konnte man ein erneutes Auftauchen von Angst und Schrecken erregenden Albträumen beobachten mit lebhaften Bildern („Als ob ich dort wäre") bei den Nachkommen der Überlebenden der Gasangriffe von Ypres (1915) und Verdun (1916), der Konzentrationslager und sogar der Massaker von Sedan (2. September 1870) oder der Französischen Revolution von 1789. Diese Nachkommen leiden an verschiedenen Arten von Husten, an Symptomen wie Asthma, an „Todeskälte", ähnlich der Angst vor dem nahen Tod, der Angst beim Spüren der Schwingen des Todes, beim Spüren des Luftzuges der tödlichen Kanonenkugel, die den Kriegskameraden treffen wird.

Wenn diese Symptome aufgearbeitet und in den historischen und familiären Kontext gestellt werden, wenn sie durch das aufmerksame Zuhören eines Therapeuten, der den Kontext versteht, beseitigt und dann „gehalten" werden *(holding)*, verringern sich diese Anzeichen und/oder hören bei Erwachsenen und sogar bei Kindern aus der vierten Generation nach Verdun auf.

Wir erklären diese Phänomene als das unfreiwillige und unbewusste Erbe von traumatischen, „grauenhaften" Ereignissen. Diese Ereignisse waren „unsagbar", zu schrecklich oder zu viel Schrecken erregend, als dass man darüber sprechen könnte, wie Hiroshima oder Verdun, die Massaker an den Armeniern oder die Folterungen. Diese unausgesprochenen Traumata, die „erschütternd" sind und nicht in Worte gefasst werden, nicht integriert werden, werden zum „Undenkbaren", das sich aber psychosomatisch äußert in Erinnerungen an Traumata, die die Person selber nicht erlebt hat, die aber von Generation zu Generation gefiltert werden oder durchsickern und die man überwindet, wenn man sie in einer Psychotherapie, in Träumen, durch Malen ausdrückt, sogar auch durch Singen von „Klageliedern", und indem sie in einen transgenerationalen Rahmen gestellt werden.

Ein Beispiel: Zur Zeit des fünfzigsten Jahrestages der Landung der Alliierten in der Normandie hat Barbara im August, Anfang September *1994* Albträume, sie sieht verschwommene Formen, die auf sie herunterstürzen. Sie beschreibt und zeichnet etwas, das aussieht wie Männer auf Pferden „mit einer Art rundem Topf auf dem Kopf mit einem kleinen, ‚spitzen Ding' obendrauf". Ich schaue aufmerksam hin und frage: „Die Preußen?" Da ruft sie in panischem Schrecken: „Oh, die Ulanen!" Als sie in ihrer weiteren Familie nachforscht, stellt sich heraus, dass der Vater ihres Großvaters, als er sechs Jahre alt war, das Massaker von Sedan erlebte: Tausende von toten Männern und Pferden, Männern, die qualvoll starben und schrien – und *mit diesem Erinnern* hören Barbaras Albträume 125 Jahre später auf. Wir setzen die schreckliche Schlacht in eine therapeutische psychodramatische Szene um. Sie zeichnet ihre Albträume, wir analysieren ihre Träume: Es geht ihr besser.

Ein kleines Mädchen von dreieinhalb Jahren, Nathalie, hat immer wieder Albträume, von denen sie jede Nacht schreiend und mit Erstickungsanfällen, die Asthma ähneln, aufwacht. So geht es seit ihrer Geburt. Ich versuche eine Arbeitshypothese und frage ihre Mutter, eine Ärztin, ob Mitglieder ihrer Familie in Ypres oder Verdun waren. Sie sagt: „ Ich weiß nicht, was mit dem Gas war, aber die Familie meines Großvaters lebte in der Nähe von Ypres." In dieser Nacht hat das kleine Mädchen keinen Asthmaanfall, aber einen Monat später kommt er wieder, ihre Mutter berichtet mir davon. Ich schlage der Mutter vor, Nathalie ihre Albträume malen zu lassen. Sie malt „das Tier" aus ihren Träumen und stellt eine Gasmaske dar, die sie niemals gesehen hat. Als wir weitere Nachforschungen anstellen, entdecken wir, dass der Großonkel von Nathalie bei Ypres durch Gas umkam und dass ihr Urgroßvater 1916 bei Verdun verletzt wurde. Als darüber in der Familie gesprochen wird, verschwinden die Albträume, und der Husten hört auf und kommt auch nach einem Jahr noch nicht wieder. Nathalie ist am 26. April 1991 geboren, der letzte Gasangriff von Ypres war am 26. April 1915.

Anhang 7

Inzest und Inzest-Typ 2

Im normalen Sprachgebrauch verwendet man das Wort Inzest hauptsächlich für tabuisierte Beziehungen sexueller oder fast sexueller Art zwischen blutsverwandten Familienmitgliedern: Vater – Tochter, Großvater – Enkelin, Onkel – Nichte, Brüder – Schwestern, Mutter – Sohn, manchmal Schwiegervater – Schwiegertochter.

Dr. Gislain Devroede, Professor in der chirurgischen Klinik in Sherbrooke, Kanada, benutzt einen klinischen Test in Verbindung mit den Arbeiten von Arnold und Denis, um durch Inzest und sexuellen Missbrauch verursachte Traumata aufzudecken und zu behandeln. Diese gehen oft mit schweren Verstopfungen einher als Folge des Analverkehrs.

Françoise Héritier hat 1994 *(Les deux sœurs et leur mère)* darauf hingewiesen, dass eine seit langem tabuisierte familiäre Beziehung, nämlich die zwischen angeheirateten Verwandten, durch die Vermittlung eines Dritten quasi inzestuös würde: Die Schwestern und die Mutter einer Frau sind tabu für den Ehemann, ebenso die zweite Frau seines Vaters, wegen der Ansteckung durch die „weiblichen Sekrete", die aus einem Paar „ein Fleisch" machen. Lange Zeit waren diese Beziehungen von der christlichen Kirche und vom Gesetz verboten, bis vor kurzem noch – während es zu biblischen Zeiten eine weit verbreitete Praxis war, es war fast eine Verpflichtung, die Witwe seines Bruders zu heiraten, so wie Jakob die beiden Schwestern Rachel und Lea heiratete. Auf dem Lande lebt diese Praxis weiterhin fort.

Die amerikanischen und französischen Zivilgesetze verbieten die Heirat zwischen Ex-Schwagern und Schwägerinnen oder mit einem Stiefsohn oder einer Stieftochter nicht mehr, obwohl 1994 für

Woody Allen, anlässlich seiner Beziehungen mit der Adoptivtochter seiner Ex-Freundin, das Problem neu aufgeworfen wurde. Verschiedene Filme und populäre amerikanische TV-Serien, die zwischen 1992 und 1996 in Frankreich gezeigt wurden, haben diese verschiedenen Heiraten und Wiederverheiratungen zwischen angeheirateten Verwandten zum Thema.

Anhang 8

Das Jahrestag-Syndrom

Der Mensch hat ein Gedächtnis „wie ein Elefant", und die Sitten und Gebräuche im Hinblick auf die Heirat, die Zahl der Kinder und manchmal sogar das Todesalter und die Berufswahl werden von Generation zu Generation bewusst weitergegeben, d. h., man spricht darüber (die *intergenerationalen Bindungen*): Man ist Bauer, Ingenieur, Arzt, Professor, Notar, Bäcker, Armeeangehöriger oder Seemann, vom Vater auf den Sohn, und ohne es zu wissen, heiratet man oder stirbt man häufig im gleichen Alter oder zur gleichen Jahreszeit oder zum gleichen Datum. Viele Menschen machen das übrigens bewusst, als ein *Vorhaben,* andere unbewusst, einer *Vorhersage* entsprechend, aus *„unsichtbarer Familienloyalität"* heraus als *„transgenerationale Übermittlung"*.

Aber erst seit der Veröffentlichung der Ergebnisse aus der Doktorarbeit von Joséphine Hilgard (1989) in den USA über die Psychose von Erwachsenen und meinen Arbeiten über Krebs (1989), über Autounfälle und über die somatischen Folgen von Kriegstraumata bei den Nachkommen (1994), hat man ein Jahrestag-Syndrom bei Krankheit festgestellt, bei bestimmten Krankheiten und bei bestimmten Kranken, nämlich solchen mit psychosomatisch-somatopsychischem körperlichem Aspekt oder, wie Ernest Rossi (Rossi a. Cheek 1988) zusammenfasst, bei Mind-Body-Krankheiten.

Neuere Arbeiten berichten sogar von bildhaften Albträumen mit einer nahezu fotografischen Erinnerung an schreckliche und unaussprechliche Kriegstraumata bei einigen Nachkommen von Überlebenden, über mehrere Generationen hinweg, bei Überlebenden der Konzentrationslager (Judith Kestemberg, Nathalie Zaijdé), der Völkermorde, verschiedener Massaker, grauenhafter Kriege, wie bei den

Nachkommen der bei den Gasangriffen bei Ypres (1915) und Verdun (1916) Umgekommenen, bei Sedan (1870) (Ancelin Schützenberger 1994, 1995). Sie haben verschiedene Symptome von Verengung und Entzündung des Mund- und Rachenraumes (Husten, Auswurf, Halskratzen, häufige Bronchitis, „Asthma" usw.)

Man könnte sich fragen, wie diese *transgenerationale Übermittlung*[1] unbewusst und ungewollt vor sich geht, die bestimmte Zeiten und Daten der Familie und in der Geschichte unterstreicht, ausgelöst durch Jahrestage oder Gedenkfeiern.

Man könnte, wie Moreno es tat, vom Familien- oder Gruppen-Ko-Bewussten sprechen, von der Mutter-Kind-Dyade im Uterus wie Maria Török, von der Assimilation der Erinnerungen zwischen Vater und Sohn oder Großvater und Enkel, von dem Ko-Selbst (Ada Abraham), vom Phantom und der Gruft (Nicolas Abraham und Maria Török) als Folge eines elterlichen Geheimnisses oder unausgesprochenen Ereignisses, von „unsichtbaren Loyalitätsbindungen" (Ivan Boszormenyi-Nagy), vom „teleskopartigen Zusammenschieben" der Generationen oder der Zeit.

Zu diesem Thema der Weitergabe oder Übermittlung gibt es zahlreiche klinische Beobachtungen und einige statistische Arbeiten (Hilgard), aber die neurologischen oder genetischen Wege der Übermittlung von erworbenen Charakteristika und die einzelnen Faktoren der Übermittlung sind trotz der Entdeckung zahlreicher neuer Neurotransmitter noch nicht geklärt.

Wenn man den Menschen die Möglichkeit gibt, sich auszudrücken, und man ihnen hilft zu sprechen, sie malen lässt, die Szenen in kleinen Vignetten im Psychodrama nachspielen lässt, dann kann es gelingen, durch einen symbolischen Akt ein Trauma zu heilen und eine Trauer abzuschließen. Oft verschwinden die Symptome bei den Patienten und sogar bei ihren Kindern, wenn sie von einer verständnisvollen Person, einem „haltenden"[2] Psychotherapeuten „gehört und verstanden" werden.

1 Die bewusste intergenerationale Übermittlung ist nicht zu verwechseln mit der unbewussten Identifikation, der unsichtbaren Familienloyalität und der unbewussten transgenerationalen Übermittlung (Geheimnis, Nichtgesagtes, Verborgenes, Verschwiegenes, Undenkbares), die durch Symptome spricht.

2 „Haltend" im Sinne von Winnicott: fähig zu hören, zu verstehen, aufzunehmen – ohne zu beurteilen oder zurückzuschrecken.

Anhang 9

Zwei klinische Fälle von Jahrestag-Syndrom:[1] Myriam oder: Der Bericht einer Materialisierung eines Familienunbewussten

Myriam ist dreizehn Jahre alt, als sie sich bei einem Unfall auf eine Eisenstange aufspießt, die eine Straße in Québec markiert.

Es ist Winter, kurz vor Weihnachten. Beim Zeitungsausliefern spielt sie zwischendurch auf den angehäuften Schneebergen. Sie stürzt, rutscht aus, gerät über den Rand der Böschung und fällt auf eine der Stangen, die auf beiden Seiten der Straße eingerammt sind, um den Weg zu markieren.

Die Stange ist im Boden festgefroren. Die Rettungssanitäter können den Fremdkörper nicht mit der Verletzten mitnehmen, sie müssen sie erst von dem Stangenspieß lösen, bevor sie sie in die Klinik bringen. Wegen eines Pneumothorax auf der rechten Seite hat die Jugendliche Schwierigkeiten zu atmen, es muss eine Drainage gelegt werden. Sie überlebt den Unfall, trotz der Wahrscheinlichkeit von 50 %, bei einer doppelten Perforation des Duodenums zu sterben. Tatsächlich sind die einzigen Schäden, die die Metallstange verursacht hat, der Riss des Hymens, die doppelte Perforation des Duodenums und die Perforation des Zwerchfells auf der rechten Seite, was auch den Pneumothorax verursacht hatte. Alle anderen

1 Die beiden Fälle wurden mir im September 1997 mitgeteilt von Prof. Ghislain Devroede, Professorin der Chirurgie an der Universität von Sherbrooke (Québec), Kanada. Auf der Ersten Internationalen Konferenz über *Fragen des Beckenbodens*, 23.–28. September 1998 in Montreal, wurden diese beiden Fälle detailliert vorgestellt. Sie wurden erneut auf dem Zweiten Internationalen Kongress, 8.–12. September 2000, in Oxford präsentiert und sollen als Artikel veröffentlicht werden.

Organe sind unverletzt, obwohl das Objekt nur wenige Millimeter daran vorbeiging. Es durchbohrte sogar den kleinen Zwischenraum zwischen Rektum und Vagina, ohne eines von beiden zu beschädigen. Zehn Tage nach dem Unfall wird Myriam nach Hause entlassen.

In den folgenden Wochen ist sie unruhig, schläft schlecht, erinnert sich beständig an die Gespräche der Sanitäter, als die sie aus dem aufgespießten Zustand befreiten. Sie zeichnet ein Comic von dem Unfall, um ein konkretes Objekt zu „produzieren", das ihre verbal nicht fassbare Angst zeigt. Die Zeichnung, auf der sie sich aufspießt, wird von einem extrem phallisch aussehenden Laternenpfahl beleuchtet, der seine Lichtstrahlen wie aus einer Eichel ejakuliert. Sie gibt der Zeichnung den Untertitel *Sur une pine de métal, Auf einem Metallstachel*, ein in Québec gebräuchlicher Ausdruck für eine Eisenstange. Als die Jugendliche von dem Stangenspieß befreit wird, sieht der Laternenpfahl weniger starr aus.

Nach dem Unfall hielt sich Myriams Vater, der sehr viel älter war als seine Frau, im Hintergrund. Er kam selten zu den Nachsorgegesprächen. Myriams Mutter war sehr präsent bei der intensiven Pflege und kam zu jeder Besuchszeit in die Klinik. Sie schaukelte permanent vor und zurück. Als ich sie fragte, warum sie das täte, hatte sie nicht die Zeit zu antworten, weil Myriam sofort an ihrer Stelle antwortete: „Das macht sie immer." Und die Mutter sagte: „Myriam möchte gern mein großes Geheimnis erfahren."

Das Familiengeheimnis

Es stellt sich heraus, dass Myriams Mutter von zwei Männern vergewaltigt worden war in genau dem gleichen Alter, in dem die Tochter sich aufgespießt hat, und dass sie niemals mit jemandem darüber gesprochen hat.

Myriam integriert diese Entdeckung in das, was sie selber erlebt hat. Sie spricht von der Paarbeziehung ihrer Eltern, die immer schlechter wird, und sie sagt ihre Trennung voraus. Sie schlussfolgert, dass die Vergewaltigung ihrer Mutter nicht die einzige in der Familie ist. Sie vermutet ein ähnliches Unglück bei ihrer Großmutter mütterlicherseits. Als sie bei ihr nachfragt, offenbart diese ihrer Enkelin, dass auch sie mit dreizehn Jahren von einem Mann vergewaltigt wurde, mit elf Jahren auch schon einmal. Auch sie hatte niemals darüber gesprochen.

Körperlich ist Myriam wieder ganz gesund geworden. Es bleibt ihr eine ungewöhnliche Hypersensibilität am Damm bei der kleinsten Untersuchung, die mögliche sexuelle Schwierigkeiten vorhersehen lässt. Sie kommt weiter regelmäßig in die Klinik, in die Chirurgie, um über ihre Familie zu sprechen. Es tauchen Anzeichen einer tiefen, existenziellen larvierten Depression auf. Sie wird sich bewusst, dass sie oft so „getan hat, als ob" und nach außen eine Maske getragen hat.

Noella oder: Einsame Geburtstage mit dem Skalpell

Noella ist eine „alte Jungfer", die an Verstopfung leidet. Sie ist in die Klinik eingewiesen worden, um sich einer Totaloperation des Dickdarms mit Herstellung einer neuen Verbindung zum Rektum zu unterziehen, zur Verbesserung der Darmpassage. Der Chirurg ist von dieser Operation nicht begeistert, aber er erklärt, dass er keine Alternativen mehr hat. Er holt dennoch eine zweite chirurgische Meinung von einem Kollegen ein, der zweifelsfrei eine Psychotherapie für angemessen hält und keine chirurgische Maßnahme befürwortet.

Die Kranke lehnt die Idee, sie sei „verrückt", kategorisch ab, sie lehnt die Psychotherapie ab, zieht den chirurgischen Eingriff vor und unterzieht sich der Kolonektomie.

Zehn Jahre später stirbt sie. In der Zwischenzeit wird sie jedes Jahr, um ihren Geburtstag herum, in die Klinik eingewiesen. Drei von diesen Einweisungen sind nötig, um die Verwachsungen zu operieren. Im Rückblick stellt sich heraus, dass die Totaloperation an ihrem Geburtstag stattfand.

Anhang 10

Freud oder: „Ça parle sur l'autre scène"

Freud hat sich mit der Umwandlung der Gedanken in visuelle Bilder beschäftigt.

Dem Traum ist es eigentümlich, „daß der Vorstellungsinhalt nicht gedacht, sondern in sinnliche Bilder verwandelt wird, denen man dann Glauben schenkt und die man zu erleben meint" (1969–1975b, S. 540).

Gustav Fechner (1860) sagt, um das Unbewusste zu beschreiben, dass die Träume wie auf einer anderen Bühne (Szene) geschehen. Freud kommt darauf zurück und beschreibt das feine Funktionieren des Unbewussten, indem er es mit einer „psychischen Lokalität" „ohne anatomische Lokalität vergleicht, wie einen ideellen, nicht realen Punkt eines Mikroskops, an dem sich das Bild einstellt … und das keiner greifbaren Stelle des Apparates entspricht" (ebd., S. 541).

Diese „andere Bühne" wurde von den französischen Psychoanalytikern Jacques Lacan (persönliche Notizen von Konferenzen in der Klinik *Sainte-Anne*) und seinen Schülern wie Delrieu, Pierre Kauffmann (1993, p. 603), Joyce MacDougall (1985), Octave Mannoni (1985, p. 97–99) ausgiebig kommentiert.

Der Satz „Ça parle sur l'autre scène" ist eine klassische Formulierung der Schwierigkeiten geworden, sich das Funktionieren des Unbewussten vorzustellen, das wie der eingetauchte, nicht sichtbare Teil des Eisbergs ist und das das Verhalten lenkt, ohne dass das Subjekt und andere es wissen.

Anhang 11

Jahrestag-Syndrom, „teleskopartiges Zusammenschieben von Zeit" und nationale, transgenerationale Traumata in der Geschichte

Kosovo: 28. Juni 1389 – 28. Juni 1914 – 28. Juni 1989

Die Geschichte und ihre Massaker wiederholen sich, wenn manche Regierenden kein gutes Gedächtnis haben und durch ihre Unkenntnis der Vergangenheit Völker und Kulturen verletzen und wenn andere sich nur zu gut daran erinnern und immerfort ihre vergangenen historischen Traumata, „gewählte Traumata" beweinen oder sie ausbeuten.

Die Geschichte des Kosovo ist nahezu exemplarisch. Es ist ein aktuelles tragisches Beispiel von „teleskopartigem Zusammenschieben von Zeit" *(time collapse)*, von „Jahrestag-Syndrom" in der Politik und von Ausbrüchen von Völkermord – infolge unvollendeter Trauer und „gewählter (und regelmäßig erinnerter) Traumata".

Die historische Schlacht im Kosovo (1389) ist wichtig, damit man verstehen kann, warum der Erste Weltkrieg 1914 ausgebrochen ist, und damit man die neuerlichen Massaker (1989–1998) und Unruhen im Kosovo, in Albanien, Serbien und Ex-Jugoslawien verstehen kann.

Im Mittelalter haben die Ottomanen – Moslems, Türken –, die aus Kleinasien kamen, und die Balkan-Christen – serbische Orthodoxe, manchmal auch Kroaten, Rumänen und Albaner – um die Macht auf dem Balkan und in Zentraleuropa gekämpft.

Die Schlacht auf dem Amselfeld („Kosovo polje") – die zehn Stunden gedauert hat, deren historische Details aber nicht alle geklärt sind – endete mit einer Niederlage der orthodoxen Serben und ihrer christlichen Verbündeten durch die Ottomanen (Moslems, Türken) am 28. Juni 1389.[1]

Prinz Milos Kobollic, ein serbischer Führer, ermordet durch Verrat Sultan Mourad, der, bereits sterbend am 28. Juni 1389, im Gegenzug dessen Schwager, den serbischen Prinzen Lazarus (seither heilig gesprochen) und mehr als hundert Serben enthaupten lässt.

Nach dem Fall von Konstantinopel (1453), das von den Türken erobert wurde – muslimischen Ottomanen –, und dem Ende des „Großserbischen Reiches" wurde die Niederlage in der Schlacht auf dem Amselfeld zum Anlass einer Art nationaler Trauer und ein gewähltes historisches Trauma für die Serben, begleitet von einer besonderen Verehrung des heiligen Lazarus mit Gebeten, Liedern, frommen Bildern, Ikonen, Almanachen, Heldengedichten und Legenden, die über die Jahrhunderte überliefert wurden – und sich auszeichnen durch ein Zusammenschieben von Zeit, d. h., das Überlieferte wird erlebt, als sei es gestern gewesen.

Als am Jahrestag der Niederlage im Kosovo von 1389 der Erzherzog Franz Ferdinand, Erbe des Kaiserreiches von Österreich-Ungarn, nach Sarajevo kommt, wird er am 28. Juni 1914 von einem serbischen Aktivisten (Gavrilo Princio) ermordet, weil „Serbien gedemütigt wurde" (Kosovo, 28. Juni 1389, auch wenn das mehr als 500 Jahre her ist!). Das löst den Ersten Weltkrieg (1914–1918) aus und ist Ursache für Millionen von Toten.

Am 28. Juni 1948 wird Tito aus der Komintern ausgeschlossen, er weigert sich, sich zu entschuldigen, und bricht am 4. Juli die Beziehungen mit der UdSSR ab.

Am 28. Juni 1989 lässt der serbische Führer Slobodan Milosevic die sterblichen Überreste des heiligen Lazarus in den Kosovo zurückbringen. Er hält eine Rede vor dem Denkmal „1389–1989", das er erbauen ließ zur Erinnerung an des Prinzen (des heiligen) Lazarus Aufruf zu den Waffen: „Niemals mehr werden Moslems Serben unterwerfen". Diese Rede löst die Massaker der Moslems in Albanien, im Kosovo und in Serbien aus, von 1989 bis heute. An diesem Tag beginnt nach Ismail Kadaré der Zerfall Jugoslawiens.

Am 28. Juni 1992 begibt sich der französische Präsident Mitterrand nach Ex-Jugoslawien, nach Sarajevo, um (vergeblich) zu versuchen, die Gemüter zu beruhigen.

1 Vgl. Volkan 1997, Kadaré 2001 (Hypothesen zur Intervention von V. Volkan und von A. Schützenberger zur Eröffnung des Internationalen Kongresses für Gruppenpsychotherapie, London, 26. August 1998)

Anhang 12

Ko-Unbewusstes in Familien und Gruppen (J. L. Moreno) Soziales und interpersonales Unbewusstes (Erich Fromm, Karen Horney, S. H. Foulkes)

Zu Beginn des letzten Jahrhunderts beschreibt Freud das *individuelle Unbewusste,* und Jung definiert das *kollektive Unbewusste.* In den Jahren um 1940 spricht J. L. Moreno vom *Ko-Unbewussten* und vom *Familien- und Gruppen-Ko-Unbewussten* (das die Mitglieder einer Gruppe partiell gemeinsam haben – vom Beginn ihres gemeinsamen Gruppenlebens an).

Erich Fromm spricht 1930 von einem *sozialen Unbewussten* und stützt sich dabei auf die klassischen soziologischen Arbeiten von Émile Durkheim, Max Weber, Karl Marx und Robert Merton.

Karen Horney wendet 1937 (dt. 1951) das soziologisch-anthropologische Konzept vom sozialen Unbewussten auf ihre klinische psychotherapeutische Arbeit an. S. H. Foulkes spricht 1964 vom sozialen und interpersonalen Unbewussten, und D. Winnicott scheint von diesem Konzept beeinflusst, wenn er von der „environmental mother" (1965; dt. 1974) spricht. Man begegnet dieser Idee auch bei vielen englischen Autoren, wie z. B. Jane Austen (1811).

Ein ähnliches Konzept erscheint bei den neuen Jungianern als „shared inconscious" (geteiltes Unbewusstes, Zinkin 1979), „kulturelles Unbewusstes" (Ethel Spector-Person 1992), bei Otto Kernberg (1993), Earl Hopper (1996) und René Kaes. Ada Abraham spricht vom „Ko-Selbst" (Mutter-Kind-Einheit vor und kurz nach der Geburt) und Rupert Sheldrake vom „morphogenetischen Feld" (Kommunikation von Unbewusstem zu Unbewusstem).

Wir bringen das Jahrestage-Syndrom mit den Fraktalen („unendliche Wiederholung des Gleichen", Ivan Guerrini) in Verbindung.

Die Entdeckungen von Benoît Mandelbrot (Teil der Chaostheorie) werden auf Phänomene der Natur (Schneeflocken, Ausschnitte der Küstenlinien Englands) und auf die Finanzwirtschaft, auf die Meteorologie und seit kurzem auch auf die Gesundheit (Herzschläge) angewendet.

Anhang 13

Schema eines Genosoziogramm für eine normale Familie
(für jeden: Vorname – Alter – Geburtsdatum – Beruf – Eigenschaften [z. B. Arbeiter, fröhlich, Musiker usw.])

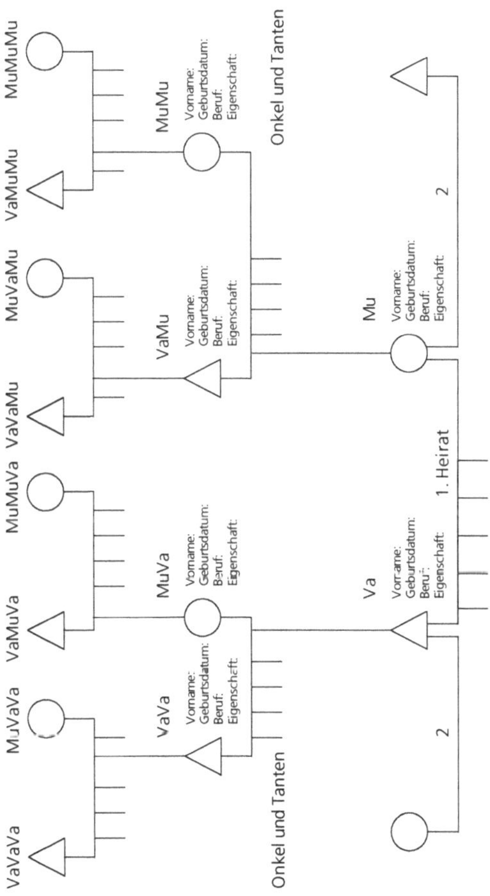

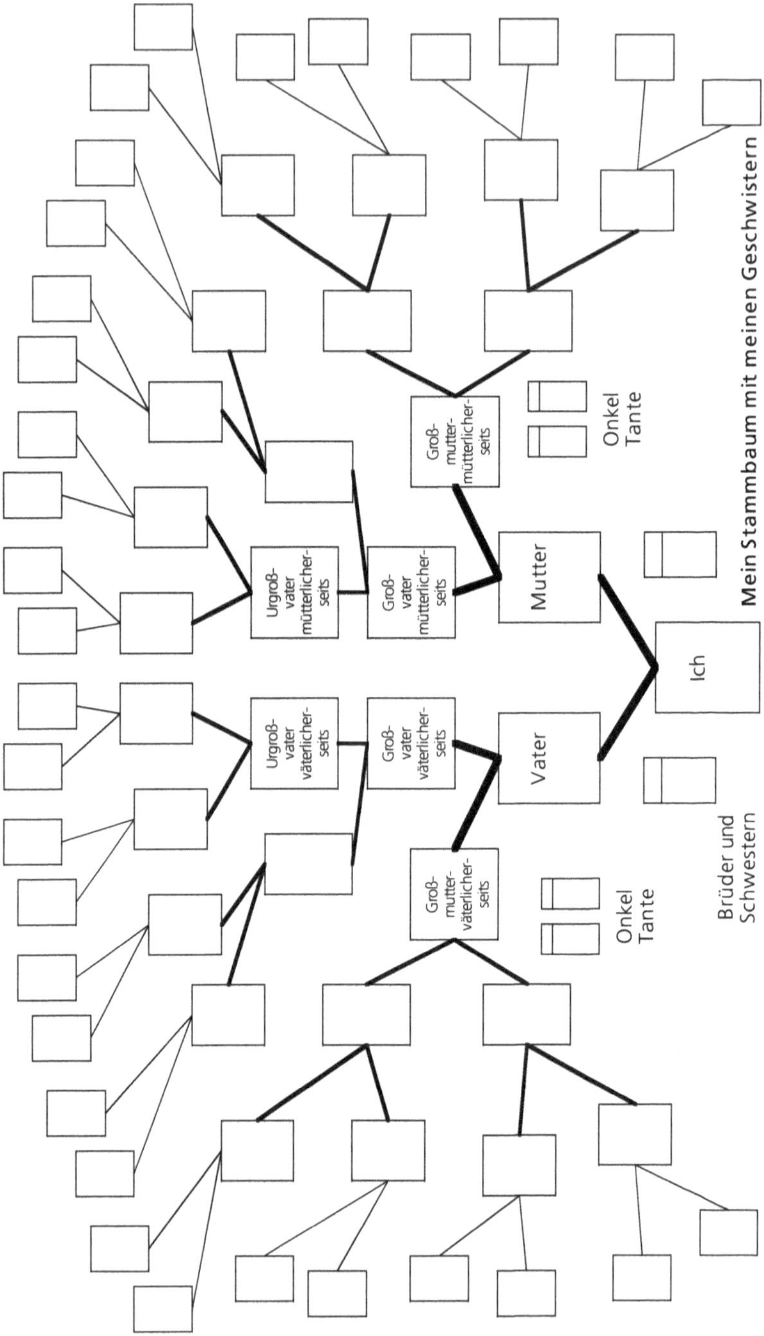

Mein Stammbaum mit meinen Geschwistern

Anhang 14

Einige historische Daten

(die in den berichteten klinischen Fällen eine Rolle spielen)

1096–1099: Erster Kreuzzug.

1492: Christoph Kolumbus (1451–1506). Abreise nach der Einrichtung der Inquisition, die gefolgt war von der Vertreibung der Juden und Mauren aus Spanien (und von der „Entdeckung Amerikas").

18. März 1314: Philipp der Schöne (1285–1314) befiehlt, die Templer zu verbrennen.; Jacques de Molay verflucht ihn auf dem Scheiterhaufen. Es folgt der Beginn des 100-jährigen Krieges um seine Nachfolge zwischen England (Eduard III., sein Enkel aus der weiblichen Linie) und Frankreich (Philipp VI., 1328–1350, sein Neffe aus der männlichen Linie aus dem Haus Valois). Frankreich gibt dem „Salischen Gesetz" (Gesetz der salischen Franken), das das männliche Erstgeburtsrecht vertritt, verstärkt Geltung, und Jeanne d'Arc kommt dem Dauphin zu Hilfe, sich in Reims als Charles VII. zum König von Frankreich krönen zu lassen; vgl. die Geschlechterfolge der Könige von Frankreich: Kapetinger, Valois, Bourbonen.

21. Februar 1916: Beginn der deutschen Offensive bei Verdun.

25. Februar 1916: Eroberung von Fort Douaumont (Verdun).

15. April 1912: Untergang der *Titanic*.

22.–25. April 1915: Gasangriff bei Ypres.

24. April 1915: Völkermord am armenischen Volk, Schlacht bei Gallipoli, Dardanellen.

26. April 1986: Tschernobyl, Reaktorunglück.

6. Juni 1944: Landung der Alliierten in der Normandie.

8. Mai 1945: Deutsche Kapitulation nach dem Krieg von 1939–1945.

18. Juni 1815: Waterloo, Niederlage Napoleons I.

18. Juni 1855: Krimkrieg, Niederlage bei Malakoff in der Nähe von Sewastopol.

18. Juni 1940: Appell des Generals de Gaulle.

28. Juni 1389: Schlacht auf dem Amselfeld *(Kosovo polje)*, Niederlage der christlich-orthodoxen Serben durch die muslimischen und türkischen Ottomanen; Ermordung des serbischen Prinzen Lazarus (der später heilig gesprochen wurde).

28. Juni 1914: Besuch des Erzherzogs Franz-Ferdinand, Erbe des österreichisch-ungarischen Kaiserreichs, in Sarajevo, am Jahrestag der historischen Niederlage der Serben 1389. Er wird von dem serbischen Aktivisten Gavrilo Princip ermordet. Das löst den Ersten Weltkrieg 1914–1918 aus.

28. Juni 1919: Deutschland unterschreibt den Friedensvertrag von Versailles.

28. Juni 1948: Tito, der von der Komintern ausgeschlossen wurde, weigert sich, sich zu entschuldigen, und bricht am 4. Juli 1948 die Beziehungen zur UdSSR ab.

28. Juni 1989: Slobodan Milosevic, serbischer Führer von Ex-Jugoslawien, lässt die sterblichen Überreste des heiligen Lazarus in den Kosovo zurückbringen, errichtet ein Denkmal „1389–1989" und erinnert an den Aufruf des Prinzen Lazarus zu den Waffen. Das löst die Massaker der Moslems in Albanien, im Kosovo und in Serbien aus.

28. Juni 1992: Der französische Präsident Mitterand begibt sich nach Sarajevo, um dort die Massaker aufzuhalten, leider vergeblich.

4. Juli 1776: Amerikanische Unabhängigkeitserklärung, Erklärung zum nationalen Feiertag, der zweite und dritte amerikanische Präsident, Jefferson und Adams, sterben beide am fünfzigsten Jahrestag dieses Tages, am 4.7.1826.

14. Juli 1789: Sturm auf die Bastille, Beginn der Französischen Revolution. Der Tag wird zum nationalen Feiertag erklärt.

4. August 1789: Abschaffung der Privilegien (Nacht des 4. August).

4. August 1870: Niederlage von Wissembourg im Deutsch-Französischen Krieg 1870, MacMahon wird von dem Preußen Bismarck geschlagen.

24. August 1572: Bartholomäusnacht, Massaker an den protestantischen Hugenotten, Tod des Admirals von Coligny, 5000 Tote in Paris, Henry IV. wird gerettet. – Am 24. August 1997 kommt Papst Johannes Paul II. nach Paris, um eine Messe mit jungen Leuten zu feiern.

1.–2. September 1870: Massaker von Sedan, Deutsch-Französischer Krieg 1870 und Abdankung Napoleons III. Die Deutschen richten einen Sedan-Feiertag ein.

5.–10. September 1914: Schlacht an der Marne.

7. September 1812: Napoleon zieht in Moskau ein, Brand Moskaus am 12. September auf Anordnung des Gouverneurs Rostopchine.

19. September 1870: Die Preußen belagern Paris. Pariser Kommune 26. März bis 28. Mai 1871.

19. Oktober 1812: Beginn des französischen Rückzugs aus Russland unter Napoleon I.

24. Oktober 1916: Rückeroberung von Fort Douaumont (500 000 Tote, Verwundete und Vermisste ohne Grab bei Verdun).

24.–25. Oktober 1917: Oktoberrevolution in Petersburg – Beginn der Russischen Revolution.

9. November 1799 (18 Brumaire im Jahr VIII): Napoleon Bonaparte übernimmt die Macht. Er kommt am 18. Dezember 1812 eilends nach Paris zurück und versucht, seinen Thron zu retten.

11. November 1918: Waffenstillstand (Erster Weltkrieg).

November 1812: Rückzug der Truppen Napoleons aus Russland.

14. November 1940: Coventry wird durch eine V1 zerstört.

22. November 1963: Ermordung von Präsident J. F. Kennedy.

27. November 1812: Übergang über die Beresina (Kaiser Napoleon)

6. Dezember: Nikolaustag.

13. Dezember: Fest der heiligen Luzia, Lichterfest.

25. Dezember: Weihnachten.

6. Januar: Fest der Heiligen Drei Könige.

13.–25. Januar: Fest der heiligen Tatjana, Patronin von Moskau.

21. Januar 1793: Ludwig XVI. stirbt durch die Guillotine.

Literatur

Abraham, N. (1978): Le travail du fantôme dans l'inconscient et la loi de nescience. Dans: N. Abraham et M. Török (éds.): L'écorce et le noyau. Paris (Aubier-Flammarion), p. 393–474.

Abraham, N. et M. Török (1979): Kryptonymie. Das Verbarium des Wolfsmannes. Frankfurt a. M. (Ullstein).

Abraham, N. et M. Török (eds.) (1994): The shell and the kernell. Chicago (University of Chicago Press).

Acremant, G. (1922): Ces dames aux chapeaux verts. Paris.

Ader, R. (1981): Psycho-neuro-immunology. New York (Academic Press).

Ancelin Schützenberger, A. (1964): Industrielle Soziometrie. 2 Aufsätze zur Einführung und Anwendung. Quickborn (Schnelle).

Ancelin Schützenberger, A. (1973): L'observation. Paris (Épi).

Ancelin Schützenberger, A. (1976): Contribution à l'étude de la communication non verbale. Université de Lille-III (thèse).

Ancelin Schützenberger, A. (1976): Einführung in das Rollenspiel. Anwendungen in Sozialarbeit, Wirtschaft, Erziehung und Psychotherapie. Stuttgart (Klett).

Ancelin Schützenberger, A. (1978): Contribution à l'étude de la communication non verbale. Lille (Atelier Reproduction des Thèses), Univ. de Lille III, Zugl.: Paris, Diss., 1976

Ancelin Schützenberger, A. (1979): Psychodrama. Ein Abriß. Stuttgart (Hippokrates).

Ancelin Schützenberger, A. (1980): Corps et identité. In: P. Tap et coll. (éds.): Identité nouvelle et personnalisation. Toulouse (privat), p. 305–312.

Ancelin Schützenberger, A. (1984a): Psychodrame, roman familial, génosociogramme et formation. In: L'homme et ses potentialités. Paris (ESF), p. 109–122 (ouvrage collectif).

Ancelin Schützenberger, A. (1984b): Retrouver des raisons de vivre et d'espérer, le malade cancéreux soigné comme un homme total. *Symbiose* n° spécial sur les médecines douces.

Ancelin Schützenberger, A. (1985a): Diagnostic et prognostic d'une maladie fatale terminale. In: J. Guyotat et P. Fedida (éds.): Événement et psychopathologie. Villeurbanne (SIMEP), p. 124–126.

Ancelin Schützenberger, A. (1985b): La vie, la mort dans l'imaginaire familial: réflexions et cas cliniques. In: E. Jeddi et coll. (éds.): Psychose, famille, culture. Paris (L'Harmattan), p. 404–415.

Ancelin Schützenberger, A. (1986a): Forme européenne inconsciente du chamanisme: la „réalisation automatique des prédictions". In: Conseil International de la Philosophie et des Sciences Humaines (éd.): Transe, chamanisme et possession. (Actes des deuxièmes rencontres internationales sur la fête et la communication.) Nice (Serres), p. 81–87.

Ancelin Schützenberger, A. (1986b): La psychogénéalogie: Analyse transgénérationnelle et secrets de famille. Université de Nice. (Cours).

Ancelin Schützenberger, A. (1986c): Stress, cancer, liens transgénérationnels. In: *Question de* 64, n° spécial: Médecines nouvelles et psychologies transpersonnelles: 77–101.

Ancelin Schützenberger, A. (1987a): L'inconscient a bonne mémoire. *Journal des Psychologues* 48.

Ancelin Schützenberger, A. (1987b): Vouloir guérir. In: Les Médecines, les psychologies et leurs images de l'homme. Sainte-Baume (Var).

Ancelin Schützenberger, A. (1988): Le dit et le non-dit, les secrets de famille et leur influence sur les maladies, les accidents, les morts, les professions, le nombre d'enfants. Paris (Le Corps à vivre).

Ancelin Schützenberger, A. (1989): Den Lebenswillen stärken – den Krebs besiegen. Ein neuer Weg ganzheitlicher Krebsbehandlung. München (Kösel).

Ancelin Schützenberger, A. (1991): The Drama of the seriously ill patient: fifteen years experience of psychodrama and cancer. In: P. Holmes a. M. Karp (eds.): Psychodrama: inspiration and technique. London/New York (Routledge/Tavistock), p. 203–205.

Ancelin Schützenberger, A. (1994): Vie transgénérationnelle et maladie. In: Le processus de guérison: par-delà la souffrance et la mort. Québec (Les ateliers de Montréal pour une conscience nouvelle et publications).

Ancelin Schützenberger, A. (1995a): Le Cancer en cascade et en ressac, exemple de syndrome d'anniversaire. In: Le Deuil comme processus de guérison. Québec (Les ateliers de Montréal pour une conscience nouvelle et publications).

Ancelin Schützenberger, A. (1995b): L'Enfant de remplacement et l'enfant réparateur. L'enfant remplaçant, souvenir d'un traumatisme qu'on n'a pas vécu. In: Le Deuil comme processus de guérison. Québec (Les ateliers de Montréal pour une conscience nouvelle et publications), p. 166–176.

Ancelin Schützenberger, A. (1996a): La serendipity. Coïncidences et synchronicité. In: Hommages au doyen J.-P. Weiss. Nice (Publications de la Faculté des Lettres, Arts et Sciences humaines de l'Université de Nice), p. 61–81.

Ancelin Schützenberger, A. (1996b): Phénomènes transgénérationnels et crises de la société et de la famille. *Écrits*.

Ancelin Schützenberger, A. (1996c): Transmission de l'angoisse indicible et transgénérationnelle. L'Angoisse d'un traumatisme qu'on n'a pas vécu. In: Mélanges en hommage au professeur Juliette Favez-Boutonier. *Bulletin de psychologie* 423.

Ancelin Schützenberger, A. (1997): Transgenerational psychotherapy. Health and death. *Family Links through the Family Tree* 35.
Ancelin Schützenberger, A. (1998): Préface à l'ouvrage de Nina Canault. Comment paye-t-on les fautes de ses ancêtres? Paris (Desclée de Brouwer).
Ancelin Schützenberger, A. (1999): De génération en génération. Liens transgénérationnels. In: H. Caglar (ed.):ÊEtre enseignant, un métier impossible? Hommage à Ada Abraham. Montréal/Paris (L'Harmattan).
Anet, C. (1924): Ariane, ein russisches Mädchen. Roman. Berlin (Zsolnay).
Anet, C. (1957): Ariane, Liebe am Nachmittag. Video. Regie B. Wilder. S. I. (Allied Artists).
Ansky, S. (1917–1922): Dybbuk and other writings. New York (Schocken), 1992.
Antonovsky, A. (1985): Health, stress, and hoping. San Francisco (Josey Bass).
Antony, E. J. a. B. J. Coder (eds.) (1987): The invulnerable child. New York (Guilford).
Anzieu, D. (1968): La Dynamique des groupes restreints. Paris (PUF).
Anzieu, D. (1987): Les enveloppes psychiques. Paris (Dunod).
Anzieu, D. (1996): Das Haut-Ich. Frankfurt a. M. (Suhrkamp).
Ariès, P., F. Dolto, G. Raimbault, L. Schwartzenberg et F. Marty (1983): La mort en face. Toulouse (privat).
Attali, Jacques (1991): 1492. Paris (Fayard).
Aulagnier, P. (1975a): La violence de l'interprétation: du pictogramme à l'énoncé (sur la violence faite à l'enfant par une mère ne le comprenant pas). Paris (PUF).
Aulagnier, P. (1975b): Sur le fantasme originaire. (Pers. Mitteilung).
Aulagnier, P. (1984): Le droit au secret. In: L'apprenti historien et le maître sorcier. Paris (PUF).
Ausloos, G. (2000): Die Kompetenz der Familien. Zeit, Chaos, Prozess. Heidelberg (Carl-Auer).
Balmary, M. (1975): L'Homme aux statues, Freud et la faute cachée du père. Paris (Grasset).
Balzac, H. de (1996): Der Colonel Chabert. Hrsg. v. W. Orlich. Stuttgart (Reclam).
Bandler, R. et J. Grinder (1998): Die Struktur der Magie. Paderborn (Junfermann).
Barash, M. I. (1993): The healing path. Arkana, NY (Penguin).
Barlett, F. C. (1992): Remembering. Cambridge (Cambridge University Press).
Bateson, G. (1990): Ökologie des Geistes. Anthropologische, psychologische, biologische und epistemologische Perspektiven. Frankfurt a. M. (Suhrkamp).
Bateson, G., D. Jackson u. J. Haley (1990): Schizophrenie und Familie. Beiträge zu einer neuen Theorie. Frankfurt (Suhrkamp).
Beaucarnot, J.-L. (1981): Drôles d'ancêtres: histoires extraordinaires de généalogies. Paris (Trévise).
Beaucarnot, J.-L. (1988): Les noms de famille et leurs secrets. Paris (Laffont).

Beddock, F. (1988): L'héritage de l'oubli: de Freud à Claude Lanzmann. Nice (L'édition).
Ben Jeloul Tahar et al. (1994): Raconte-moi la vie. Paris (Disney-Hachette-Lire).
Benghozi, P. (1994): Porte-la-honte et maillage des contenants généalogiques. Le groupe familial en psychothérapie. *Revue de psychothérapie psychanalytique de groupe* 22.
Bergson, H. (1991): Materie und Gedächtnis. Eine Abhandlung über die Beziehung zwischen Körper und Geist. Hamburg (Meiner).
Bernard, J. (1992): Le syndrome du colonel Chabert ou le vivant mort. Paris (Buchet-Chastel).
Berne, E. (1979): Beyond games and scripts, morceaux choisis. New York (Grove).
Berne, E. (1987): Spiele der Erwachsenen. Psychologie der menschlichen Beziehungen. Reinbek (Rowohlt).
Berne, E. (1991): Was sagen Sie, nachdem Sie „Guten Tag" gesagt haben? Psychologie des menschlichen Verhaltens. Frankfurt a. M. (Fischer).
Bertaud, D. (1977): Destin personnel et structure de classe. Paris (PUF).
Bettelheim, B. (1990): Die Geburt des Selbst. Erfolgreiche Therapie autistischer Kinder. Frankfurt a. M. (Fischer).
Bettelheim, B. (1990): Die Zukunft der Kinder. Gemeinschaftserziehung als Wege einer neuen Pädagogik. Heidelberg (Asanger).
Binet, M. (1999): Noir comment? Paris (Au Même Titre).
Bion, W. R. (1958): On hallucination. In: Second thoughts. London (Heinemann).
Bohm, D. (1985): Die implizite Ordnung. Grundlagen eines dynamischen Holismus. München (Dianus-Trikont).
Bollas, C. (1997): Der Schatten des Objekts: das ungedachte Bekannte. Zur Psychoanalyse der frühen Entwicklung. Stuttgart (Klett-Cotta).
Boszormenyi-Nagy, I. et J. L. Framo (1980): Psychothérapies familiales, aspects théoriques et pratiques. Paris (PUF).
Boszormenyi-Nagy, I. u. G. M. Spark (1993): Unsichtbare Bindungen. Die Dynamik familiärer Systeme. Stuttgart (Klett-Cotta).
Bourguignon, O. (1984): Mort des enfants et structures familiales. Paris (PUF).
Bowen, M. (1978): Family therapy in clinical practice. New York (Aronson).
Bowen, M. (1987): La différenciation du soi, les triangles et les systèmes émotifs. Paris (ESF).
Bowlby, J. (1986): Bindung. Eine Analyse der Mutter-Kind-Beziehung. Frankfurt am Main (Fischer), 3. Aufl.
Brossard, A., J. Cosnier et al. (1984): La communication non verbale. Neuchâtel/Paris (Delachaux-Niestlé).
Buber, M. (1999): Ich und du. Stuttgart (Reclam).
Cannon, W. B. (1945): The way of an investigator. New York (Norton).
Capra, F. (1985): Das Tao der Physik. Die Konvergenz von westlicher Wissenschaft und östlicher Philosophie. Berlin (Scherz).
Cardinal, M. (1977): Schattenmund. Roman einer Analyse. München (Rogner & Bernhard).

Carter E. A. a. M. McGoldrick (eds.) (1980): The family life cycle: a framework for family therapy. New York (Gardner).
Ciavaldini, A. (1989): L'être d'exil ou les traces immémoriales de l'oubli. In: A. Yahyaoui (éd.) (1989): Corps, espace-temps et traces de l'exil.
Clairier, C., A. M. Léger, M. Gauch, Y. Traiblin et Clavier (1992): Objectif calcul. Nouveau programme de maths CE 2. Paris (Hatier).
Clément, M. (1984): Le guide Marabout de la généalogie. Bruxelles (Marabout).
Cohen, L. H. (ed.) (1988): Life events and psychological functioning. Theoretical and methodological issues. London (Sage).
Collectif (1987): Récits de vie et travail social. Cahiers de la Dépendance 7.
Collectif (1998): Paroles de poilus. Lettres et carnets du front 1914–1918. Paris (Librio-Radio-France).
Conrad, J. (1998): Taifun. Hameln (Niemeyer).
Costa de Beauregard, O. (1963): Le Second principe de la science du temps. Paris (Le Seuil)
Cousins, N. (1991): La biologie de l'espoir. Paris (Le Seuil).
Crouch, M. a. L. Robert (eds.) (1987): The family in medical practice: a family system primer. New York (Springer).
Cyrulnik, B. (1983): Mémoire de singe et paroles d'homme. Paris (Hachette).
Cyrulnik, B. (1989): Sous le signe du lien. Paris (Hachette).
Cyrulnik, B. (1991a): De la parole comme d'une molécule. Paris (Eshel).
Cyrulnik, B. (1995): Was hält mein Hund von meinem Schrank? Zur Entstehung von Sinn bei Mensch und Tier. Plädoyer für eine nicht-vergleichende Verhaltensforschung. München (Deutscher Taschenbuch-Verlag).
Dali, S. (1974): So wird man Dali. Wien, München u.a. (Molden).
Dauzat, A. (1970): Dictionnaire étymologique des noms de famille et prénoms de France. Paris (Larousse).
Dauzat, A. (1977): Les noms de famille en France. Paris (Guenegaud).
Davis J. (1987): Siegen! Siegen um jeden Preis. Die Kennedys – ihre wahre Geschichte. Zürich (Schweizer Verlags-Haus).
Dolto, F. (1973): Der Fall Dominique. Frankfurt a. M. (Suhrkamp).
Dolto, F. (1986): Enfances – Erinnerungen in die Kindheit. Weinheim (Quadriga).
Dolto, F. (1987): Enfances – Erinnerungen in die Kindheit. Weinheim u.a. (Quadriga).
Dolto, F. (1988): Inconscient et destin. Paris (Le Seuil).
Dolto, F. (1991): Zwiesprache von Mutter und Kind. Die emotionale Bedeutung der Sprache. Bergisch Gladbach (Lübbe).
Donnet, J. L. und A. Green (1973): L'enfant et le ça. Paris (Éd. De Minuit).
Dumas, A. (d. J.) (1999): Die Kameliendame. Stuttgart (Reclam).
Dumas, D. (1985a): L'ange et le fantôme, introduction à la clinique de l'impensé généalogique. Paris (Minuit).
Dumas, D. (1985b): Le généalogique dans l'histoire et la pensée freudiennes. In: Patio. Psychoanalyse (4) Paris (L'Éclat), 201–218.
Dumas, D. (1989): Hantise et clinique de l'autre. Paris (Aubier).

Dumas, D. (1990): La sexualité masculine. Paris (Albin Michel).
Dunbar, F. (1954): Emotions and bodily change. A survey of literature. Psychosomatic Interrelationship (1910–1953). New York (Columbia University Press).
Dupâquier, J. (1987): Le Temps des Jules. Paris (Christian).
Duperey, A. (1994): Der schwarze Schleier des Vergessens. Eine Frau auf der Suche nach ihrer Vergangenheit. München (Droemer Knaur).
Eiguer, A. (1983): Un divan pour la famille. Paris (Dunod).
Éliade, M. (1961): Mythen, Träume, Mysterien. Salzburg (Müller).
Elkaïm, M. (1992): Wenn du mich liebst, lieb mich nicht. Wirklichkeitskonstruktionen in der systemischen Familientherapie. Freiburg (Lambertus).
Elkaïm, M. (1999): Les thérapies familiales intergénérationnelles. In: M. Elkaïm (dir. pub.): Panorama des thérapies familiales. Paris (Seuil).
Engel, G. (1975): The death of a twin: mourning and anniversary reactions. Fragments of 10 years of self analysis. *International Journal of Psychoanalysis* 56 (1): 23–140.
English, F. (1981): Episkript und das Spiel „Heiße Kartoffel". In: M. Paula (Hrsg.): Transaktionsanalyse. Gefühle und Ersatzgefühle in Beziehungen. Hamburg (Isko), S. 169–180.
Fechner, G. T. (1860): Elemente der Psychophysik. Leipzig (s. n.) [Nachdruck (1964): Amsterdam (Bonset)].
Fedida, P., J. Guyotat et al. (1986): Actualités transgénérationnelles en psychopathologie. Paris (Écho Centurion).
Felsman, J. K. (1989): Risk and resiliency in childhood. In: T. F. Dugan a. R. Cooks (eds.): The child in our times. Studies in the development of resiliency. New York (Brunner/Mazel).
Ferenczi, S. (1988): Ohne Sympathie keine Heilung. Das klinische Tagebuch von 1932. Frankfurt a. M. (Fischer).
Ferenczi, S. (o. J.): Schriften zur Psychoanalyse: Auswahl in zwei Bänden. Hrsg. v. M. Balint. Frankfurt a. M. (Fischer).
Festinger, L. (1978): Theorie der kognitiven Dissonanz. Bern (Huber).
Fischer, I. a. R. A. Hinde (1949): The opening of milk bottles by birds. *British Birdes* 42: 347–357.
Flaubert, G. (1988): Carnets de travail. Ed. crit. et génét., établie par Pierre-Marc de Biasi. Paris (Balland).
Flaubert, G. (1989): Briefe. Hrsg. v. H. Scheffel. Zürich (Diogenes).
Forrester, V. (1983): Vincent van Gogh ou l'enterrement dans les blés. Paris (Le Seuil).
Foulkes, S. H. (1971): Guide du psychothérapeute de groupe. Paris (Desclée de Brouwer).
Foulkes, S. H. (1986): Gruppenanalytische Psychotherapie. Farnkfurt/M. (Fischer Taschenbuch).
Framo, J. L. (1992): Family-of-origin therapy. New York (Brunner/Mazel).
Freud, S. (1897): Drafts L et M. Collected Papers. Standard Edition, vol. I (1886–1899). London (Hogarth Press), 1966.
Freud, S. (1900): L'Interprétation des rêves. Paris (PUF).

Freud, S. (1909a): Family Romance. In: S. Freud (1953): The Complete Psychological Works of Sigmund Freud. Vol. 5, p. 487. London (Hogarth Press).
Freud, S. (1909b): Le roman familial des névroses. In: S. Freud (1973): Névrose, psychose et perversion. Paris (PUF).
Freud, S. (1909c): L'inquiétante étrangeté. In: S. Freud (1971): Essais de psychanalyse appliquée. Paris (Gallimard), p. 185.
Freud, S. (1914–1923): Essais de psychanalyse. Paris (PBP) [Dt. (1973): Über Psychoanalyse. Fünf Vorlesungen. In: S. Freud: Gesammelte Werke. Bd. VIII, S. 3–60. Frankfurt a. M. (Fischer).
Freud, S. (1915a): Zeitgemäßes über Krieg und Tod. Studienausgabe, Bd. IX, S. 33, 35–60.
Freud, S. (1915b): Die Verdrängung. Studienausgabe, Bd. III, S. 103, 107–108.
Freud, S. (1915c): Das Unbewußte. Studienausgabe, Bd. III, S. 119, 125–162.
Freud, S. (1917): Deuil et mélancolie. In: S. Freud (1952): Métapsychologie. Paris (Gallimard), p. 189–222.
Freud, S. (1920): Jenseits des Lustprinzips. Studienausgabe, Bd. III, S. 213, 217–272.
Freud, S. (1938): Pour introduire le narcissisme. In: S. Freud (1969): La vie sexuelle. Paris (PUF).
Freud, S. (1939): Moise et le monothéisme. Paris (Gallimard/Idées).
Freud, S. (1953): Letter L. In: The Complete Psychological Works od Sigmund Freud. London (The Hogarth Press) vol.1
Freud, S. (1953): Letter M. In: The Complete Psychological Works od Sigmund Freud. London (The Hogarth Press) vol.1
Freud, S. (1969–1975a): Studienausgabe. Hrsg. von A. Mitscherlich. Frankfurt a. M. (Fischer).
Freud, S. (1969–1975b): Die Traumdeutung. In: S. Freud: Studienausgabe. Bd. II.
Freud, S. (1969–1975c): Die Verdrängung. In: S. Freud. Psychologie des Unbewußten. Studienausgabe. Bd. III, S. 103–118.
Freud, S. (1969–1975d): Das Unbewußte. In: Freud, Psychologie des Unbewußten. Studienausgabe, Bd. III, S. 119–173.
Freud, S. (1969–1975e): Das Unheimliche. In: S. Freud: Psychologische Schriften. Studienausgabe. Bd. IV, S. 241–274.
Freud, S. (1969–1975f): Totem und Tabu. In: S. Freud: Fragen der Gesellschaft, Ursprünge der Religion. Studienausgabe. Bd. IX, S. 287–444.
Freud, S. (1969–1975g): Der Mann Moses und die monotheistische Religion. In: S. Freud: Fragen der Gesellschaft, Ursprünge der Religion. Studienausgabe. Bd. IX, S. 455–581.
Fromm, E. (1983): Jenseits der Illusionen. Die Bedeutung von Marx und Freud. Reinbek (Rowohlt).
Fynn (1994): Hallo, Mister Gott, hier spricht Anna. Bern/München (Scherz).
Garland, C. (1980): The Proceedings of the Survivor Syndrome. Workshop, London. Institute of Group Analysis.
Gaulejac, V. de (1987): La Névrose de classe. Paris (Hommes et groupes).
Gautier, V. (1994): ABC de généalogie. Paris (Grancher).

Gay, P. (1999): Freud: eine Biographie für unsere Zeit. Frankfurt a. M. (Fischer).

Goethe, J. W. von (1998): Dichtung und Wahrheit. Teil 1 und 2. Frankfurt a. M. (Insel).

Goffman, E. (1963): Stigma: über Techniken der Bewältigung beschädigter Identität. Frankfurt a. M. (Suhrkamp).

Goffman, E. (1971): Verhalten in sozialen Situationen. Gütersloh (Bertelsmann).

Goffman, E. (1980): Rahmen-Analyse. Ein Versuch über die Organisation von Alltagserfahrungen. Frankfurt a. M. (Suhrkamp).

Goffman, E. (1996): Interaktionsrituale. Frankfurt a. M. (Suhrkamp).

Green, A. (1993): Die tote Mutter. Die Einheit von Forschen und Heilen in der Psychoanalyse. *Psyche* 47: 205–282.

Green, H. (2000): Ich habe dir nie einen Rosengarten versprochen. Bericht einer Heilung. Reinbek (Rowohlt).

Grinder, J. u. R. Bandler (1997): Neue Wege der Kurzzeit-Therapie. Neurolinguistische Programme. Paderborn (Junfermann).

Groddeck, G. W. (1923): Das Buch vom Es. Psychoanalytische Briefe an eine Freundin. Leipzig (Internationaler Psychoanalytischer Verlag). [Neuaufl. (1988): Frankfurt a. M. (Ullstein).]

Guir, J. (1983): Psychosomatique et cancer. Paris (Points Hors Lignes).

Guyotat, J. (1980a): Filiation et généalogie. *Psychanalyse à l'Université* 5 (18).

Guyotat, J. (1980b): Mort, naissance et filiation. Études de psychopathologie sur le lien de filiation. Paris (Masson).

Guyotat, J. (1982): Recherches psychopathologiques sur les coïncidences mort-naissance. *Psychanalyse à l'Université* 27/28.

Guyotat, J. et P. Fedida (1986): Mémoire, transmission psychique. *Psychanalyse à l'Université*.

Haley, A. (1977): Roots. London (Picador).

Heireman, M. (1989): Du côté de chez soi. La Thérapie contextuelle d'Ivan Boszarmenyi-Nagy. Paris (ESF).

Heireman, M. et P. Igodt (o. J.): L'approche intergénérationnelle: la danse de la loyauté et de l'autonomie. L'éthique relationnelle dans la thérapie et dans la formation. *Cahiers critiques de thérapie familiale et de pratiques de réseaux* 12.

Héritier, F. (1999): Two sisters and their mother. New York (Zone Books).

Hilgard, J. (1953): Anniversery reactions in parents precipitated by children. Psychiatry 16: 73–80.

Hilgard, J. R: (1989): The Anniversary Syndrome as Related to Late-Appearing Mental Illnesses in Hospitalized Patients. In: A.-L. S. Silver (edd.): Psychoanalysis and Psychosis. Madison, CT (Internationa1 University Press).

Hilgard, J. und Fisk (1960): Disruption of Adult Ego Identity as Related to Childhood Loss of a Mother Through Hospitalisation for Psychosis. *Journal of Nervous and Mental Disease* 131 (1).

Hilgard, J. und M. Newman (1959): Anniversary in mental illnesses. *Psychiatry* 22.

Hilgard, J. und M. Newman (1961): Evidence for Functional Genesis In Mental Illnesses: Schizophrenia, Depressive Psychoses and Psychoneuroses. *Journal of Nervous and Mental Desease* 132 (1): 15.

Himmelman, C. (1980): A Family tree: from Adam to Jesus. Bethlehem (The 3 Arches)

Hoff, B. (1946): The Tao of Poo. New York (Dutton).

Hoff, B., E. Ifang u. E. Shepard (1996): Tao Te Puh. Das Buch vom Tao und von Puh dem Bären. Essen (Synthesis).

Holmes, T. H. a. M. Masuda (1974): Life Change and Illness Susceptibility. In: B. S. Dohrenwend et al. (eds.): Stressful Life Events: their Nature and Effect. New York (Wiley).

Hopper, E. (1981): A Comment on Pr. M. Jahoda „Individual and the Group". In: M. Pines a. L. Rafaelson (eds.): The Proceedings of the VII International Congress of Group Psychotherapy. London (Plenum).

Hopper, E. (1996): The Social Unconscious in Clinical Work. *Group* 20 (1): 7–42.

Horney, K. (1951): Der neurotische Mensch unserer Zeit. München (Kindler).

Houzel, D. (1985): L'évolution du concept d'espace psychique dans l'œuvre de Melanie Klein et de ses successeurs. In: J. Gammil et al. (éds.): Melanie Klein aujourd'hui. Lyon (Cesura).

Jung, C. G. (1982): Die Dynamik des Unbewußten. Gesammelte Werke. Bd. VI–II. Olten (Walter).

Jung, C. G. (1996): Die Archetypen und das kollektive Unbewußte. Gesammelte Werke. Bd. 9, Halbbd. 1. Zürich u. a. (Rascher).

Kadare, I. (2001): The southern Balkans: Perspectives from the region. Paris (Inst. for Security Studies).

Kaes, R. (1992): L'invention psychanalytique du groupe; hommage à Didier Anzieu. Portrait d'Anzieu avec groupe. Marseille (Hommes et Perspectives).

Kaes, R. (1994): La transmission psychique intergénérationnelle et intragroupale. Penser la famille. Arles. Voir aussi: Thérapie familiale analytique ou psychothérapie. Le Groupe familial en psychothérapie. *Revue de psychothérapie psychanalytique de groupe* 22.

Kauffmann, P. (1993): L'apport freudian. Paris (Bordas).

Kobasa, S. a. coll. (1982): The Hardy Personality: Toward a Social Psychology of Stress and Health. In: S. Sulls a. G. Sanders (eds.): Social psychology of health and illness. Hillsdale, NJ (Erlbaum), p. 3–33.

Kübler Ross, E. (1977): Reif werden zum Tod. Stuttgart (Kreuz).

Kübler Ross, E. (1995): Verstehen, was Sterbende sagen wollen. Einführung in ihre symbolische Sprache. Gütersloh (Gütersloher Verlags-Haus).

Lani, M. (1990): A la recherche de la génération perdue. Marseille (Journal des Psychologues).

Laplanche, J. et J.-B. Pontalis (1985): Fantasme originaire, fantasme des origines, origines du fantasme. Paris (Hachette).

Lavisse, E. (1989): Histoire générale du IVe siècle à nos jours. Paris (Colin).

Leclaire, S. (1975): On tue un enfant. Paris (Le Seuil).

Legendre, P. (1985): L'inestimable objet de la transmission. Études sur le principe généalogique en Occident. Vol. 2: Textes juridiques. Paris (Fayard).

Léger, J.-A. (1982): Autoportrait au Loup. Paris (Flammarion).
LeShan, L. (1999): Psychotherapie gegen den Krebs. Über die Bedeutung emotionaler Faktoren bei der Entstehung und Heilung von Krebs. Stuttgart (Klett-Cotta).
Maalouf, A. (1996): Der Heilige Krieg der Barbaren. Die Kreuzzüge aus der Sicht der Araber. München (Diederichs).
MacDougall, J. (1985): Plädoyer für eine gewisse Anormalität. Frankfurt am Main (Suhrkamp).
Mandelbrot, B (1987): Die fraktale Geometrie der Natur. Basel u. a. (Birkhäuser).
Mannoni, O. (1985): Clefs pour l'imaginaire ou l'autre scène. Paris (Éd. du Seuil).
Marineau, R. F. (1989): J. L. Moreno et la troisièeme révolution psychiatrique. Paris (A. M. Métailié)/Montréal (Saint Martin).
Martensen-Larsen, O. u. K. Sørrig (1995): Große Schwester, kleiner Bruder. Prägung durch die Familie. Wie man Geschwisterkonstellationen interpretieren und für den eigenen Lebensweg nutzen lernt. München (Heyne).
Maslow, A. (1954): The Instinctoid Nature of Basic Needs. *Journal of Personnality* 2: 340 f.
Masson, O. (1979): Aspects théoriques et cliniques systémiques de la transmission intergénérationnelle de la psychopathologie. *Psychanalyse à l'Université* 16: 653–667.
Masson, O. (1983): Les personnes et leurs rôles dans les systèmes familiaux morphostatiques. Bulletin de Psychologie. Numéro spécial de Psychologie Clinique, VI, XXXVI, n° 360. Paris (Sorbonne).
May, R. (1982): Antwort auf die Angst. Leben mit einer verdrängten Dimension. Stuttgart (Deutsche Verlags-Anstalt).
May, R. (1982): Le Désir d'être. Paris (Épi).
May, R. (1983): The Discovery of Being. Writings in Existential Psychology. New York (Norton). [Dt. (1990): Sich selbst entdecken. Seinserfahrungen in den Grenzen der Welt. München (Deutscher Taschenbuch-Verlag).]
May, R. (1988): Paulus Tillisch as Spiritual Teacher. New York (Say book).
May, R. (1991): The Cry for Myth. New York (Norton).
May, R., E. Angel a. H. Ellenberger Henri (eds.) (1958): Existence: a New Dimension in Psychiatry and Psychology. New York (Basic Books).
McGoldrick, M. a. R. Gerson (1995): Genogramme in der Familienberatung. Bern (Huber).
Mead, M. (1970): Kindheit und Jugend in Neuguinea. München (Dt. Taschenbuch Verlag).
Mendel, G. (1979): Quand plus rien ne va de soi: apprendre à vivre avec l'incertitude. Paris (Laffont).
Miermont, J. (1987): Dictionnaire des thérapies familiales. Paris (Payot).
Mijolla, A. de (1986): Les Visiteurs du Moi. Paris (Belles Lettres).
Miller, A. (1984): C'est pour ton bien Paris. (Aubier-Montaigne).
Miller, A. (1988): Das verbannte Wissen. Frankfurt a. M. (Suhrkamp).
Minuchin, S. (1997): Familie und Familientherapie. Theorie und Praxis struktureller Familientherapie. Freiburg (Lambertus).

Montaigne, M. (1998): Essais. Erste moderne Gesamtübersetzung von H. Stilett. Frankfurt a. M. (Eichborn).
Morel, D. (1984): Cancer et Psychanalyse. Paris (Belfont).
Morel, D. (1991): Qui est vivant? Paris (Éditions Universitaires).
Moreno, J. L. (1934): Who Shall Survive? A new approach to the problem of human interrelations. Washington, DC (Nervous and Mental Disease Pub.) [Dt. (1954): Die Grundlagen der Soziometrie: Wege zur Neuordnung der Gesellschaft. Köln u. a. (Westdeutscher Verlag).]
Moreno, J. L. (1957): Gruppenpsychotherapie. Bern (Huber).
Moreno, J. L. (1996): Die Grundlagen der Soziometrie. Wege zur Neuordnung der Gesellschaft. Opladen (Leske und Budrich).
Moreno, J. L. (1997): Gruppenpsychotherapie und Psychodrama. Einleitung in die Theorie und Praxis. Stuttgart (Thieme).
Moreno, J. L. et al. (1986): Das klassische Psychodrama nach J. L. Moreno. Berlin (Springer).
Morris, D. (2001): Manwatching. Reisen zur Erforschung der Spezies Mensch. München (Heyne).
Musil, R. (1984): Der Mann ohne Eigenschaften. Reinbek (Rowohlt).
Nachin, C. (1989): Le Deuil d'amour. Paris (Éditions Universitaires).
Nathan, N. (1985): L'Enfant ancêtre. *Nouvelle revue d'ethno-psychiatrie* 4.
Offroy, J.-G. (1993): Le choix du prénom. Marseille (Hommes et Perspectives).
Olindo-Weber, S. und V. Mazeran (1991): A l'écoute du corps souffrant. *Journal des Psychologues.*
Olindo-Weber, S. und V. Mazeran (1991): A l'écoute du corps souffrant. *Journal des Psychologues.*
Orr, E. a. M. Westman (1990): Does Hardiness Moderate stress and How? A Review. In: M. Rosenbaum (ed.) (1990): Learned resourcefullness, on coping skills, self controle, and adaptative behavior. New York (Springer).
Oury, J., F. Guattari et F. Tosquelles (1985): Pratique de l'institutionnel et politique. Vigneux (Matrice).
Pankov, G. (1969): L'Homme et sa psychose. Paris (Aubier-Montaigne).
Passage, Y. Du (1986): Mes aïeux, quelle histoire. Guide pratique de la généalogie pour tous. Paris (Hachette).
Passage, Y. Du (1989). La généalogie pour tous: à la recherche de ses racines. Paris (Hachette).
Penfield, W. (1975): The Mystery of the Mind. Princeton (Princeton University Press).
Perceval, J. (1961): Perceval's narrative: A patient's account of his psychosis; 1830–1832. (Bearb. von Gregory Bateson). Stanford, CA (Stanford Univ. Pr.).
Perrot, J. (1985): L'enfant ancêtre. *Nouvelle Revue d'Ethnopsychiatrie* 4.
Platon (1958): Der Staat, Zehntes Buch. Stuttgart (Reclam).
Platon (1958): Der Staat. Übers. und hrsg. von K. Vretska. Stuttgart (Reclam).
Platon (1987): Apologie des Sokrates/Kriton. Stuttgart (Reclam).
Poe, E. A. (1984): Der entwendete Brief. Stuttgart (Weitbrecht).
Pribram, K. (1971): Languages of the Brain. Englewood Cliffs (Prentice Hall).

Prigogine, I. et I. Stengers (1988): Entre le temps et l'éternité. Paris (Fayard).
Racamier, P.-C. (1992): Le génie des origines, psychanalyse et psychoses. Paris (Payot).
Raimbault, G. (1982): Clinique du réel. Paris (Le Seuil).
Raimbault, G. (1980): Kinder sprechen vom Tod. Klinische Probleme der Trauer. Frankfurt a. M. (Suhrkamp).
Rank, O. (1909): Der Mythus von der Geburt des Helden: Versuch einer psychologischen Mythendeutung. Leipzig (Deuticke). [Neuaufl. (2000): Der Mythos von der Geburt des Helden: Versuch einer psychologischen Mythendeutung. Nachdr. der 2. Aufl. von 1922. Wien (Turia und Kant).]
Reik, T. (1990): Hören mit dem dritten Ohr: die innere Erfahrung eines Psychoanalytikers. Frankfurt a. M. (Fischer).
Reverat, G. (1952): Period Pieces: A Cambridge Childhood. London/Boston (Faber).
Roberts, A. (1989): Serendipity. New York (Wiley).
Rosenthal, R. et L. Jacobson (1976): Pygmalion im Unterricht. Lehrererwartung und Intelligenzentwicklung der Schüler. Weinheim (Beltz).
Rosny, E. de (1999): Die Augen meiner Ziege. Wuppertal (Hammer).
Rossi, E. a. D. Cheek (1988): Mind-Body Therapy. New York (Norton).
Ruffiot, A. et coll. (1981): La Thérapie familiale psychanalytique. Paris (Dunod).
Sainte Beuve, C. A. (1857): Causerie du Lundi. Bd. IX. Paris (Gallimard).
Sami, A. M. (1990): Le corps, l'espace et le temps. Paris (Dunod).
Satir, V. (1997): Familienbehandlung: Kommunikation und Beziehung in Theorie, Erleben und Therapie. Freiburg i. Br. (Lambertus).
Schneider, M. (1980): Blessures de Mémoire. Paris (Gallimard).
Segalen, M. (1985): Quinze générations de Bas-Bretons: Parenté et société dans le pays bigouden-sud. Paris (PUF).
Segalen, M., F. Zonabend, A. Burguière et C. Klapisch-Zuber (1990): Die Familie. Geschichte, Soziologie und Anthropologie. Frankfurt a. M. (Campus).
Selous, E. (1931): Thought Transference or What? In: Birds. London (Constable).
Semprun, J. (1995): Schreiben oder Leben. Frankfurt a. M. (Suhrkamp).
Sheldrake, R. (1991): Das schöpferische Universum. Die Theorie des morphogenetischen Feldes. München (Goldmann).
Sheldrake, R. (1992): Das Gedächtnis der Natur. Das Geheimnis der Entstehung der Formen in der Natur. München (Scherz).
Sheldrake, Rupert (1993): Die Wiedergeburt der Natur. Wissenschaftliche Grundlagen eines neuen Verständnisses der Lebendigkeit und Heiligkeit der Natur. Bern u. a. (Scherz).
Siebert, L. A. (1983): The Survivor Personality. Paper. Western Association of Psychology Convention, April 1983.
Siegel, B. (1991): Liebe, Medizin und Wunder. Heilerfolge aus der Praxis eines mutigen Arztes. Düsseldorf u. a. (ECON).
Siegel, B. (1991): Pence, Love, and Healing. New York (Harper and Row).

Simonton, C. et S. Matthews (avec R. L. Shook) (1991): La famille, son malade et le cancer: coopérer pour vivre et pour guérir. Paris (Épi).
Simonton, C., S. Matthews u. J. Creighton (1993): Wieder gesund werden. Eine Anleitung zur Aktivierung der Selbstheilungskräfte bei Krebspatienten und ihren Angehörigen. Reinbek (Rowohlt).
Soulé, M. (dir. pub.) (1979): Les grands-parents dans la dynamique psychique de l'enfant. Paris (ESF).
Soulé, M. (dir. pub.) (1984): On te le dira quand tu seras grand. In: Le Nouveau Roman familial. Paris (ESF), p. 110–126.
Spiegel, D. (1993): Living beyond Limits. New York (Times).
Spielrein, S. (1986): Tagebuch einer heimlichen Symmetrie: Sabina Spielrein zwischen Freud und Jung. Freiburg i. Br. (Kore).
Stéphane, R. (1986): Autour de Montaigne. Paris (Stock).
Stern, D. N. (1991): Dialogue entre l'intrapsychique et l'interpersonnel: une perspective développementale. Texte et contexte dans la communication. *Cahiers critiques de thérapie familiale et de pratiques de réseaux* 13.
Stern, D. N. (1998): Die Lebenserfahrung des Säuglings. Stuttgart (Klett-Cotta).]
Stierlin, H. (1978): Delegation und Familie. Frankfurt a. M. (Suhrkamp).
Sztulman, H., A. Barbier et J. Cain (dir.) (1986): Les Fantasmes originaires. Toulouse (Privat).
Tap, P. (dir. pub.) (1979): Identité individuelle et personnalisation. Toulouse (Privat).
Tap, P. (dir. pub.) (1980): Identité nouvelle et personnalisation. Toulouse (Privat).
Tavernier, M. (1991): Les soins palliatif. Paris (PUF).
Tholet, C. (1984): Tel père, tel fils. Paris (Dunod).
Tillich, P. (1965): Der Mut zum Sein. Hamburg (Furche).
Tisseron, S. (1985): Tintin chez le psychanalyste. Paris (Aubier-Archimbaud).
Tisseron, S. (1986): Honte, Affiliation et Généalogie. *Les Temps Modernes* (fév.).
Tisseron, S. (1998): Die verbotene Tür. Familiengeheimnisse und wie man mit ihnen umgeht. München (Kunstmann).
Tisseron, S. (2000): Phänomen Scham. Psychoanalyse eines sozialen Affektes. München (Reinhardt).
Todd, E. (1990): L'Invention de l'Europe. Paris (Le Seuil).
Toffler, A. (1983): Der Zukunftsschock. Strategien für die Welt von morgen. München (Goldmann).
Török, M. (1989): Préface. In: N. Rand: Le cryptage et la vie des œuvres. Paris (Aubier).
Toubiana, É. (1988): L'héritage et sa psychopathologie. Paris (PUF).
Vegh, C. (1983): Ich habe ihnen nicht auf Wiedersehen gesagt. Gespräche mit Kindern von Deportierten. München (Deutscher Taschenbuch-Verlag).
Verdier, P. et M. Soulé (1986): Le secret sur les origines, problèmes psychologiques. Paris (ESF).
Volkan, V. D. (1997): Bloodlines. From ethnic pride to ethnic terrorism / Vamik Volkan. New York (Farrar, Straus & Giroux).

Walpole, H. (1778): The Three Princes of Serendip. In: Complete Works of Walpole. London (British Library and Library of Congress).
Walsh, S. (1975): Living for the Dead? Schizophrenia and three Generations of Family Relations. Abstract. American Psychological Association, 38th Annual Meeting.
Watzlawick, P., J. Beavin u. D. D. Jackson (1990): Menschliche Kommunikation. Formen, Störungen, Paradoxien. Bern (Huber).
Winkin, Y. (1981): La Nouvelle Communication. Paris (Le Seuil).
Winnicott, D. W. (1974): Reifungsprozesse und fördernde Umwelt. München (Kindler).
Winnicott, D. W. (1979): Vom Spiel zur Kreativität. Stuttgart (Klett-Cotta).
Winnicott, D. W. (1994): Von der Kinderheilkunde zur Psychoanalyse. Frankfurt a. M. (Fischer).
Yahyaoui, A. S. (dir. pub.) (1989): Le corps, espace-temps et traces de l'exil, incidences cliniques. Grenoble (APAM/La Pensée Sauvage).
Zeigarnik, B. (1927): Das Behalten erledigter und unerledigter Handlungen. Berlin (Springer).
Zinkin, L. (1979): The Collective and the Personal. *Journal of Analytic Psychology* 24 (3): 227–250.
Zuili, N. et C. Nachin (1983): Le travail du fantôme au sein de l'inconscient et de la clinique psychosomatique à propos du psoriasis. *Annales Medico-Psychologiques* 141 (9): 1022–1028.

Über die Autorin

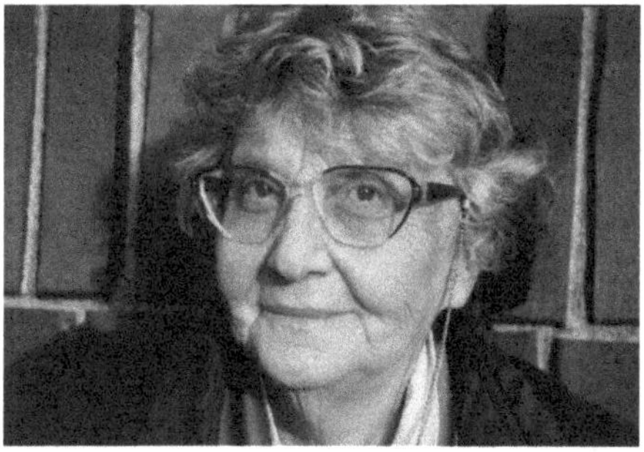

Anne Ancelin Schützenberger, (1919-2018) war Professorin für Psychologie an der Universität Nizza und Mitbegründerin der International Society for Group Psychotherapy. Darüber hinaus war sie international als Trainerin für Gruppenpsychotherapie und Psychodrama bekannt. Ihr Beitrag über die Theorie der Wiederkehr des Lebens der Vorfahren in unserem Leben stieß auf großes Interesse beim Fachpublikum und in der Presse.